iCourse·教材

全国高等中医药院校"十二五"规划教材

温 病 学

Wen bing xue

主 审 杨 进

主 编 马 健

副主编 王秀莲 冯全生 杨爱东 刘兰林 刘 涛

编 委（按姓氏拼音排序）

艾 军（广西中医药大学）　　　　冯全生（成都中医药大学）

黄 琴（贵阳中医学院）　　　　　贾志新（山西中医学院）

赖明生（南京中医药大学）　　　　李海波（辽宁中医药大学）

李鑫辉（湖南中医药大学）　　　　刘 林（湖北中医药大学）

刘 涛（南京中医药大学）　　　　刘春红（黑龙江中医药大学）

刘兰林（安徽中医药大学）　　　　鲁玉辉（福建中医药大学）

马 健（南京中医药大学）　　　　屠燕婕（上海中医药大学）

王秀莲（天津中医药大学）　　　　杨爱东（上海中医药大学）

杨洪霞（河北中医学院）　　　　　叶 菁（江西中医药大学）

岳冬辉（长春中医药大学）　　　　展照双（山东中医药大学）

郑旭锐（陕西中医学院）

高等教育出版社·北京

内容提要

本书由南京中医药大学马健教授担任主编,全国各高等中医药院校长期从事"温病学"教学一线的专家教授共同编写完成。

温病学的理论和诊治方法是中医学的重要组成部分,对于加强中医专业学生的中医理论基础和提高临床诊治能力具有重要的作用。本书力求达到科学性、系统性、权威性和可读性的有机结合。全书纸质内容与数字课程一体化设计,数字课程包括学习提要、名词术语、知识导图、名家医案、微视频、知识拓展、自测题、教学PPT等数字资源,利于学生拓宽知识面,培养、提高学生的自学能力和创新能力。

本书供全国高等中医药院校中医学专业学生使用,还可供从事中医药或中西医结合的临床医师、教学与科研人员阅读参考,也是国家执业中医师资格考试的重要参考书。

图书在版编目(CIP)数据

温病学 / 马健主编 . -- 北京:高等教育出版社,
2015.1

中医药类专业用

ISBN 978-7-04-041526-1

Ⅰ. ①温… Ⅱ. ①马… Ⅲ. ①温病学说 – 中医学院 –
教材 Ⅳ. ① R254.2

中国版本图书馆 CIP 数据核字(2015)第 006994 号

策划编辑 杨 兵 责任编辑 杨 兵 封面设计 张 楠
责任印制 尤 静

出版发行	高等教育出版社	咨询电话	400-810-0598
社 址	北京市西城区德外大街4号	网 址	http://www.hep.edu.cn
邮政编码	100120		http://www.hep.com.cn
印 刷	三河市华润印刷有限公司	网上订购	http://www.landraco.com
开 本	787mm×1092mm 1/16		http://www.landraco.com.cn
印 张	12.25	版 次	2015 年 1 月第 1 版
字 数	300千字	印 次	2015 年 1 月第 1 次印刷
购书热线	010-58581118	定 价	24.50元

数字课程（基础版）

温病学

主编 马 健

iCourse·教材

温 病 学 主编 马健

用户名	密码	验证码	4529	进入课程

内容介绍　　纸质教材　　版权信息　　联系方式

　　温病学数字课程与纸质教材一体化设计，紧密配合。数字课程包括学习提要、名词术语、知识导图、名家医案、微视频、知识拓展、自测题、教学PPT等模块，极大地丰富了教材内容。在提升课程教学效果的同时，为学生学习提供思维与探索的空间。

使用说明

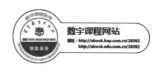
数字课程网站
网址：http://abook.hep.com.cn/28392
http://abook.edu.com.cn/28392

用户名：输入教材封底的16位明码；密码：刮开"增值服务"涂层，输入16位暗码；输入正确的验证码后，点击"进入课程"开始学习。

相关教材

内经选读
主编 苏颖

伤寒论讲义第2版
主编 王庆国

高等教育出版社

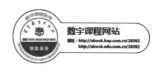

登录方法：

1. 访问http://abook.hep.com.cn/41526
2. 输入数字课程用户名（见封底明码）、密码
3. 点击"进入课程"

账号自登录之日起一年内有效，过期作废
使用本账号如有任何问题
请发邮件至：medicine@pub.hep.cn

http://abook.hep.com.cn/41526

全国高等中医药院校"十二五"规划教材

专家指导委员会（按姓氏拼音排序）

陈凯先（上海中医药大学）

陈可冀（中国中医科学院）

邓铁涛（广州中医药大学）

范永升（浙江中医药大学）

匡海学（黑龙江中医药大学）

李振吉（世界中医药学会联合会）

路志正（中国中医科学院）

欧阳兵（山东中医药大学）

石鹏建（教育部高等教育司）

石学敏（天津中医药大学）

王　华（湖北中医药大学）

王庆国（北京中医药大学）

王省良（广州中医药大学）

王永炎（中国中医科学院）

王之虹（长春中医药大学）

吴勉华（南京中医药大学）

杨关林（辽宁中医药大学）

张伯礼（天津中医药大学）

前言

　　温病学是一门研究温病的发生发展规律及其诊治和预防方法的重要学科,温病学的理论和诊治方法是中医学的重要组成部分,具有指导临床诊疗工作的实际意义,温病学教学对于加强中医专业学生的中医理论基础和提高临床诊治能力具有重要的作用。因而温病学一直作为中医专业的主干课程而列作必修课。通过本课程的教学,要求学生掌握温病学的基础理论、基本知识和诊治温病的基本技能,为诊治温病和其他有关疾病打下基础。

　　十二五期间,教育部启动了国家精品开放课程建设项目,南京中医药大学"温病学"原国家精品课程成功转型升级,获得国家级精品资源共享课立项,并于2014年在爱课程网(WWW.icourses.cn)上线。"iCourse·教材"为项目成果之一。南京中医药大学马健教授主编的《温病学》教材有幸列入其中,采用"纸质教材 + 数字课程"的出版形式,纸质教材更加精炼适用,数字课程对纸质教材内容加以巩固、补充和拓展,这种方式为学生自主学习和教师创新教学方法提供了很好的支撑。

　　本教材以温病学教学要求和执业中医师考试大纲为依据,力求突出重点、内容精炼,既有利于教师课堂发挥,又方便学生学习掌握,充分体现科学性、系统性、启发性和实用性。纸质教材突出基础理论、基本知识、基本技能的教学和训练,特别是对温病学具有普遍指导意义的理论知识,如病因学说、辨证理论、诊断方法、治疗大法及四时温病的辨治方法等。强调理论联系实际,在教材编写时注意结合临床实际,以加强学生的感性认识和提高本教材的实用性。同时注意内容的前后联系,特别注意运用上篇的基本理论和基本知识指导中篇的具体病种的病因病理分析和论治,做到前后有机联系。数字课程包括学习提要、名词术语、知识导图、名家医案、微视频、知识拓展、自测题、教学 PPT 等丰富的数字资源,便于师生上网学习,拓宽知识面,培养学生的自学能力和创新能力。

　　鉴于各地用药剂量有一定的差别,加之临床情况复杂多端,难以制订出统一的标准剂量,同时为了突显前人组方用药的匠心独运,本教材中所选用方剂的药物剂量一律沿用原著所载,学习者在具体运用时可因地、因时、因人、因病确定适当的剂量。

　　本教材云集十余所高等中医药院校的温病学专家,是集体智慧的结晶。在编写过程中,得到了南京中医药大学领导的大力支持,同时也得到许多中医界老前辈的指导,特别是担任本书主审的杨进教授对本书的编写提出了许多宝贵意见,并对编写内容进行了精心的修改。

高等教育出版社对本教材的编写进行了精心的组织和指导。南京中医药大学博士研究生祁明明、杨星君、瞿旻晔等在协助本教材的编写方面做了许多具体工作,在此一并表示衷心的感谢!

由于我们的水平有限,本教材中必然还存在一些不足,希望在使用过程中能得到广大师生和读者的批评指正,使本教材质量不断提高。

马　健

2014 年 10 月

目录

上篇

中篇

下篇

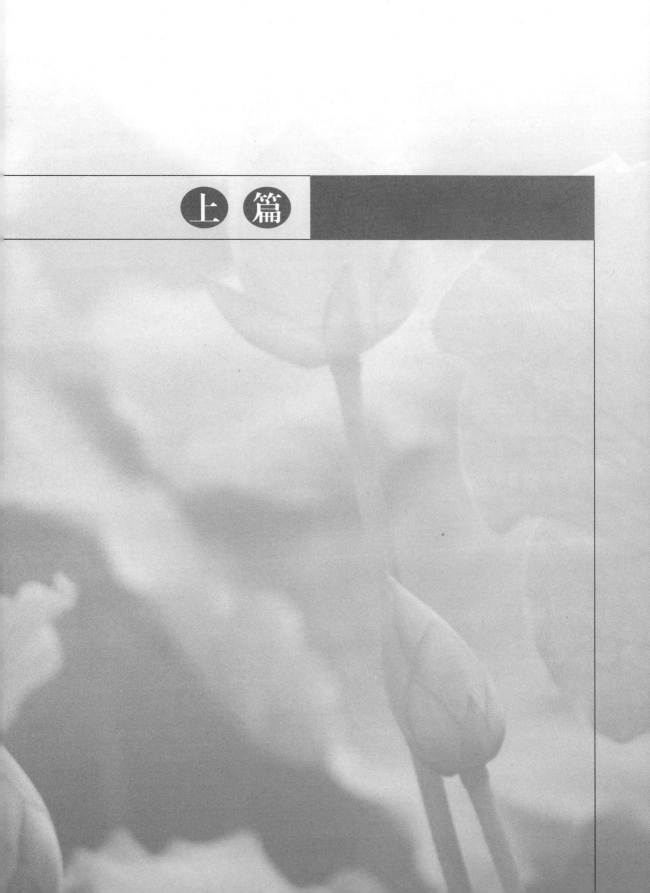

上 篇

第一章

绪　　论

　　温病学是研究温病发生发展规律及其预防和诊治方法的一门学科。它的任务主要是阐述温病的病因、发病、病理变化、诊断方法及其预防和治疗措施,并为临床内、外、妇、儿各科相关病证的防治奠定基础。因此,温病学被誉为中医学四大经典课程之一,是学习中医学的必修课程。

　　温病学的研究对象是温病。温病是以发热为主症,热象偏重为特点的外感热病,不仅包括种类繁多的急性传染性和感染性疾病,而且还有一些非感染性发热性疾病。温病一年四季都有发生,男女老幼皆可罹患,是临床上一类常见病、多发病。其中多数病种来势急骤、发展迅速、病情较重,甚至导致死亡,严重地威胁着人民的生命健康。新中国成立后,温病的防治工作取得了显著的成绩,天花等烈性传染病已被消灭,一些急性传染病得到有效控制,发病率大大降低。但还有许多种温病依然危害着广大人群,近年来新发传染病也不断出现,如艾滋病、埃博拉出血热、传染性非典型肺炎(SARS)等,因而迅速而有效地进行防治依然是医学界的一项重要任务。实践证明,温病学的理论和经验具有较高的实用价值,长期以来一直有效地指导着临床实践,用于治疗多种包括急性传染病在内的急性感染性疾病及其他一些发热性疾病,取得了可喜的疗效,特别是近年来,在新发的传染性非典型肺炎、人猪链球菌病、人禽流感等突发公共卫生事件的防治中发挥了积极作用,引起了国内外医学界的重视并获得好评,充分体现了温病学具有很强的生命力和实用价值。在20世纪末,世界卫生组织(WHO)曾发表报告,指出仍有六大传染病正在严重威胁着全人类,"全世界每小时有1 500人死于传染性疾病,其中大部分是儿童和具有劳动能力的青壮年"。因此今后的任务是结合突发、新发急性感染性疾病等防治实践,拓展传统温病学的研究空间,进一步推动温病学理论和温病防治水平的提高。

　　温病学经过漫长的历史过程才逐步发展成一门独立学科。其发展过程大体上可以分成以下几个阶段:

一、萌芽阶段(战国—晋唐时期)

　　早在《黄帝内经》中就已经有了关于温病因证脉治等方面的记载。如《素问·六元正纪大论》有"气乃大温,草乃早荣,民乃厉,温病乃作"的论述,提出了温病病名。《素问》中共有60多处提到温病病名,散见于11篇中。在病因方面,除了认为时令之气不正常可以引起温病的发生外,《素问·生气通天论》还有"冬伤于寒,春必病温"的论述,这是温病伏邪病因学说的最早理论根据。在证候叙述方面,突出了温病的温热特性。如《素问·评热病论》说"有病温者,汗出辄复热,而脉躁急,不为汗衰,狂言不能食"。在治疗方面,《素问·至真要大论》提出"热者寒之""温者清之"等,是治疗温病的基本原则。在温病预后方面,《素问·玉版论要》提出了"病温虚甚死"。在预防方面,《素问·刺法论》提出了预防疫病的关键在于"正气存内"和"避其毒气",强调一方面要增强人体正气,以抵抗外邪入侵发病;另一方面也要避免外来"毒气"的侵袭。

这一时期,古人对温病概念的认识是将其归属于伤寒的范畴,如《素问·热论》说:"今夫热病者,皆伤寒之类也。"《难经》也把温病作为伤寒中的一种病证类型,如《难经·五十八难》中说:"伤寒有五,有中风,有伤寒,有湿温,有热病,有温病。"

《伤寒论》在广义伤寒的范畴内论述温病,明确提出"太阳病,发热而渴,不恶寒者为温病",揭示了温病初起热象偏盛的临床特点。其六经辨证纲领,对温病卫气营血、三焦辨证体系的确立,具有重要的启迪。《伤寒论》虽未明确提出温病的治疗方法,但其所述的清热、攻下、养阴等治法方药,为温病治疗学的形成奠定了基础。

汉代以后,又有些文献对温病的病因做了进一步的探索,如《肘后备急方》说"岁中有厉气,兼夹鬼毒相注,名曰温病",《诸病源候论》中也提出温病是"人感乖戾之气而生病",即认识到温病的病因是一种特殊的致病因素"乖戾之气"。在治疗上,《肘后备急方》《千金要方》《外台秘要》等文献记载了许多治疗温病的方剂,如黑膏方治疗温毒发斑、葳蕤汤治疗风温、大青汤治疗温病热盛阴伤、犀角地黄汤治疗温病之蓄血及出血者等,这些方剂一直为后世医家治疗温病所沿用。同时,上述文献中还收录了许多预防温病的方剂,如太乙流金散熏烧辟温等。《千金要方》不仅把预防温病列于伤寒章之首,而且明确指出:"天地有斯瘴疠,还以天地所生之物防备之",即说明可以用药物来预防疾病的发生。

由此可见,唐代以前对温病的因证脉治虽已有了一定的认识,但论述比较简单,在理论上比较朴素,在概念上把温病隶属于伤寒的范围。因此,将这一时期称为温病学发展的萌芽阶段。

二、成长阶段(宋—金元时期)

随着对温病认识的不断深入和实践经验的积累,从宋代开始,有关温病的治法和理论有了新的进展和突破。在温病的治疗方面,开始突破了法不离伤寒、方必遵仲景的约束。自《伤寒论》问世以后,在很长的一段历史时期内,对外感病的治疗,基本上都是以《伤寒论》的理法方药为依据。随着社会的发展,经济和交通的逐步发达,城市的不断兴起,人口流动和集中也大大增加,外感病的病种及发生不断增多。许多医家在实践中深刻体会到完全遵循《伤寒论》经方已经不能适应临床治疗的实际需要,因而提出了发展和改革的主张。如宋代朱肱在其《类证活人书》中提出,运用《伤寒论》中的麻黄汤、桂枝汤等辛温发表剂治疗外感热病不能一成不变,须因时、因地、因人灵活加入寒凉清热等药。他认为:"桂枝汤自西北二方居人,四时行之,无不应验。自江淮间,唯冬及初春可行,自春末及夏至以前,桂枝证可加黄芩半两,夏至后有桂枝证,可加知母一两、石膏二两,或加升麻半两。若病人素虚寒者,正用古方,不再加减也。"韩祗和在《伤寒微旨论》中也对仲景方"竟不能更张毫厘"的做法进行批驳,提出治疗热病可"别立方药而不从仲景方"的主张。这对突破当时医家墨守经方、拘泥不变的局面,产生了一定的影响。对于温病的病因,宋代已有医家提出并不限于"冬伤于寒",如郭雍在《伤寒补亡论》中述:"冬伤于寒,至春发者,谓之温病;冬不伤寒,而春自感风寒温气而病者,亦谓之温。"可见郭氏认为发于春季的温病,既有冬季感寒伏而后发者,也有感受春季时令之邪而发的。后世认为温病有伏邪、新感两类,实即导源于此。到金元时代,中医学界出现了"百家争鸣"的活跃局面,这对温病学的发展起到了有力的推动作用,特别是金元四大家之一的刘河间,在热病的治疗方面大胆地创新论、立新法、订新方。他根据实践体会认为,伤寒六经传变皆是热证,六气皆从火热而化,因而在治疗上强调热病初起不可纯投辛温,主张应以寒凉为主,故被后世称为"寒凉派"。为了克服热性病初起滥用麻、桂辛温之弊,他创制了双解散、防风通圣散等表里双解之剂,将解表药和寒凉清热药配合运用。刘氏的这些见解为后世建立以寒凉清热药为中心的温病治疗学打下了基础,对促进温病学的发展做出了重大贡献。元代还有医家对温热病的证治做了规律性的提示。如罗天益在《卫生宝鉴》中按邪热在上、中、下三焦及气分、血分不同部位分别制方用药,这对后来温病学辨治体系的形成有着一定的影响。首先提出温病应从伤寒体系中分化出来的医家为元末医家王履,他在《医经溯洄集》中从概念、发病机制和治疗原则上把温病和伤寒明确予以区别,强调"温病不得混称伤寒",并认为伤寒和温病的发病机制迥然不同,温病属里热外发,即使有表证亦多为里热郁表所致,因而主张对温病的治疗应当以清里热为主,解表兼之,并认为亦有里热清而表证自解者。自此,温病便开始从伤寒体系中分离出来,故清代温病学家吴鞠通称其"始能脱却伤寒,辨证温病"。

总之,这一时期的特点在于更加关注温病与伤寒的区别,逐步从理论、治法、方药等方面进行变革,创立新说,使温病渐渐从《伤寒论》体系中分化出来,为以后温病学的自成体系奠定了基础。因此,这一时期是温病学的成长阶段。

三、形成阶段(明清时期)

温病学发展到明、清时代已渐趋成熟。在继承、总结前人有关温病理论和经验的基础上,许多医家结合各自的实践体会,对温病的认识更趋深化,理论日益完善,治法不断丰富,创造性地总结出一套比较完整的适合于温病的辨证论治体系,从而使温病学形成一门独立的学科。

明代医家吴又可编著了我国医学发展史上第一部温疫学专著《温疫论》,书中对温疫的病因、发病、治疗等提出了许多独特的见解。在病因方面,认为温疫并非风、寒、暑、湿等六气所感,而是自然界中独特的致病物质"杂气"所致,其中致病暴戾的称之为"疠气",这是对温病致病因素的一大创见。在流行特点方面,提出了温疫具有强烈的传染性,"无问老少强弱,触之者即病",感染途径是由口鼻而入。在治疗方面,强调以祛邪为第一要义,善用攻下,创疏利透达之法,并欲寻求针对疠气的特效药物。这些认识在当时的历史条件下确是重大的创新性见解,直到现在仍不失其实际意义。其后,喻嘉言在《尚论篇》中提出瘟疫的治疗应根据上、中、下三焦病位以逐秽解毒为主,并对秋季燥邪为病的病机和治疗做了深入的论述。

温病学在因证脉治方面形成完整的体系,则以清代叶天士、薛生白、吴鞠通、王孟英温病四大家确立卫气营血辨证、三焦辨证为核心的理论体系为标志。由"温热大师"叶天士口授,其门人笔录整理而成的《温热论》,是温病学理论的奠基之作。该篇系统阐述了温病的病因、病机、感邪途径、邪犯部位、传变规律和治疗大法等。他指出温邪从口鼻而入,犯于人体肺卫,病情演变有"卫之后方言气,营之后方言血"的规律,其传变又有顺传和逆传的不同,创立了卫气营血辨证施治的理论体系,发展了温病的诊断方法,如辨舌、验齿、辨斑疹白㾦等。此外,由叶氏门人所撰的《临证指南医案》中还记载有大量治疗温病的病案,为温病的辨证用药提供了范例。与叶天士同时代的医家薛生白,尤擅长湿热类温病的辨治,在《湿热病篇》中对湿热病的病因、病机、辨证、治疗做了较为全面、系统的论述,进一步充实和丰富了温病学的内容。此后,温病学家吴鞠通在叶天士学术成就的基础上,结合自己的临床经验,编著了系统论述四时温病的专著《温病条辨》,

倡导三焦辨证,使温病学形成了以卫气营血、三焦为核心的辨证施治体系。吴氏所整理总结的一套温病的治疗大法和方剂,使温病学的辨证论治内容更趋完善。王孟英则"以轩岐仲景之文为经,叶薛诸家之辨为纬",汇集了一些主要论述温病学的著作,并参合自己的实践认识编著成《温热经纬》,对温病学的理论和证治做了较全面的整理,这对温病学的进一步成熟和发展也起了重要的作用。此外,清代医家戴天章所著的《广瘟疫论》、杨栗山的《伤寒瘟疫条辨》、余霖的《疫疹一得》等著作,是在吴又可《温疫论》的基础上对温疫的发生发展和辨证论治又做了进一步发展,并创制了许多有效的治疗方剂,形成了温病学中的温疫学派。陈平伯的《外感温病篇》、柳宝诒的《温热逢源》、雷丰的《时病论》以及俞根初的《通俗伤寒论》等,也从不同侧面丰富充实了温病学的内容。

由此可见,温病学发展到明清时代,通过温病学家的努力,总结了新经验,创立了新理论,制订了新治法,在理法方药方面已经形成一套完整的温病学理论体系,从而创立了新的独立的学科。在中医治疗外感热病方面取得了划时代的成就,直到现在其依然有效地运用于临床实践,指导着温病的辨证施治。所以,明清时期是温病学的形成阶段。

四、发展阶段(近现代)

温病学在清代形成了较为完整的理论体系后,在晚清、民国时期,随着西方医学的传入,其思维方式、诊疗手段的运用,一些急性感染性疾病的防治效果有所提高。与此同时,西方医学也给包括温病学在内的中医学的发展带来极大冲击。即使如此,这一时期温病学的发展仍取得进步,温病学在防治一些急性传染病方面取得了成效,涌现出一批卓有成就的温病学家,对开拓温病学的运用领域做出了贡献。代表性医家和温病学著作有吴瑞甫所著《中西温热串解》《八大传染病讲义》,丁泽周所著《喉痧证治概要》《孟河丁氏医案》,张锡纯所著《医学衷中参西录》,何炳元所著《重订广温热论》《全国名医验案类编》,并勘校《重订通俗伤寒论》等。民国时期,随着中医私人办学的兴起,江苏、浙江、上海、广东、湖南、四川、湖北、江西、山西等省、直辖市创办了中医学校、国医学院,编写了温病学教材,如时逸人编著《温病全书》等。

新中国成立后,随着国家对中医药的重视以及各地中医院校、中医研究机构和中医院的建立和发展,温病学得到长足发展,进入快速发展阶段,在临床研究、温病文献和理论研究、实验研究等多方面都取得显著成绩,这些均促进了温病学的蓬勃发展。在防治包括急性传染病在内的急性感染性疾病和其他发热性疾病的实践中,广泛地运用温病学的理论和经验,取得了新的成就,显示了中医学在治疗急性热病方面的优势。1954年,石家庄地区运用温病学理论和方法治疗流行性乙型脑炎,取得了显著的疗效,展示了中医治疗急性传染性疾病的效果,引起了医学界的重视。此后,温病学的理论和经验更广泛地运用于防治流行性脑脊髓膜炎、流行性乙型脑炎、麻疹、白喉、细菌性痢疾、肠伤寒、钩端螺旋体病、肾综合征出血热(原称流行性出血热)、肺炎、急性胆道及泌尿道感染等急性传染性和感染性疾病,都取得了较好的效果。不仅如此,近年来运用温病学理论认识一些新发传染病并指导其防治,亦取得显著成效。如对传染性非典型肺炎采取中西医结合防治优势明显,温病学理论在指导对人猪链球菌病、人禽流感等突发公共卫生事件的防治中显示出了重要作用。在广泛医疗实践的基础上,通过不断地总结临床经验,探索诊断治疗规律,运用大量现代研究手段,极大地推动着温病学基础研究的深入发展。如有的采取中西医结合的方法根据卫气营血辨证的理论,联系现代医学对传染病的认识,对温病卫气营血的传变规律及其本质进行探讨;有的运用生理学、病理学、组织学、生物化学等知识和方法对温病的舌苔变化进行了系统的观察和研究,取得了一定的成绩;有的对包括各种急性传染病在内的急性感染性疾病及其他的一些发热性疾病的辨证分型、治疗规律进行了探索和总结;有的对温病治疗的有效方药,在肯定疗效的基础上,进一步通过实验研究以阐明其药理作用。在此同时,各地总结出一批针对不同疾病特异性病原体的中草药和治疗方剂,一些确有疗效的温病方药新剂型不断涌现,如片剂、冲剂、颗粒剂、口服液等,同时,一些急症用药的静脉给药剂型研制成功,并广泛运用于临床,开拓了温病用药途径和范围,极大地丰富了温病治疗学的内容。

在温病学文献研究方面,对温病学古代文献进行深入、系统整理,重印、校注和译释大量温病古籍,对一些温病重要概念和理论展开了深入、系统的研究和讨论;在整理古代文献、总结临床经验的基础上,编著出版了一批高质量的温病学专著以及名老中医研究温病的专著、医案、医话等。以上这些充分体现了对温病学理论的继承和发扬,有力地推动着现代温病学理论的发展。

教育方面,1956年起国家设立高等中医院校,温病学被列为高等中医教育的必修课程。卫生部、国家中医药管理局相继组织编写了多版不同层次的温病学教材,使温病学的系统性、规范性和科学性逐步提高,确保了温病学的教学质量。1978年以来,温病学的研究生教育开展,先后培养了一大批温病学专业的硕士和博士研究生,使学科教育水平向更高层次发展。

总之,温病学是研究四时温病发生发展规律和诊治方法的一门理论与实践紧密结合的学科。既有全面而系统的理论,又有较高的临床实用价值。因此,它既具有基础课的功能,又具有临床课的性质。学习好温病学,对提高温病诊治水平,适应当前包括感染性疾病在内的发热性疾病防治需要,有十分重要意义。同时,由于温病学理论对内、外、妇、儿等各科均有广泛指导意义,因而,学好温病学理论,对临床各科疾病的诊疗均有重要价值。在学习过程中,首先应注意系统地掌握温病学的基础理论、基本知识和基本技能,要明确概念,弄懂原理。在此基础上,重点掌握温病的各种病证特点,治法方药运用以及不同四时温病的证治规律。注意前后内容的联系和比较,以求融会贯通。理论联系实际,在实践中不断提高分析问题和解决问题的能力。

(马 健 李鑫辉)

网上更多……

学习提要 名词术语 知识导图 名家医案 微视频

知识拓展 自测题 教学PPT

第二章

温病的概念

温病是由外感温邪引起的,以发热为主症,具有热象明显,易化燥伤阴等特点的一类急性外感疾病。温病的病因是外界的温邪,温邪可通过多种途径侵入人体而导致发病;温病主要的临床表现是发热,各种温病在病变的不同阶段均有不同程度的发热;温病的病理特点是在病变过程中热象偏重,且很容易损伤阴液;温病不是某一种疾病,而是多种疾病的的总称,属于外感疾病的范畴。

第一节 温病的特点

温病在病因、发病、病理和临床表现方面具有共同特点,这些特点对于揭示温病的发生发展规律、掌握温病的诊断辨证方法、确立温病的防治原则和措施具有重要的意义。

一、致病因素的特异性

温病之所以不同于风寒类外感疾病,更有别于内伤杂病,是因为温病有特异的致病因素,即温邪。温邪是存在于自然界的致病物质,通过皮毛、口鼻等途径侵入人体。温邪具有阳热性质,所以温病有发热,热象偏重,容易伤阴等临床和病理表现。温邪包括范围较广,凡是从外界感受的,具有温热性质的病邪,均属于温邪的范围。除了四时六淫之邪从热而化的风热、暑热、湿热、燥热以及寒邪伏藏化热的温热病邪外,还包括了具有温热性质的"疠气"和"温毒"之邪等。

古代医家对温病的病因有多种认识,如《黄帝内经》从"冬伤于寒,春必病温"立论,把寒邪作为温病的病因。金元时期的医家刘河间认为"六气"皆能化火,"六淫"之邪化火化热是外感疾病的主要致病原因。明代医家吴又可继承了前人关于疠气致病的病因理论,提出了"疠气"是引起温疫的原因。另外还有医家根据某些温病初起可见局部红肿溃烂或透发斑疹等热毒表现,而提出了"温毒"病因说。清代医家叶天士综合前人的认识,结合自己的临床实践和理论研究体会,在《温热论》中明确提出了"温邪"的概念,对温病的病因给予了高度的概括。

二、多具有一定的传染性、流行性、季节性、地域性

(一)传染性
传染是指疾病通过各种途径在人群间相互染易。大多数温病具有程度不等的传染性,从而

在人群中传播。古人对于温病的传染性早有认识。《黄帝内经》中就有关于疫病传染特点的记载，如《素问·刺法论》说："五疫之至，皆相染易，无问大小，病状相似。"其后刘河间《伤寒标本》称疫疠为"传染"，并列有传染专节。吴又可《温疫论》中对温疫病的传染途径作了具体描述。他说："邪之所着，有天受，有传染。"其所谓"天受"是指通过空气传播，"传染"则是指通过与患者的直接接触而感染。

温病的传染性是指大多数病种而言，也有一些温病并不具有传染性，如夏季中暑、夏季热等。温病的传染程度强弱差异很大，有的具有强烈的传染性，有的则传染性较小，主要取决于温邪的性质、毒力和人体对病邪的反应状态，亦即正气的强弱。虽然大多数温病具有程度不等的传染性，但并不是所有具有传染性的疾病都属于温病，如狂犬病、破伤风和部分寄生虫病等传染病因不具有"温热"的特征，故不属温病范围。

（二）流行性

流行是指疾病在人群中连续传播的情况。由于大多数温病具有传染性，所以在一定条件下，可以在人群中连续传播，造成同一时期内同一疾病在一定范围内的扩散蔓延。"流行"在古代文献中称为"时行""天行"。王叔和在《伤寒例》中说："非其时而有其气，是以一岁之中长幼之病多相似者，此则时行之气也"，指出了流行的特点和成因。庞安时在《伤寒总病论》中说："天行之病大则流毒天下，次则一方，次则一乡，次则偏着一家。"说明外感疾病的流行程度强弱悬殊，有大流行、小流行和散在发生等不同情况。温病流行程度的强弱与病邪性质、致病毒力的大小以及病邪的传播条件等因素有关。

（三）季节性

季节性指温病的发生与季节有密切的关系，有些温病的发病有特定的季节，如春温发生于春季，暑温发生于夏季，秋燥发生于秋季等。有些温病虽四时均可发生，但以某一季节为多，如风温多见于春季，湿温多发生于长夏季节等。由于温病的发生具有明显的季节性，因之有"四时温病"之称。温病发生的季节性主要与两方面的因素有关，一是不同季节的气候条件不同，从而影响温邪的形成，如春季气候温暖多风，易形成风热病邪；夏季气候酷热，暑气炎蒸，易形成暑热病邪；长夏天气虽热，但湿气亦重，易形成湿热病邪等。二是不同季节气候变化，可对人体的防御功能发生影响，造成人体对病邪反应性的差异。如冬春季节肺卫功能降低，风热病邪易于致病，发生风温病；夏秋季节热盛湿重，人体脾胃功能呆滞，湿热病邪易于侵犯脾胃，发生湿温病。由此可见温病的季节性特点，主要是由于不同季节气候变化对病邪产生、传播和对人体机能影响的结果。

（四）地域性

温病的发生和流行还常表现出地域性特点，即某种温病在某些地区较为多见，而在其他地区则少见或不见。不同地域的地理环境不同，气候条件差别很大，对温病病邪的产生和传播有一定的影响。如东南沿海地区夏季炎热潮湿，易形成湿热病邪，导致湿热类温病的发生，所以叶天士说："吾吴湿邪害人最广"，陈平伯更明确指出："东南地卑水湿，湿热之伤人独甚"。另一方面，不同地域居住的人群在生活习惯、卫生条件等方面存在着差异，也会对温病发病、流行产生影响。如有些地区人们喜食生冷食物，易于损伤脾胃，导致湿热病邪侵入，发生脾胃系统的温病（多为湿热类温病）。又如卫生条件比较差的地区，易于孳生虱子、跳蚤等温热毒邪的传播媒介，从而为某些疫毒温病的发生、流行提供了条件。

三、病程发展的阶段性

温病发展过程的规律性主要表现在两个方面:一是温病发生发展的趋势是由表入里,由浅入深,由实致虚,由轻转重。温病初起,大多为卫分证,病位较浅,病情较轻。随着病程发展,病邪内传入里,病情随之加重,出现里热实证。此后,病情进一步发展,可出现邪热更甚或正气虚衰的严重局面。二是温病发展过程的病理变化主要表现为人体卫气营血与三焦所属脏腑的功能失调和实质损害,其病理阶段可用卫分证、气分证、营分证、血分证或上焦证、中焦证、下焦证来概括,一般说,温病初、中期阶段邪在卫分、气分,上焦、中焦,病位以肺、胃、肠为主,病理损害多以机体的功能失调为主;后期阶段,病邪入营血,深入下焦耗损肝肾阴精,则病变多以脏腑实质损害为主。但病变过程中,功能失常与实质损害每常同时存在,只是病变的侧重点不同。

四、临床表现的特殊性

温病在临床上有许多共同的表现,主要有如下几方面:

(一)起病急,传变快

温病的发生较为突然和急骤,病变过程中,其传变较快,变化较多,甚至可见病情"一日三变",或险情迭起。而温病后期除了造成死亡或留下后遗症外,好转及痊愈也较快,一般病程不长。温病的这一特点,表现在各种具体的病种上是有所不同的,风温、春温、暑温等温热类温病在发病、传变方面所表现出来的"急""快"的特点非常明显;而湿温等湿热类温病与温热类温病相比则起病较缓,传变较慢,但与内伤杂病相比较,仍然具有"急""快"的特点。

(二)发热为主症,热象偏重

发热是温病的主要见症,可贯穿于温病的全过程,而不同类型温病和温病的不同阶段,发热的性质和具体表现有所不同。所谓热象偏重,不仅是指热势较高,还包括了烦渴、尿赤、舌红、苔黄等一系列"热"的征象。如温病初起邪在卫表时,可出现发热重恶寒轻、舌边尖红、脉浮数等表现,邪热入里后常出现高热,心烦,小便黄赤短少,苔黄舌红,脉数等邪热亢盛征象。

(三)易化燥伤阴

温邪为阳热之邪,易于灼伤阴液,吴鞠通《温病条辨》说:"温热阳邪也,阳盛伤人之阴也"。所以在温病过程中易于出现口渴、舌干、唇焦、齿燥、小便短少等阴液受伤的表现。在温病后期,阴伤的表现尤其明显,常常成为温病的主要病理损害。一般说,邪在上焦、中焦或卫分、气分阶段,多易损伤肺胃之津液,阴伤的程度尚轻,以口鼻唇咽的干燥征象为主要表现;邪入营血或深入下焦,则阴伤程度较重,常表现为全身性的津枯液涸,肝肾阴精耗竭,阴伤程度较重。

(四)易内陷生变

由于温邪传变迅速,所以病程中常因邪热炽盛、正不敌邪,致使邪热深陷,而出现急危重险证候。如邪热深入营血可出现皮肤斑疹密布,腔道出血等;邪热内陷心包可出现神志昏迷;邪热内陷厥阴肝经,引动肝风可出现手足抽搐等。若邪热内陷心包、正气溃败则可产生"内闭外脱"的严重后果。

温病的范围和分类

一、温病的范围

温病属于外感疾病的范畴,从病因上来说,外感疾病中除风寒性质以外的病变多属于温病范围。

温病的范围是随着温病学的发展而逐步扩大的。在《黄帝内经》时期,温病只是指发生于春季的某些特殊的外感热病,如《素问·热论》篇中说:"凡病伤寒而成温者,先夏至日者为病温,后夏至日者为病暑。"其所说的"病温"是专指发于春季的伏气温病。而《难经·五十八难》则把温病作为伤寒中的一类病证,与中风、伤寒、湿温、热病并列。宋代郭雍《伤寒补亡论》中则把温病作为春季多种外感疾病的总称,其中包括了"冬伤于寒至春发者",也包括了"冬不伤寒,而春自感风寒温气而病者",还包括了"春有非节之气中人为疫者"。清代吴鞠通《温病条辨》明确了温病有九种:风温、温热、温疫、温毒、暑温、湿温、秋燥、冬温、温疟。由此可见,随着温病学理论的发展,温病的范围逐步扩大,目前已成为多种外感热病的总称,包括了外感热病中除了风寒性质以外的所有病种。本教材主要论述风温、春温、暑温、湿温、秋燥、伏暑、大头瘟、烂喉痧、疫疹、霍乱、疟疾等温病的主要病种。另有一些温病归属于中医内科、儿科、外科、喉科等相关学科中。

根据温病的特点,西医学中大多数急性感染性疾病可归属于温病的范畴,如流行性感冒、麻疹、风疹、病毒性肺炎、肾综合征出血热、登革热和登革出血热、流行性乙型脑炎等病毒感染性疾病,细菌性肺炎、伤寒、沙门菌属感染、霍乱、猩红热、流行性脑脊髓膜炎等细菌感染性疾病,流行性斑疹伤寒、地方性斑疹伤寒等立克次体病;钩端螺旋体病等螺旋体病,疟疾等原虫病;急性感染性疾病的某些综合征,如败血症、感染性休克、成人呼吸窘迫综合征等;另外,某些非感染性的发热性疾病,如中暑、夏季热等,也可归属于温病的范畴。

温病虽然与急性感染性疾病有密切的关系,但温病的病种与急性感染性疾病的病种并不完全相同,某些急性感染性疾病如狂犬病、破伤风等不具有温病的性质,故不属于温病的范畴;有些温病如高温中暑、夏季热等,不具有病原体感染的性质,不属于急性感染性疾病范畴。

二、温病的命名

温病的命名,主要是以发病季节、发病季节的主气及临床特点为依据。以发病季节为依据命名的温病有发生于春季的春温,发生于冬季的冬温;以时令主气为依据而命名的温病有发生于春季的风温,发生于夏季的暑温,发生于长夏季节的湿温;还有的病种如秋燥是根据发病季节结合季节主气而命名的;以临床特点为依据命名的有:大头瘟、烂喉痧等。

三、温病的分类

根据温病的证候性质和临床表现,温病的分类方法主要有以下两种:

（一）以病证性质分类

根据温病是否兼夹湿邪,可将温病分为纯热无湿的温热类温病和热湿兼见的湿热类温病。温热类温病包括风温、春温、暑温、秋燥、大头瘟、烂喉痧、疫疹、疟疾等。这类温病起病较急,热象显著,易伤阴津,传变较快,病程较短,治法以清热祛邪为主。湿热类温病包括湿温、暑温兼湿、伏暑、霍乱等,这类温病起病较缓,传变较慢,病程较长,缠绵难愈。治疗以祛湿清热为主。湿热类温病兼具湿热两方面的性质,初起湿重于热,热象不十分显著;以后湿热郁蒸,湿热逐渐化热,可表现为湿热并重或热重于湿;后期湿热既可化燥伤阴,也可湿胜伤阳。温热类温病在病变过程中也可兼夹湿邪为患,如暑温病可见暑热夹湿之象。而湿热类温病在发展过程中随着湿邪化燥,热邪化火,其病证性质也可由湿热相兼转化为纯热无湿的火热之证。所以虽有温热、湿热之分类,但不能将两者完全对立起来,温热与湿热的区分只是相对而言的。其实际意义在于掌握温病温热、湿热的病证特点,有助于抓住温病的辨治要领,从而正确地进行辨证施治和把握其发展转归。

（二）以发病初起的证候类型分类

温病按其发病初起是否有里热证可分为新感与伏邪两大类。新感温病是指初起病发于表,以表热证为主而无明显里热表现的一类温病,如风温、秋燥等。伏邪温病,又称伏气温病,是指初起病发于里,以里热证为主的一类温病,如春温、伏暑等。新感温病初起一般出现表证,其病机传变多由表入里、由浅入深,治疗当以解表为主。伏邪温病初起以里热证为主,其病机传变有两种情况,一为病邪进一步深入,一为病邪向外透解,治疗当以清泄里热为主。区分新感与伏邪的主要意义是在于区别温病发病初起的证候类型,揭示病变部位的浅深、病情的轻重、传变的趋势,从而有助于辨证论治。

四、温病与伤寒

温病与伤寒都是感受外邪而引起的疾病,都属于外感病的范畴,两者在概念上有密切的联系,但在病因、感邪途径、病机、证治等方面却有很人的区别。

伤寒有广义、狭义之分:广义伤寒是一切外感疾病的总称,凡由外邪引起的外感疾病都属于广义伤寒的范围,其中既有风寒性质的,也包括温热性质的。正如《素问·热论》所说:"今夫热病者,皆伤寒之类也。"狭义伤寒是指感受寒邪引起的外感病。《难经·五十八难》指出:"伤寒有五:有中风,有伤寒,有湿温,有热病,有温病。"其中中风、伤寒属于风寒性质,湿温、热病、温病则属于温热性质。由此可见,"伤寒有五"之伤寒是一切外感热病的总称,即为"广义伤寒",而其中的伤寒、中风,则为感受寒邪引起的外感疾病,属"狭义伤寒"。

广义伤寒是一切外感疾病的总称,而温病作为外感疾病中性质属热的一类,应当归属于广义伤寒的范畴,但温病与狭义伤寒是有明显区别的。在温病学发展的早期阶段温病与因感受寒邪引起的狭义伤寒,两者是并列关系。但随着温病理论的发展,温病的范围逐渐扩大,外感热病中的大多数病种包括在温病之内,因此它的外延要远远大于狭义伤寒。

温病与伤寒虽同属外感热病,但因证脉治不同,临床必须严格鉴别。在病因方面,温病是感受温邪而发病;伤寒是感受寒邪而发病。在感邪途径方面,温邪多从口鼻而入,先犯手太阴肺经或中焦脾胃;寒邪多从皮毛而入,先犯足太阳膀胱经。在病机方面,温邪为阳邪,具有火热之性,易伤阴液,故病之后期易出现肺胃阴伤或肝肾阴涸之证;寒为阴邪,易伤阳气,故病之后期易出现太阴、少阴阳衰之证。在证治方面,温病初起多为表热证,治当辛凉解表,伤寒初起多为表寒证,治当辛温解表;温病中期,邪热亢盛,出现气分、营分、血分等里热证,治当清气、清营、凉血等,伤寒中期或为阳明热甚或为太阴阴寒,治当清泻阳明或散寒温阳;温病后期多为阴液损伤,治当养阴,伤寒后期多为阳气虚损,治当温阳。

以上是从疾病概念的角度讨论温病与伤寒的关系。若从学术体系分析,尚存在伤寒学说与温病学说的关系问题。温病学是在《伤寒论》的基础上逐步发展起来,形成具有自身特色的学术体系,《伤寒论》是温病学的基础,温病学是对伤寒学说的继承和发展。

五、温病与温疫

温疫是温病学中具有特定含义的病名概念,它与温病在概念上既密切相关又有显著区别。

疫是指具有强烈传染性和流行性的疾病。《说文解字》说:"疫,民皆疾也。""疫"作为疾病名称,主要是突出疾病的传染性和流行性的特点。这类疾病在性质上亦有寒、热、湿、燥的不同,包括范围较为广泛。

温疫是指温热性质的疫病,是温病中具有强烈传染性并引起流行的一类疾病。另外,在古代文献中还有"瘟疫"名称的记载,它与温疫的含义不同。其所说的"瘟"实与疫相同,亦是指疾病的强烈传染和流行,而不是指疾病的温热性质。所以瘟疫为一切疫病的总称,它既包括温疫,也包括寒疫、湿疫、燥疫等。

温病是所有具有温热性质外感疾病的总称,既包括了具有强烈传染性和流行性的一类温病,也包括了传染性、流行性较小及少数不具传染性的温病。温疫则是指温病中具有强烈传染性和流行性的一类,所以温疫属于温病范围。为了体现其传染和流行的特点,区别于一般温病,所以称为温疫。温疫并非指某种特定的温病,只是突出强调温病传染性、流行性的特点,王孟英在《温热经纬·湿热病篇》中引喻嘉言的话说:"湿温一证,即藏疫疠在内,一人受之则为湿温,一方受之则为疫疠"。认为湿温在散发时则称湿温,而引起较大范围流行时则属于温疫,病名称呼不同,但仍为同一病种。清代医家王学权在《重庆堂随笔》说:"温病、热病、湿温病,治不得法,皆易致死,流行不已,而成疫疠。"说明当温病"流行不已"时,即称为温疫。

古代医家对温病与温疫的关系有不同的认识,有的医家认为温病与温疫名异而实同,认为温病就是温疫。如吴又可在《温疫论》提出:"夫温者,热之始;热者,温之终,温热首尾一体,故又为热病即温病也。又名疫者,以其延门合户,又如徭役之役,众人均等之谓也。"以后杨栗山、戴郊麟均持相同看法。也有的医家认为温病与温疫截然有别,认为温病与温疫区别在于是否传染。如陆九芝说"温为温病,热为热病……与瘟疫辨者无它,盖即辨其传染不传染耳。"提出传染者为温疫,不传染者为温病。从现在的认识分析,前人的这些看法都是在一定的历史条件下形成的,因此都有一定的局限性和片面性。把温病一概视为烈性传染病,在概念上与温疫混为一谈是不够妥当的,也是不符合临床实际的,因为虽然多数温病具有传染性,但也有一些温病不具有传染性或传染性很弱。把传染与否作为区别温病与温疫的绝对依据亦是不确当的。因为第一,陆氏所说的传染与否是从临床上观察的,并不真正代表了传染病或非传染病,实际上有些陆氏认为不传染的也可能是传染病,如流脑、乙脑也可散在发生,表面上是观察不到它的传染性的。第二,温疫并不是一类独立的疾病,只是温病中发生流行者,它的辨证治疗与温病大体相同,所以不应把温病与温疫对立起来。

温疫只是强调温病所具有的传染性和流行性这一发病学的特点,而温疫的发生、发展规律和辨证论治方法与温病是相同的,温疫隶属于温病的范畴。温疫作为一个疾病概念,其作用主要是强调温病中具有强烈传染性和流行性一类疾病的特点,由于这类温病不仅传染性极强并可引起大流行,而且来势迅猛,病情较为严重,较之一般温病危害尤甚,因此在防治方面应高度重视,及时采取有效的预防和治疗措施,果断有力祛除病邪,控制其蔓延发展。

六、温病与温毒

温病与温毒在概念上的关系和温病与温疫一样,亦是既有联系又有区别的。

在温病学中温毒有两层含义:一是病名概念,指温病中具有独特表现的一类温病,即温毒疾患;一是病因概念,指温病中的某些致病因素,即温热毒邪。

温毒作为病名是指因感受温热毒邪引起的一类具有独特表现的急性外感热病,它除了具有一般温病的临床表现外,还具有局部红肿热痛甚则溃烂,或肌肤密布斑疹等特征。常见的温毒疾患有大头瘟、烂喉痧等。温毒隶属于温病的范围,是温病中具有肿毒或发斑表现的一类特殊病种。

温毒在古典文献中早有记载,如王叔和《伤寒论序例》中说:"阳脉洪数,阴脉实大者,更遇温热,变为温毒,温毒为病最重也。"以后在《肘后方》中就有温毒发斑,用黑膏方治疗的记载。其他如隋巢元方《诸病源候论》、唐代孙思邈《千金翼方》、金元刘河间《素问病机气宜保命集》等书中,均有关于温毒的论述。清代吴鞠通对温毒的临床表现作了具体的描述,《温病条辨》说:"温毒咽喉肿痛,耳前耳后肿,颊肿,面正赤,或喉不痛,但外肿,甚则耳聋。"雷少逸《时病论》更进一步指出:"然有因温毒而发斑、发疹、发颐、喉肿等,不可不知。"

温毒包括了多种具有"毒"的特殊表现的温病,大多发病急骤,传变迅速,火热之性明显,病变过程中常常出现高热、伤津耗阴、气滞血瘀、脏腑功能严重失调和实质损害等多种病理表现。温毒类疾病既具有突出的局部病变,也有明显的全身症状,局部病变以红肿热痛、溃破糜烂或肌肤斑疹密布为临床特征;全身病变常表现为发热,热象较重,阴伤明显等。因此,治疗时应重视清热解毒法的应用。部分温毒类疾病具有不同程度的传染性和流行性。

（刘　涛　艾　军）

网上更多……

学习提要　　名词术语　　知识导图　　名家医案　　微视频

知识拓展　　自测题　　教学PPT

第三章

温病的病因与发病

　　温病的致病因素统称温邪。人体感受温邪后是否发病取决于正气与邪气双方力量的对比，正如《灵枢·百病始生》说："风雨寒热，不得虚，邪不能独伤人。猝然逢疾风暴雨而不病者，盖无虚，故邪不能独伤人。此必因虚邪之风，与其身形，两虚相得，乃客其形。"强调若人体正气旺盛，虽受邪气侵袭，但人体正气能抵御外邪的入侵而不发病。如人体正气虚弱，抗病能力低下，温邪则易侵袭人体而发病。与此同时，温病的发生及流行，与自然、社会等因素也是密切相关的。温病的致病主因与发病条件是温病发生的基本因素，二者缺一不可。明确温病的病因及致病特点，了解温病发病过程中内外因的相互作用关系，掌握温病新感与伏气两类发病类型的区别和特点，对于指导临床的辨证论治有重要的意义。

第一节　　温病的病因

　　温病的致病因素是"温邪"，由清代医家叶天士首先提出。因温病的种类很多，所以每种温病的具体病因也各有不同，包括以六淫命名的风热病邪、暑热病邪、暑湿病邪、湿热病邪、燥热病邪、伏寒化温的温热病邪等，此外，疠气、温毒、疟邪等也具有温热性质的特点，故也归属于温邪范畴。对于温病病因的认识，前人是根据温邪作用于人体而致病，以证候的形式反映出来，其临床所表现出的证候恰恰是致病原因和内在病变的外在反映，通过审视温病证候现象就能够探求出温病的致病原因，乃至病机本质。这就是温病"审证求因"的认识方法。

　　温病各种致病因素具有共同的特性，故以温邪概称，共性主要表现在以下几个方面：①从外侵袭人体，多由口鼻或皮毛而入，致病迅速。②致病与时令季节相关。各种温邪的发生及致病多有一定的季节相关性，故又称之为时令温邪，或简称时邪。③温热性质显著。温邪致病后，会出现发热及相关热象。④不同温邪入侵人体的部位有别，如风热病邪首犯手太阴肺经，暑热病邪侵犯足阳明胃经，湿热病邪多以足太阴脾经为主要病变部位等。⑤在一定条件下可以相互转化，如热灼成燥、热蒸湿动、寒郁化热等。

　　研究温病病因学的意义在于：①有助于温病早期诊断。不同的温邪具有自身的致病特点，其侵袭人体，病变定位不同，产生证候各异，临床诊治时根据证候特点，联系发病季节，往往能够帮助确定诊断。②有助于早期证候类型的确定。不同温邪致病于人体,初发证候各异,根据初期症状特点,可以确定其临床证型,例如风热袭表、暑湿犯表、湿热郁表、燥热伤表等。③有助于立法处方的确定。根据初期临床表现,而确定其致病原因及证候属性,再针对病因、证候而确立其治法、处方,这就是从"审证求因"到"审因论治"的临床思维过程。例如审察某患者发热、微恶寒、头痛、口渴、舌边尖红赤、脉浮数等证候,而求索出病因为风热病邪,其证候性质是风热袭表。此为"审证求因"。再根据风热病邪致病特点,联系初期证候性质,确定疏风泄热治疗原则,选用与之相对应的银翘散治疗,即为"审因论治"。

下面讨论各种温邪的形成条件和致病特点。

一、风热病邪

风热病邪是发生于冬、春季节的一种致病温邪。春季阳气萌动,温暖多风,易产生风热病邪,由春季风热病邪引起的温病称为风温;冬令气候异常,应寒反暖,亦可产生风热病邪,人体也易感受其邪而发病,由冬季风热病邪导致的温病称为冬温。实际上冬温是发生于冬季的风温,或者说,冬温是冬季风温的别称。

风热病邪的致病特点:

(一) 首犯肺卫

风为天之阳气,具有轻扬、升散、疏泄特性,而人身肺位最高,通过呼吸与天气相通,故风热病邪可通过口鼻呼吸入侵,手太阴肺首当其冲,正如叶天士《三时伏气外感篇》说:"肺位最高,邪必先伤。"肺主气合其皮毛,肺受邪乘,卫必邪郁。故风热病邪致病,初起症见发热、微恶风寒、头痛、少汗、咳嗽、口微渴、苔薄白、舌边尖红、脉浮数等肺卫表证。

(二) 易耗伤肺胃阴津

风与热都是属阳邪,风热相搏,最易耗损阴津,即叶天士在《温热论》所说:"风夹温热而燥生,清窍必干,为水主之气不能上荣,两阳相劫也。"风热病邪初起以肺经为病变中心,继则留恋于肺胃,这就是陈平伯所说的:"人身之中,肺主卫,又胃为卫之本,是以风温外薄,肺胃内应,风温内袭,肺胃受病。"故风热病邪伤阴,多耗伤肺胃之阴津。

(三) 变化迅速,逆传内陷

因风邪"善行数变",温邪又具有"热变最速"的特性,故风热病邪入侵人体,变化较快。初起时侵袭肺卫,若正气未至大虚,抗邪有力,并治疗得当,则消退也较快。其中少数病例也会迅速发生"逆传心包",出现神昏等险恶之证,正如陆子贤在《六因条辨》说:"倘治失宜,传变最速,较诸温热,则尤险也。"依据风热病邪容易内陷生变的特性,在临床上要提高警惕,防止逆传心包等险恶证候的出现。

二、暑热病邪

暑热病邪是由火热之气化生,发生于夏季的一种致病温邪。对暑邪的认识,《说文解字》称:"暑,热也",又称"喝,伤暑也",可知暑、热、喝三者的含义有相通之处。《黄帝内经》云:"在天为热,在地为火,其性为暑。"《素问》亦说:"岁火太过,炎暑流行。"暑热病邪的致病季节主要在炎热的夏季。暑热病邪的形成主要与炎夏高温的气候条件有关,所以其致病具有明显的季节性。由暑热病邪引起的温病有暑温、中暑等。

暑热病邪的致病特点：

（一）伤人急速，径犯阳明

暑热病邪侵犯人体往往可以直犯阳明气分，甚至不分表里渐次。在暑温病之初，可不见明显的卫分证，或停留卫分阶段短暂，很快出现暑热内炽的证候，症见壮热，大汗出，头晕，面赤，心烦，口渴，脉洪大等，即叶天士所说："夏暑发自阳明。"

（二）暑性酷烈，耗气伤津

暑热病邪属亢盛的火热之气，既易伤津，又易耗气，所以在病程中易见身热，汗出，口渴，齿燥，神倦，脉虚等症状。如耗气伤津太过，可致津气两脱而危及生命。《素问·举痛论》说："炅则气泄"，"炅则腠理开，荣卫通，汗大泄，故气泄。"指出了暑邪能逼迫津液外泄，导致正气随津耗而伤，或气随津脱的致病特点。

（三）易犯心包，闭窍动风

暑热属火，与心气相通，而暑邪具有伤人急速的特点，故暑热病邪可直中心包，闭塞机窍，亦易引动肝风。不仅在病变之初即可见神志昏迷、肢体抽搐等，而且在病变过程中，更易闭窍动风而发生神昏、痉厥。

（四）易夹湿邪，郁阻气分

由于夏季炎热，天暑下迫，地湿蒸腾，暑热极盛，湿气偏重，暑湿相搏，易于入侵人体而郁阻气分，故叶天士说："长夏湿令，暑必兼湿。暑伤气分，湿亦伤气。"

此外，在炎暑之时，每因贪凉露宿或长期处于吹风、空调状态下，或恣食生冷，在感受暑邪时亦可兼挟寒湿为患，从而表现为暑湿内蕴，寒邪束表的病证。

对于暑邪兼夹湿邪的问题，古代医家有"暑易夹湿"和"暑固有湿"两种不同见解。前者以王孟英为代表，他认为暑热并非必然要兼湿，提出暑性属热，是火热之气，"虽易兼感，实非暑中必定有湿也。"后者以章虚谷为代表，他说："盖夏至以后，相火湿土二气交会，合而为暑。"实际上，从临床上看，暑邪致病可以兼夹湿邪，也可以不兼夹湿邪，其中不兼夹湿邪的即暑热病邪，由暑热病邪引起的温病为暑温。暑热夹湿者，即暑湿病邪，由暑湿病邪引起的温病有伏暑。

三、湿热病邪

湿热病邪是兼具有湿与热两重特性的一种外感病邪。湿属阴邪，弥漫于天地之间，流布于四时之内，湿热病邪四时均有，而以长夏季节为多。长夏气候炎热，湿易蒸动，雨水较多，湿气较重，闷热潮湿，故湿邪伤人尤甚。

湿热病邪的致病特点：

（一）传变较慢，病势缠绵

湿邪氤氲黏腻，致病徐缓，人在不知不觉中即感染而发病。阴柔湿邪与亢盛阳热交合，如"油入面"，难分难解，不易迅速祛除。故湿热为病，不似伤寒之一汗能解，也不像热邪一清即愈，正如王廷珍所称湿热证"半阴半阳，其反复变迁，不可穷极，而又氤氲黏腻，不似伤寒之一表即解，温热之一清即愈，施治之法，万绪千端，无容一毫执着。"故湿热致病病程较长，缠绵难愈，瘥后易于复发。当然，湿热病邪致病徐缓是与其他温邪致病相比较而言，而较之内科杂病中慢性疾病的发病情况又有不同。

（二）易犯中焦脾胃

湿热病邪从外感受而侵袭人体，但经过演变、变化，终以脾胃为中心。阳明胃为水谷之海，太阴脾为湿土之脏，脾胃同属中土，而湿为土之气，与脾胃同气相求、同类相从，所以湿热病邪侵入人体后，易趋中焦脾胃，脾失健运，胃失和降，出现脘痞、腹胀、呕恶、便溏、苔腻等症状。而平素脾胃湿盛者，更易感受湿热病邪而发病，这种发病特点，称为里湿与外湿"内外合邪"。

（三）易困阻清阳，闭郁气机

湿为重浊阴邪，具有易困遏清阳、阻滞气机运行之性。初起湿困肌表，卫阳困阻，而失温煦之职，出现身热不扬、恶寒、头身困重、神情呆顿等表现，中期湿困中焦，气机郁滞，可见脘痞、腹胀等症状，后期因湿困伤阳，导致湿盛阳微的病理变化，症见畏寒肢冷，便溏，心悸，面浮，肢肿，舌淡，苔白滑等。

四、燥热病邪

燥热病邪是发生于秋季的一种致病因素。燥为秋令主气，每逢久晴无雨，气候干燥之时，容易发生燥邪为患。燥邪有寒热两种不同的属性：一般来说，早秋季节，秋阳以曝，则易形成燥热病邪，其性质近于风热；晚秋天气渐凉，则多产生为凉燥病邪，其性质近于风寒。人感燥邪为病，统称秋燥。其感受燥热病邪致病者称为温燥；而感受外感凉燥病邪致病者称为凉燥。

燥热病邪的致病特点：

（一）病位以肺为主

燥热病邪亦从口鼻而入，所以首先犯肺。燥为秋令主气，肺属燥金，同气相从，燥热病邪易先侵犯肺经。初起以肺卫见症为主，症见发热，微恶风寒，口鼻干燥，咳嗽少痰等；继则肺之热势渐盛，导致肺燥阴伤，症见热甚，咳嗽气急，胸满胁痛，咽干口燥等。病之后期则表现为肺胃津伤之证，见干咳少痰，口燥，舌光红等。

（二）易致津液干燥

燥邪具有干燥的特性，所以特别容易耗伤肺胃之津液，症见口渴，口鼻、唇咽及皮肤干燥，咳嗽无痰或少痰，大便干结，舌苔少津等。少数严重者，亦可损伤肝肾之阴，出现真阴耗伤的病理变化。

（三）易从火化

当燥热病邪热势亢盛时，可从火化。燥热化火，上干清窍，症见耳鸣、目赤、龈肿、咽痛等。

五、温热病邪

温热病邪在过去习惯作为温病的致病因素的总称，即等同于现在所称的温邪。现在温热病邪的概念是指伏寒化温产生的一种致病因素，是春温的致病因素。《素问·生气通天论》说："冬伤于寒，春必温病。"说明寒邪是春季温病的致病外因。《素问·金匮真言论》又说："藏于精者，春不病温。"阴虚内热体质，易促使寒邪化热发病，说明阴精素虚为春季温病的发病内因，正如柳宝诒在《温热逢源·详注灵枢素问伏气化温讲条》说："冬伤于寒，春月病温之由；而冬不藏精，又冬时受寒之由也。"冬季寒邪称为正邪，一般不致病，即使感染人体，也无明显症状可察，故《灵枢·邪气藏府病形》说："若有若无，若亡若存；有形无形，莫之其情。"只有冬不藏精的阴虚内热体质，寒邪才得以入侵伏藏化热而发病。由此可见，温热病邪是寒邪化热，发病于春季的一种致病因素。

由温热病邪引起的温病是春温。

温热病邪的致病特点：

（一）邪气内伏，热自里发

温热病邪内郁，或因气候引发，或因新感激发，或由正气亏虚，不能制约邪气，郁极而自发。内蕴里热外发，起病急骤，初病即见里热炽盛证候，其发于气分者，症见灼热、烦渴、尿赤、舌红苔黄而乏津液等；发于营（血）分者，初病即见身热、斑疹、神昏，或有出血倾向，舌绛等。由新感激发者，兼见表证；伏邪自发者，单见里热燔灼证候，而无表证可察。阴虚火旺之体，里热内炽易成燎原之势，邪热迅速充斥表里气血，证候严重。

（二）郁热蒸迫，闭窍动风动血

郁热内蕴，里热蒸迫，既可引动肝风，内闭心窍，又可使血络遭受损伤，出现痉厥、神昏、斑疹、出血等。闭窍症见神昏谵语，舌謇肢厥；动风症见肢体急剧抽搐，频繁有力；动血则见急性、多部位、多脏器、多窍道出血。

（三）耗损阴津，易伤肝肾

温热病邪易伤阴津，于病程后期多耗损肝肾之阴，症见身热，颧赤，口燥咽干，脉虚，神倦，或手足蠕动，舌绛干枯而痿等。

六、温毒病邪

"毒"，作为温病的致病因素，最早见于《黄帝内经》。《说文解字》称："毒，厚也。"引申意义则有聚集、偏盛等含义。正如清代医家尤在泾在《金匮要略心典》中所云："毒者，邪气蕴蓄不解之谓。"可见，邪气聚集或偏亢即为毒邪。温毒是指温热性质的毒邪。所谓温毒病邪是指六淫邪气蕴蓄不解而形成属性为温热的一类致病因素。其致病与时令季节有关，并可引起传染、流行，故又称为温邪时毒。温毒病邪包括风热时毒、暑热时毒、湿热时毒、温热时毒等。

温毒病邪的致病特点：

（一）攻窜流走

温毒病邪可随经脉攻窜，肌腠、筋骨、脏腑等均受其损害。如外窜肌腠，可出现皮肤丹痧、斑疹；流注经脉可形成结核、包块等。其病变部位的差异与温毒病邪的性质及感邪轻重有关。如温毒攻肺，可致肺气壅滞，或温毒攻心，阻闭机窍，则神昏谵语，甚则引动肝风，而痉厥并见。

（二）蕴结壅滞

温毒病邪蕴结于络脉，导致气血壅滞，毒瘀互结，于局部出现红肿、疼痛，甚至破溃糜烂，多见于咽喉部位。如温毒病邪外窜经络、肌腠，皮肤可见痈脓、疮毒；上冲头面，可见头颈、颜面红肿疼痛；下注宗筋阴器，则出现阴囊、睾丸肿胀疼痛；内攻脏腑，可出现肺痈、肝痈、肾痈等内痈。

温毒病邪为六淫邪气蕴蓄不解形成，因此，温毒病邪不能脱离六淫邪气的范围。临床通过"审证求因"能分辨出不同温毒病邪的六淫属性，且按照"审因求治"进行有针对性的治疗。应特别强调的是，对温毒病邪引起的肿毒证候，还须注意清热解毒的治疗。

七、疠气

"疠"，《说文解字》称为"恶疾也。"段玉裁注释为："训疠为疠疫，古多借厉为疠。"中医著作中常称疠气为厉气，或疫疠之气。又因其致病暴戾，发病严重，故又称疠气为戾气。疠气是六淫邪气中具有强烈传染性,能引起播散、流行的一类致病因素。疠气具有寒热两大类不同属性,属于温热性质者,能引起温病的发病、传染与流行。晋代医家王叔和称具有强烈传染性和能引起流行的致病因素为"非时之气",他说:"凡时行者,春时应暖而反大寒,夏时应热而反大凉,秋时应凉而反大热,冬时应寒而反大温,此非其时而有其气,是以一岁之中,长幼之病多相似者,此则时行之气也。"明代医家吴有性不同意这种观点,他在《温疫论》中指出:"温疫之为病,非风、非寒、非暑、非湿,乃天地见别有一种异气所感。"这种特异之气吴氏称为"疠气"。即今所称之疠气。自吴氏以后对疠气的研究日渐深入。

疠气病邪的致病特点:

(一)致病暴戾,不分老幼,众人触之者即病

疠气是一种特殊的致病因素,毒力与致病力极强,其弥散于自然界,无问老幼,接触者即易被感染而发病。

(二)多从口鼻途径入侵,病变定位具有特异性

疠气主要从口鼻入侵人体,即吴有性所称之"天受",但也通过直接接触而感染发病。不同疠气致病,具有不同的病变定位,即所谓疠气具有专入某脏腑经络,专发为某病的特征。例如暑热疫疠病变多在阳明胃;湿热疫疠病变多在膜原;蛤蟆瘟病变在脖颈;疙瘩瘟病变在经络等。

(三)具有强烈传染性,易于流行

疠气具有极强的感染力,可通过空气、疫水、蚊虫叮咬等不同途径而感染,并在人群中引起传染以及程度不等的蔓延、流行。

(四)为病严重,病情凶险,复杂多变

疠气致病力极强,侵入人体传变迅速,症状严重,复杂多变。多见寒战,高热,头痛如裂,身痛如杖,蒸蒸汗出,或腹痛如绞肠,或呕逆胀满,或斑疹显露,或神迷肢厥,舌苔垢腻等严重而凶险的证候。疠气不仅毒力强,且易在体内播散,证候演变迅速,例如湿热疫疠,晨起病变尚在膜原,舌苔白厚如积粉而滑腻;午前病邪出入胃腑,苔始变黄;午后邪已入胃,全舌变黄;入暮其邪则全入胃肠,舌变焦黑。一日三变,症状复杂多样。

疠气是六淫邪气中具有强烈传染性的一类致病因素,故疠气也未脱离六淫邪气的范畴,仍可按六淫邪气的属性进行辨证论治,由于疠气引起温病传染、流行,故应重视和建立相应的防疫措施。

各种温邪常见病因和致病特点见表3-1。

表3-1 常见病因及致病特点简表

常见病因	主要致病特点
风热病邪	首犯肺卫;易耗伤肺胃阴津;变化迅速,逆传内陷
暑热病邪	伤人急速,径犯阳明,暑性酷烈,耗气伤津;易犯心包,闭窍动风;易夹湿邪,郁阻气分
湿热病邪	传变较慢,病势缠绵;易犯中焦脾胃;易困阻清阳,闭郁气机
燥热病邪	病位以肺为主;易致津液干燥;易从火化
温热病邪	邪气内伏,热自里发;郁热蒸迫,闭窍动风动血;耗损阴津,易伤肝肾
疠气	致病暴戾,不分老幼,众人触之者即病;多从口鼻途径入侵,病变定位具有特异性;具有强烈传染性,易于流行;为病严重,病情凶险,复杂多变
温毒病邪	攻窜流走;蕴结壅滞

第二节

温病的发病

温病发病学的内容,主要包括导致发病的各种因素、感受病邪的途径及发病类型。

一、发病因素

影响温病的发生及流行的因素颇多,除了感受温邪外,还与人体正气状态、自然因素及社会因素等密切相关。

（一）体质因素

温病是在温邪的作用下,导致人体阴阳偏盛偏衰,卫气营血和三焦所属脏腑功能紊乱及实质损害的一种病理状态。外感病的发生与人体正气不足有直接关系,即《黄帝内经·刺热论》所说:"正气存内,邪不可干"。温邪入侵,并导致发病,取决于人体的抗病能力,即邪正力量对比。身体健康者,脏腑功能正常,正气内固,抗御温邪能力强,温邪往往不得入侵,《景岳全书·杂证谟》说:"瘟疫乃天地之邪气,若人身正气内固,则邪不可干,自不相染。"正气亏虚者,防御能力低下,温邪则易于入侵,正如《灵枢·百病始生》说:"风、雨、寒、热,不得虚,邪不能独伤人。卒然逢疾风暴雨而不病者,盖无虚,故邪不能独伤。此必因虚邪之风,与其身形,两虚相得,乃客其形。"温邪入侵,是否一定发病,或立即发病,除了取决于感邪量的多少和感邪性质外,人体功能状态、正气强弱盛衰等在发病中起着极其重要的作用。例如阴精素虚体质,则容易感染温热病邪。邪舍少阴,郁伏不发,至来春阳气升发,或再感客邪,引动在里伏热而发病,病情颇重。又如,温热疫疠,从口鼻而入,直驱中道,盘踞膜原,至正气耗损,不能制约病邪,邪气张溢而发病,正如吴又可说:"感之浅者,邪不胜正,未能顿发,或遇饥饱劳碌,忧思气怒,正气被伤,邪气始得张溢。"若群体正气不足,免疫力低下,温病容易在人群中发生与流行。预防措施不力,计划免疫实施情况不佳,均可使人群易于感染。

（二）自然因素

自然因素是指气候因素、环境因素和地域因素等。气候异常对温病发生与流行有着直接关系,非其时而有其气,如骤冷暴热,疾风暴雨,人体不能适应寒暖骤变,则易感温邪而发病,故巢元方在《诸病源候论》中说:"皆因岁时不和,温凉失节,人感乖戾之气而生病,则病气转相染易,乃至灭门,延及外人。"自然灾害与温病的发生与流行也密切相关,例如洪涝灾害,疫水泛溢,污染水源,导致瘟疫发生、流行,故有"大灾之后必有大疫"之说,所以在自然灾害之后做好瘟疫的防治工作尤为重要。此外,空气中存在放射物质、污染性粉尘、刺激性气体或其他有害物质,对人体免疫功能都会产生明显影响,降低抗病能力,增加温邪入侵的机会。

（三）社会因素

人所处的社会状况,包括经济条件、营养调配、体育锻炼、卫生习惯、卫生设施、防疫制度等,都会影响到人体的健康水平和防御温病的能力。某些经济落后的发展中国家,由于生活贫困,营养不良,体质虚弱,文化落后,卫生即防疫设施缺少,战争频繁社会动荡,人口迁徙流动,自然灾害不断发生,常常有传染性温病的发生与流行。

二、感邪途径

温邪可通过多种途经入侵人体而发病,主要途经有几下几种:

(一)空气相染,从呼吸道入侵

古代医家很早就认识到"一人病气,足充一室。"病室的空气被温邪感染,人经呼吸道吸入被污染的空气就可以感邪而致病。初期病变多在手太阴肺。吴又可将这种入侵途经称为"天受";叶天士所称"上受"也包括了这种感邪途经。四时温病中的风温、烂喉痧等就是通过呼吸道传染的。

(二)饮食相染,从口入侵

口气通于胃,温邪从口腔而入,可直接侵犯胃腑和肠道。邪从口腔而入,多系饮食不洁而致。古代医家很早就认识到了这种感染途径。如《诸病源候论》说:"人有因吉凶坐席饮啖,而有外邪恶毒之气,随食饮入五脏,沉滞在内,流注于外,使人肢体沉重,心腹绞痛,乍瘥乍发。以其因食得之,故谓之食注。"湿温、霍乱等湿热性质的温病,感邪途径就是通过口入侵而致发病。

(三)接触相染,从皮毛而入

某些温邪是通过皮肤、肌腠、经络进入人体,这就是一般所说的"从皮毛而入"。与具有传染性温病的患者直接接触,病邪可通过皮毛入侵而使人发病,人体可以通过直接接触病邪,也可通过蚊虫叮咬间接接触病邪。如疟疾传染就是通过雌性蚊虫叮咬人体皮肤时,将蚊体内疟邪(疟原虫)经皮肤而注入人体。属于疫疹范围的流行性斑疹伤寒、地方性斑疹伤寒,则分别是由人虱、鼠蚤为媒介,将疫邪经皮肤感染于人体。此外,人体直接接触疫水,疫毒病邪亦可从健康的皮肤或破损的皮肤入侵。总之,温邪从皮毛入侵引起温病发病是一种重要的感邪途径。

三、发病类型

温病的发病类型是根据发病时的临床表现确定的,一般分病发于表的新感温病和病发于里的伏邪温病。

(一)新感温病

新感温病简称为"新感",指感邪后立即发病的一类温病。新感温病的证候特点是,感邪在表,初起即见表证,以发热、恶寒、无汗或少汗、头痛、咳嗽、舌苔薄白、脉浮数等肺卫证候为主,一般无里证出现。新感温病的传变,形式多样,与感邪性质、感邪数量的多少、患者体质类型等相关,主要有:①在表不传,自行消退:感邪较轻,正气未至大虚,御邪抗邪的力量较强,其邪可郁于表而不传变,或正胜邪却,自行消退。②自表入里,渐进传变:这种传变形式,指温邪按卫气营血层次渐进性深入。③自肺卫内陷心营:指温病初犯肺卫,即刻径传心营,出现神志异常。总之,新感温病的传变趋向是由表及里,由浅入深。新感温病的治疗,初起病邪在表,一般以解表祛邪为大法,若治疗及时正确,则温邪可从表而解,预后一般较好。属于新感温病病种较多,如风温、暑温、湿温、秋燥、烂喉痧、大头瘟等。

(二)伏邪温病

伏邪温病又称伏气温病,简称"伏邪",原意是指感受外邪伏藏于体内,过时而发,病发于里的一类温病。其特点是:初起以灼热、烦躁口渴、溲赤、舌红苔黄或身热夜甚、斑疹、舌绛等热郁于里的证候为主要表现。伏邪温病亦有初起兼见表证而呈表里同病的,习称"新感引动伏邪"。

其传变趋向：如伏邪由里外达，为病情好转的表现；如里热进一步内陷深入，则为病情进展的标志，伏邪温病一般病情较重，病程较长。若伏邪不能外达，或透邪不尽则病情反复，变证迭起，病难速愈，古代医家将其比喻为抽丝剥茧，层出不穷。伏邪温病治疗以清、养、透为原则。所谓"清"，指直清里热，针对伏热在里而设，为伏邪温病最主要的治疗原则，如叶天士说："苦寒直清里热，热伏于阴，苦味坚阴，乃正治也"所谓"养"，指养阴托邪。伏邪温病患者，本属阴虚体质，又因热邪内郁伤阴，阴津耗伤严重，因此必须养阴以托邪，即古代医家所称养阴托邪。可见"养"主要针对体质而确立的治疗原则。所谓"透"，指透邪外达。是针对邪气郁伏不达而确立的治疗原则。属于伏邪温病的病种主要有春温、伏暑等。

　　上述两种发病类型的特点，仅是就一般情况而言，临床上亦有特殊表现的。如新感温病中的暑温，初起即见气分证候而无卫分过程。伏邪温病亦有初起兼见表证而呈表里同病的。并且伏邪温病的里热证候，其病位、病机亦各有不同，所以前人有邪伏膜原、邪伏少阴、邪舍营分等多种邪伏部位之说，这亦是根据发病后的不同证候表现而推断出的结论。

　　新感温病与伏邪温病是两大不同的发病类型（表3-2）。两者从概念上讲虽是以感邪后是否即时发病为区别，实际是根据温病发病初起的不同证候特点，联系发病季节、时令主气的致病规律，通过分析比较而对发病类型作出的理论概括。新感温病与伏邪温病不同发病类型的差异，主要与病邪的性质和感邪的轻重，以及机体的反应状态等因素有关。其临床意义并不在于探究感邪后的即发与伏藏，而主要是为了从理论上阐明温病初起的不同发病类型，区别病位的浅深轻重，提示病机的传变趋向，从而确定不同的治疗方法。因此，研究新感、伏邪学说，应着眼于临床实际，分析不同证候的病机所在，而不必拘泥于概念上的感而即发和伏而后发。

表 3-2　新感与伏邪比较表

	新　感	伏　邪
发病	感邪后立即发病	感邪后邪气伏藏，过时而发
传变	自表传里	伏邪自里达表，或向里内陷
证候	初起即见表证，一般无里热证	初发即见里热证，如无外感引发，则无表证
病程	一般病程较短	病程较长，伏邪透出不尽，则病难速愈
病情	病情相对较轻	病情相对较重
治疗	一般初起以解表为主	初起以直清里热为主，兼以养阴、透邪

（冯全生　黄　琴）

网上更多……

👤 学习提要　　👥 名词术语　　👨‍👩‍👧 知识导图　　⚥ 名家医案　　⬇ 微视频

📶 知识拓展　　📝 自测题　　🌐 教学PPT

第四章

温病的辨证理论

　　卫气营血辨证和三焦辨证是温病学理论体系的核心内容,对临床辨证论治具有纲领性的指导意义。尽管温病临床表现复杂多变,但主要是与温邪侵袭人体后,卫气营血和三焦所属脏腑的功能失调和实质损害相关。以卫气营血、三焦辨证理论为指导,就可以对温病发生发展过程中病机变化、证候类型、病变部位、传变规律、病势轻重进行分析判断,从而确立治法。温病的辨证理论既是分析温病的发生发展及其病机演变规律的理论基础,又是指导临床辨证论治的依据。

第一节　卫气营血辨证理论

　　卫气营血辨证是由清代温病学家叶天士创立,其立论基础源于《黄帝内经》。《黄帝内经》对营卫气血的论述主要侧重于生理方面,认为营卫气血是维持人体生命活动的精微物质和某些功能,其分布有表里、深浅层次的区别。卫气行于脉外,"卫"敷布于肌表,《素问·痹论》云:"循皮肤之中,分肉之间。""气"充养全身,《灵枢·决气》说:"上焦开发,宣五谷味,熏肤、充身、泽毛,若雾露之溉,是谓气。""营"与"血"运行脉中,《素问·痹论》说:"荣者,水谷之精气也,和调于五脏,洒陈于六府,乃能入于脉也,故循脉上下,贯五脏,络六府也。"血为营气与津液相合而成,《灵枢·邪客》中所说:"营气者,泌其津液,注之于脉,化以为血"。卫气营血不仅部位有浅深之别,且功能也各不相同:卫具有捍卫肌表,抗御外邪入侵,控制腠理开合,调节体温等作用,如《灵枢·本脏》所说:"卫气者,所以温分肉,充皮肤,肥腠理,司开合者也。"气是人体脏腑功能活动的主要动力,是人体抗御病邪机能的体现;营与血的作用相似,起着营养和滋润全身及脏腑的作用。概而言之,卫气营血功能上有重在防御和主以营养之别。

　　汉代张仲景在《伤寒杂病论》中有"卫气不和","卫气不共荣气谐和","以荣气不足,血少故耳"等以及蓄血证、热入血室证等与血有关的病变,论述以此分析营卫气血某些病证的病理变化。

　　元代罗天益《卫生宝鉴》中提出了气分热和血分热的证治和代表方。明代吴又可《温疫论》中提出了邪在气分和血分的概念,如"凡疫邪留于气分,解以战汗""留于血分,解以发斑"的论述,为运用气血概念区分温疫病邪病位浅深,分析病机转归的早期记载。这些均为温病卫气营血辨证理论的形成奠定了基础。

清代叶天士将《黄帝内经》及前人有关营卫气血生理与病理等方面论述加以引申发挥,结合自己的临床实践,对温病发生发展规律进行总结,将卫气营血的概念用于分析温病的病机演变规律及病程发展阶段,概括温病的病理变化及证候类型,从而创立了卫气营血辨证理论体系,用以指导温病的辨证论治。后世对叶氏卫气营血辨证理论进一步阐释补充,使得卫气营血辨证纲领的内容更加丰富完善。

一、卫气营血的证候与病机变化

(一)卫分证

卫分证是温邪初袭人体肌表,导致卫气功能失调而产生的一类证候类型。

1. 主要证候　发热,微恶风寒,头痛,无汗或少汗,或咳嗽,口微渴,舌边尖红,舌苔薄白,脉浮数等。其中以发热,微恶寒,口微渴为辨证要点。

确定温邪在卫分的主要依据是发热与恶寒并见,且发热重,恶寒轻。判断病证寒热属性的重要症状之一是口渴。所以一般将发热,微恶风寒,口微渴作为卫分证的辨证要点。

2. 病机变化　卫分证的病机变化主要是温邪初犯人体后,卫气抗邪,正邪相争所产生的一系列表现。温病初起,一般邪先犯于肺卫,卫与肺气相通,卫分首当其冲,卫气与邪气抗争,阳郁不得泄越故出现发热;卫受邪郁,肌肤失于温养,故见恶寒。卫气郁阻,腠理开合失司,则无汗或少汗;肺气失宣则咳嗽。温为阳邪,阳热上扰清空,经气不利故头痛,阳热易伤津,病在初起,故见口微渴。舌边尖红,苔薄白,脉浮数为表热之征。病理特点概括为:温邪初袭,邪郁卫表。

不同性质的温邪侵犯卫分,其病理有所不同,症状也各具特征,但都具有卫分证的共同特点。如风热卫分证,为风热病邪外袭,肺卫失宣所致,病位在肺卫。以发热,微恶风寒,咳嗽,口渴等为其证候特征。燥热卫分证,为燥热伤卫,津液耗伤所致,病位亦主要在肺卫,以发热,微恶风寒,咳嗽少痰,或无痰,咽干鼻燥为其证候特征。临床上单纯的湿热卫分证较少见,多为湿热阻遏卫气,脾胃气机失调所致,以恶寒,身热不扬,头身重着,苔白腻为证候特征。

3. 转归　邪在卫分属温病的初起阶段,为病变之最浅层,一般病情较轻,如及时恰当的治疗,邪可从表解,疾病得愈。若感邪较重,或治疗不及时,病邪多内传气分,使病情进一步加重;如感邪极重,或患者正气虚弱,或失治误治,温邪可由卫分直接传入营分甚至血分,而出现重险证候。

(二)气分证

气分证是指温邪入里,导致人体气的功能失常所产生的一类证候类型。凡温邪不在卫,又未传入营(血)分,包括半表半里证,皆属气分证范围,病变部位多涉及肺、胃、脾、肠、胆、膜原、胸膈等。

1. 主要证候　由于气分证涉及的范围广,临床表现有多种不同类型。其中以阳明气分热盛证最具代表性,证候表现为壮热,不恶寒,汗多,渴喜饮凉,尿赤,舌质红,苔黄,脉数有力等。其中以但发热,不恶寒,口渴,苔黄为气分证的辨证要点。

2. 病机变化　气分证的形成主要有以下途径:一是卫分的温邪传入气分;二是温邪直接犯于气分,例如暑热病邪可以直犯阳明,湿热病邪则直犯脾胃等;三是气分伏热外发,如伏邪温病初起邪伏于气分;四是营分邪热转出气分。气分证的病机变化表现为病邪深入气分,人体正气奋起抗邪,邪正剧争,热炽津伤。同时,必然会影响相关脏腑器官的气机和功能活动。典型的气分证以阳明热盛为代表,阳明多气多血,抗邪力强,故邪入阳明,正邪剧争,则见全身壮热;里热亢盛,迫津外泄,津液耗伤,则见多汗,渴喜凉饮,尿赤;舌苔黄燥,脉洪大而有力为气分热炽之象。病理特点概括为:邪正剧争,热炽津伤。

气分证范围很广,因病邪性质、脏腑部位不同而产生多种类型,临床表现及病理变化也有所不同。温热性质的气分证,都具有发热,不恶寒,口渴,苔黄等特征,还伴有相关脏腑气机失常的表现。如肺经气分证的身热、喘咳,阳明热结证的潮热、腹胀、便秘,热郁胸膈证的身热、心烦不眠等,分别体现了气壅、气滞、气郁的病理,因此将邪热导致气的功能失常的证候都归属气分证的范围。临床抓住共同特征再结合所犯脏腑特异性的表现,即可作出气分温热证不同类型的诊断。

湿热性质的气分证,涉及的病变部位有脾、膜原、胆腑、肠腑等。病机变化比较复杂,临床证候各不相同。但其共有的证候特征是发热,脘腹痞满,苔腻。其中湿偏盛者,热为湿遏,多表现为身热不扬,白腻苔;湿热并重或热偏盛者,湿热胶着,表现为身热较盛不为汗衰,黄腻苔或黄浊苔。一般将湿热交蒸,郁阻气机作为气分湿热证的共同病理,将发热,脘腹痞满,苔腻作为其基本特征。

3. **转归** 气分证多为温病中期或极期阶段,此时邪盛正亦盛,抗邪力强,若治疗及时正确,可使邪祛病愈;若邪气极盛,正不敌邪,或治疗失误,温邪可进一步深入营血分,病情趋于严重。气分湿热经过化燥化火后亦可逐步深入营分或血分。此外,还可以出现气分的病邪渐衰而人体津气耗伤的正虚邪少的病候。

(三)营分证

营分证是温邪入营,导致以营热阴伤,扰神窜络为主要病理变化的一类证候类型。多以人体脏器组织的实质损害为主,而相关的功能失调更为严重。

1. **主要证候** 营分证的主要证候是身热夜盛,口干不甚渴饮,心烦不寐,时有谵语,斑点隐隐,舌质红绛,脉细数等。其中以身热夜甚,心烦谵语,或斑点隐隐,舌质红绛为辨证要点。

营分证的发热类型为身热夜甚,有别于卫分证的发热恶寒并见,也不同于气分证的但热不寒;营分证可见到程度不等的神志异常,表现为心烦不寐、时有谵语,区别于某些气分证出现的神志变化。舌质红绛是判断温邪传入营分的重要标志,如叶天士说:"其热传营,舌色必绛。"值得注意的是,在现代中西医结合治疗中因电解质紊乱被纠正,也有邪热虽在营分,而舌质并不红绛的情况。

2. **病机变化** 营分证形成的主要途径:一是气分的邪热不得清泄,或气分湿热病邪化燥化火,传入营分;二是肺卫之邪乘虚内陷营分;三是内伏于营分的伏邪外发;四是某些温邪不经卫气分而直接深入营分,如暑邪直犯心营等。温邪深入营分,以营热阴伤为基本病理,同时导致了相关脏腑的功能失常,甚至实质损害。营分邪热亢盛,劫伤营阴,故出现身热夜甚;营热蒸腾营阴上潮于口,则口干而不甚渴饮;营气通于心,营分受热,心神被扰,故见神志异常,严重者,热邪闭阻心包,还可出现神昏谵语;营分受热,窜于肌肤血络,则出现斑点隐隐。舌质红绛,脉细数为营热阴伤之征。营分证的病理特点概括为:热灼营阴,扰神窜络。

营分证的临床类型以热灼营阴和热闭心包为主,两者的主要区别取决于邪热侵入心包的程度,营热阴伤显著而神志变化轻微的为营热证,神志变化严重的为热闭心包证。不同性质的温邪传入营分,症状无明显差异。其病机变化亦基本相同。只是湿热病邪(或暑湿病邪)化燥入营时,临床除见有身热夜甚、不同程度的神志异常、舌红绛等营热阴伤的症状外,往往兼有脘痞、苔腻等气分湿阻的征象。

3. **转归**　营分证的病变较气分证为深,较血分证为浅,介于两者之间,因此可有转出气分和深入血分的不同转归。一是营分邪热转出气分,表现为原有的营分证表现消失,出现一派气分证表现;二是营分邪热进一步深入血分,则出现诸如斑疹大量透发、多部位出血等动血症状。这两种不同的转归,主要取决于营热阴伤的程度及治疗是否得当;三是还可以因营热亢盛,严重影响脏腑功能,继而导致实质损害,如内陷手足厥阴出现神昏谵语、动风等症状,进一步发展可引起正气外脱的危重后果。

(四)血分证

血分证是邪热深入血分,引起以血热亢盛、动血耗血为主要病理变化的一类证候类型。温邪深入血分,脏器组织的实质损害更为严重。

1. **主要证候**　血分证的主要证候为身热灼手,躁扰不安,甚或神昏谵狂,吐血、衄血、便血、尿血,斑疹密布,舌质深绛。其中以斑疹密布、出血及舌质深绛为辨证要点。

血分证与营分证的主要区别在于前者有明显的"动血"症状,即表现为急性多部位、多窍道(腔道)出血,斑疹大量透发,而后者只表现为营热窜络,斑点隐隐;此外,血分证多表现为舌色深绛,而营分证多表现为舌色红绛。因此以急性多部位、多窍道(腔道)出血、斑疹密布及舌质深绛等作为血分证的辨证要点。

2. **病机分析**　血分证形成的主要途径,一是营热羁留,进而传入血分;二是卫分或气分的邪热未解,越期传入血分;三是血分的伏邪自里而发,起病即见血分证。血分证的病机关键是血热,由此而引起迫血妄行、耗血伤阴、瘀热互结、瘀热扰心等一系列的病理变化。血分热毒炽盛灼伤血络,经血沸腾,离经妄行,故出现呕血、咯血、衄血、便血、尿血等急性多脏腑、多部位、多窍道的出血;血热炽盛,故出现身热灼手,血热耗血伤阴,煎熬血液,加之离经之血,都会造成瘀血,热瘀互结则出现斑疹,舌质深绛等;瘀热扰及心神,故见躁扰不安,神昏谵语等神志症状。血分证的病理特点概括为:动血耗血,瘀热内阻。

血分证常见的临床类型有热盛迫血、气血两燔、血热动风、热瘀交结等,其中,热盛迫血是临床血分证各类型的基本病机,以急性多部位、多窍道(腔道)出血、斑疹密布为特点,气血两燔证还兼有气分证的特征,血热动风证还兼有神昏痉厥等,热瘀交结兼有明显的瘀血证。

3. **转归**　血分证一般是温病发展过程中最为深重的一个阶段。病情虽然危重凶险,但有的经过积极恰当的救治,病情可望获得缓解。反之,若血分热毒极盛,正气大衰,正不敌邪,也可因血脉瘀阻,脏器衰竭,或急性失血、气随血脱而死亡。

卫气营血辨证见表4-1。

表4-1　卫气营血辨证表

证型	病理	证候	辨证要点	备注
卫分证	温邪初袭 邪郁卫表	发热,微恶风寒,头痛,无汗或少汗,或咳嗽,口微渴,舌苔薄白,舌边尖红,脉浮数	发热,微恶寒,口微渴	

续表

证型	病理	证候	辨证要点	备注
气分证	邪正剧争 热炽津伤	壮热,不恶寒,反恶热,汗多,渴喜饮凉,尿赤,舌质红,苔黄,脉数有力	但发热,不恶寒,口渴,苔黄	气分病变范围广泛,以热盛阳明为代表。而气分湿热证以发热,脘腹痞满,苔腻为基本特征
营分证	热灼营阴 扰神窜络	身热夜盛,口干反不甚渴饮,心烦不寐,时有谵语,斑点隐隐,舌质红绛,脉细数	身热夜甚,心烦谵语,或斑点隐隐,舌红绛	
血分证	动血耗血 瘀热内阻	身热灼手,躁扰不安,甚或神昏谵狂,吐血、衄血、便血、尿血,斑疹密布,舌质深绛	急性多部位、多窍道出血,斑疹密布,舌深绛	

二、卫气营血的传变及相互关系

(一) 卫气营血证候的传变

传变是指温病发生后,病情处于不断变化的状态。卫气营血证候的传变虽具有由表入里,由浅入深,由轻到重,由实至虚的一般规律,但温病证候传变与否以及传变的方式,是受多种因素的影响,如感受病邪的性质不同,传变方式有异;温邪毒力大小对传变有重要影响;不同的体质类型,影响着传变和转归;治疗是否及时恰当,其对传变至关重要。由于多种因素影响温病的传变,使温病的发展成为一个邪正不断消长的动态变化过程,故临床传变的形式有多种。

1. 自表入里依次传变 即温邪从卫分开始向里传变,循卫气营血层次依次逐渐深入,即叶天士所说"大凡看法,卫之后方言气,营之后方言血"的演变顺序。这种传变类型多见于新感温病。

2. 由里达外 即温邪自血而营,由营转气的演变过程。这种传变方式多见于伏邪温病,其病机发展特点是伏热自里向外透达,病情逐渐减轻,虽然在发病时病情较重,但因邪有外达之机,预后较好。需注意的是温邪在自里达外的过程中,反复性大,也有可能再逆向内陷,病情较重。此外,营分邪热经过正确治疗透转气分,也是由里达外的一种形式。

3. 不分表里渐次 即温邪不循卫气营血表里层次的顺序传变,出现越期或重叠,如卫分证不经气分阶段而直入营分或血分;又如卫分证未罢,气分证已见的卫气同病;或者气分邪热尚盛而营血分热邪已炽的气营(血)两燔,甚至出现卫气营血俱病的复杂病证。

此外,尚有不传的情况。所谓不传,是指邪在卫分或气分,由于正能胜邪或经治疗后邪气不再内传而病愈。总之,温病的传变虽有卫气营血的传变规律,但并不是固定不变的。在传变过程中卫气营血的界限也不一定截然可分,因此并非所有的温病均有卫气营血四个层次的传变形式。

(二) 卫气营血证候的相互关系

在温病的发展过程中,虽然卫气营血是四个不同阶段的病理变化,具有表里浅深层次的不同,但它们之间也有着不可分割的联系。气之表者为卫,营之深者为血。卫分证属表证,也有内在脏腑的病理基础。气分证较卫分证病位深一层,其病理变化以脏腑功能失调为主,所以卫分证不解,很容易转化为气分证。营分证和血分证之间,病理变化联系更为密切,如叶天士所说:"营分受热,则血液受劫。"气分证转变为营血分证,是由以脏腑的功能失调为主,转变为以脏腑的实质损害为主的病理变化,病情更为深重。由此可见,卫气营血辨证不仅是对温病不同阶段病理变化的辨析,也包含了对温病不同阶段证候类型的辨析。掌握卫气营血证候之间的内在联系,有利于在辨证时进行动态观察分析,在复杂多变的证候中把握其传变的趋向,有效指导临床的治疗。概括卫气营血辨证的意义:明确病变深浅层次;区分证候类型及病变性质;判断病机的传变与转归;为确立正确治法提供依据。

第二节　三焦辨证理论

三焦辨证理论源于《黄帝内经》,发展于温病学派,为清代医家吴鞠通所倡导。《黄帝内经》中有关于脏腑三焦、部位三焦、气化三焦等论述。温病学的三焦辨证与《黄帝内经》中三焦部位的划分关系密切,如《灵枢·营卫生会》指出:"上焦出于胃上口,并咽以上,贯膈而布胸中";"中焦亦并胃中,出上焦之后";"下焦者,别回肠,注于膀胱而渗入焉"。即将胸腹腔分为上、中、下三部。另外,还论述了三焦功能,如《灵枢·营卫生会》说:"上焦如雾,中焦如沤,下焦如渎。"总之,《黄帝内经》把三焦作为一个生理概念,既是人体阳气和水液运行的通道,也是人体上焦、中焦、下焦三个部位的总称。

汉代开始涉及三焦的病理变化,《金匮要略》中有用三焦病机分析热病的某些病理变化的记载,提出:"热在上焦者,因咳为肺痿;热在中焦者,则为坚;热在下焦者,则尿血,亦令淋秘不通。"这一论述对后世以三焦区分不同证候的病位所在有很大启示。金元时期的刘河间把三焦作为温热病的分期,即把热性病之初期称为上焦病证,而把温热病后期称为下焦病证。罗天益在《卫生宝鉴》中提出了按邪热在上、中、下焦不同的病位制方用药的见解,开温热病运用三焦分部进行辨证施治的先河。清初喻嘉言强调温疫的三焦病机定位。叶天士在创立卫气营血理论阐明温病病机的同时,也论及了三焦所属脏腑的病理变化及其治疗方法。这些均为温病三焦辨证理论的形成奠定了基础。

吴鞠通在《黄帝内经》三焦学说的基础上,参考前人有关三焦理论对热性病辨证的论述,结合自己辨治温病的临床实践,赋予三焦新的病理概念,明确提出了三焦辨证体系,将其作为温病的辨证纲领,并在此基础上提出了不同阶段的治疗原则。在其所著《温病条辨》中,分列上焦篇、中焦篇、下焦篇,系统论述了三焦所属脏腑的病机变化、辨证要点及传变规律,总结了相应的治疗方药。三焦辨证纲领的创立,与卫气营血辨证相辅相成,构成了温病辨证论治的完整体系。三焦辨证的临床意义在于:明确三焦所属脏腑的病理变化;区分三焦不同证候类型;掌握病程阶段及传变趋势;为指导治疗提供依据。

一、三焦的证候与病机变化

三焦辨证将温病分为上、中、下三类证候,上焦主要包括手太阴肺与手厥阴心包,其中手太阴肺经病变多为温病初期阶段;中焦主要包括阳明胃、肠及太阴脾,多为温病极期阶段;下焦主要包括足少阴肾及足厥阴肝,多为温病末期阶段。

（一）上焦证

邪在上焦主要为肺与心（心包）的病变，此外，胸膈、头面、鼻咽等部位也归属于上焦。常见证候类型有：

1. 邪犯肺卫证 肺合皮毛主卫，温邪犯肺之初常出现外则卫受邪郁，内则肺气失宣的病机变化。证见发热，微恶风寒，咳嗽，头痛，口微渴，舌边尖红赤，舌苔薄白欠润，脉浮数等。由于温邪初侵于肺卫，正气抗邪，故发热；温邪犯肺，肺失清肃，故咳嗽；肺气不宣，卫气不布，肌肤失于温煦，故微恶风寒；温邪易伤津液，故口渴。其中以发热，微恶风寒，咳嗽为辨证要点。其病理概括为卫受邪郁，肺气失宣。

2. 肺热壅盛证 肺卫之邪不解，由表入里，病变由肺卫而局限于太阴肺，病机演变为肺热壅盛。证见身热，汗出，咳喘气促，口渴，苔黄，脉数等。肺经气分邪热壅盛，故身热，不恶寒而汗出；热盛伤津，则口渴；邪热壅肺，肺气郁闭，故咳喘气促；苔黄、脉数是里热偏盛之征象。其中以身热，咳喘，苔黄为辨证要点。其病理概括为邪热壅肺，肺气闭阻。

此外，邪热犯肺的重证，可导致肺的化源欲绝。化源欲绝是指肺不主气，生气之源衰竭的病理变化。临床表现为喘促鼻扇，汗出如涌，脉搏散乱，甚则咳唾粉红血水，面色反黑，烦躁欲绝等。此为肺受邪乘，生气之源告困，清气难入，浊气难出，脏腑失养而衰竭的危象。

3. 湿热阻肺证 是湿热性质的病邪（如湿热病邪、暑湿病邪等）犯肺，导致卫受邪郁，肺失清肃的病机变化，属于卫气同病。证见恶寒，身热不扬，胸闷，咳嗽，咽痛，苔白腻，脉濡缓等。由于湿邪郁于卫表，困遏卫阳，故表现为恶寒；湿热互结，热为湿遏则身热不扬；湿热阻肺，宣降失司，故见胸闷、咳嗽、咽痛等；舌苔白腻，脉濡缓等为湿邪偏盛之征象。其中以身热不扬，胸闷，咳嗽，苔白腻为辨证要点。其病理概括为湿热阻肺，肺失清肃。

4. 热陷心包证 是邪热内陷，心包闭阻的病机变化所致，出现以神志异常为主的临床证候，属于营分证。其形成途径主要是：肺卫之邪热逆传心包，或气分之邪热渐传心营，或营血分邪热内闭心包，或外邪径入心包。证见身灼热，神昏，肢厥，舌謇，舌绛等。心主神明，心包代心受邪，为心神出入之所，热陷包络，炼液成痰，闭阻心窍，故神昏谵语，甚或昏愦不语；邪热内闭心窍，心阳不能布达四肢，故肢厥；热邪内陷，窍机不利，则舌体强直；邪乘心包，营血受病，故见灼热，舌质红绛。其中以神昏，舌謇，舌绛为辨证要点。其病理概括为邪热内陷，机窍阻闭。

热陷心包常夹痰兼瘀。夹痰者系痰热互结内闭心包，症见神昏，喉间痰鸣，舌绛苔垢等。其夹瘀者多系邪热与瘀血互结，瘀热闭塞心窍，症见神昏谵语或神志如狂，唇黑甲青，舌质紫晦等。另外，热陷心包还可引起内闭外脱的病变，即由邪热内闭心包发展到正气外脱。心包邪热亢盛，津液耗竭，不能与阳气维系，或邪热闭阻，消耗心气，均能导致阴阳离决而出现脱证，病情重险。

5. 湿蒙心包证 是气分湿热酿蒸痰浊，蒙蔽心包的病机变化所致。证见身热，神识昏蒙，似清似昧或时清时昧，间有谵语，舌苔腻，脉濡滑数等。由于痰湿蒙蔽心包络，心神困扰，故出现神识昏蒙，间有谵语；气分湿热蕴蒸，故见身热；舌苔垢腻为邪在气分，湿热上泛之征。其中以神识昏蒙，舌苔腻为辨证要点。其病理概括为湿热酿痰，蒙蔽心包。

上焦证主要包括肺和心包的病变，一般而言，肺的病变多见于温病初期阶段，常见邪犯肺卫证、湿热阻肺证；肺热壅盛证则属气分病变，多见于病程的中期阶段。值得注意的是在上焦肺的病变中，如出现肺气大伤，严重者可导致化源欲绝而危及患者生命。心包的病变多见于温病的中期或极期阶段，不仅有湿蒙与热陷的不同，而且有病属气分与营分的区别，湿蒙心包病变属气分证范畴,神志症状较轻。邪热内陷心包则属营分证,神志症状重,若患者心阴心气素虚,病情发展较快,严重者甚至可因内闭外脱而死亡。

总之,上焦温病的转归与感邪轻重、正虚程度有关,病情有轻重之别。重者如吴鞠通指出的上焦温病死证"一曰肺之化源绝者死;二曰心神内闭,内闭外脱者死"。

(二)中焦证

邪在中焦主要包括胃、肠、脾的病变,此外,膜原、胆腑等也归属中焦。温邪传入中焦一般属温病的中期或极期。常见的证候类型有:

1. 阳明热炽证 是温病邪热传入阳明胃,邪正交争,里热蒸迫的病机变化所致。又称为"散慢浮热"或"无形热盛"。证见壮热,大汗出,心烦,面赤,口渴引饮,脉洪大而数等。足阳明胃为多气多血之经,邪热入胃,正气奋起抗邪,邪正剧争,外蒸肌肉,内蒸脏腑,故见壮热,大汗出,面红赤;邪热扰心则心烦;邪热耗伤阴液则口渴多饮,喜冷饮;脉洪大而数是邪热盛于内外的征象。其中以壮热,汗多,渴饮,苔黄燥,脉洪大为辨证要点。其病理概括为胃经热炽津伤。

2. 阳明热结证 是温病邪热传入阳明大肠,与糟粕相结,耗阴伤津,传导失司的病理变化所致,又称为"阳明腑实""有形热结"。证见日晡潮热,或有谵语,大便秘结,或热结旁流,腹部硬满疼痛,舌苔黄黑而燥,脉沉实有力等。由于邪热与糟粕搏结肠腑,正邪交争,而阳明经气旺于申时,故发热日晡益甚;胃肠邪热扰及心神,故时有谵语;肠道热结津伤,传导失职,则大便秘结不通;热迫津液从燥结旁流,则下利稀水,其气臭秽;肠道有形热结阻滞气机,故腹部硬满而疼痛;舌苔老黄而干燥,甚则可见黑燥之苔,脉沉实有力为肠腑热结之征。其中以潮热,便秘,苔黄黑而燥,脉沉实有力为辨证要点。其病理概括为肠道热结,传导失司。

热结肠腑日久不愈,可导致津液大伤或正气欲竭,形成正虚邪实之证,预后极差。另外,还有因邪热损伤肠络,血溢肠间,而致肠腑蓄血者,症见身热夜甚,神志如狂,大便色黑等,属邪热与瘀血相结肠腑。与阳明热结之证邪热与燥屎相结不同。

3. 湿热积滞搏结肠腑证 是由湿热与肠腑糟粕积滞相搏,肠道传导失司的病理变化所致。证见身热,烦躁,胸脘痞满,腹痛,大便溏垢如败酱,便下不爽,舌赤,苔黄腻或黄浊,脉滑数等。肠腑湿热熏蒸则身热,烦躁;湿热阻滞气机则胸脘痞满;湿热与积滞搏结肠道,传导失司,故见腹痛,大便溏垢如败酱,便溏不爽;舌赤苔黄腻或黄浊,脉滑数为湿热内盛之象。其中以身热,腹痛,大便溏垢,苔黄腻或黄浊为辨证要点。其病理概括为湿热积滞搏结肠腑。

4. 湿热中阻证 是因湿热病邪困阻中焦脾胃,导致气机升降失司的病理变化所致。证见身热不扬,或高热持续不为汗衰,或烦躁,胸脘痞满,泛恶欲呕,舌苔白腻,或白厚,或黄腻等。湿热困阻中焦,阻滞气机,故胸脘痞满;脾胃失和,浊气上逆,故泛恶欲呕,甚或呕吐;中焦湿热互结,升清降浊功能失常,气机受阻,则脘腹痞满。湿重热轻者,热为湿所遏,故身热不扬;舌苔白腻,或白苔满布,或白多黄少,均系湿邪偏盛的征象。湿热并重或热重湿轻,湿热相蒸,故见高热持续,汗出而热势不衰;湿热扰神,可见烦躁不安;舌苔黄腻或黄浊,为湿热互结的征象。湿热中阻证因湿热之偏盛不同而表现不同,其中以身热,脘痞,呕恶,苔腻为辨证要点。其病理概括为湿热困阻脾胃,升降失司。

温病中焦证一般发生于疾病的中期和极期。主要涉及脾、胃、肠等脏腑,病证性质不仅有温热和湿热之分,还有有形和无形之别。如:阳明热炽证属无形热盛,阳明邪结诸证属于有形热结,包括热与糟粕搏结、湿热与积滞互结。

中焦证病机总的特点是病邪虽盛，正气亦未大伤，邪正相争剧烈。此阶段，只要治疗得当，多数可治愈。但若邪热过盛或腑实严重，每可导致津液或正气大伤，甚则引起真阴耗竭，或湿热秽浊阻塞机窍，均属危重病证。吴鞠通《温病条辨》论及中焦温病死证有二："一曰阳明太实，土克水者死；二曰脾郁发黄，黄极则诸窍为闭，秽浊塞窍者死。"

（三）下焦证

邪在下焦主要包括肝、肾的病变，属温病的后期阶段。常见的病证类型有：

1. 肾精耗损证 是邪热深入下焦，耗伤肾精，形体机窍失养和虚热内生的病机变化而致，又称真阴耗伤证。主证为低热，神惫萎顿，消瘦无力，口燥咽干，耳聋，手足心热甚于手足背，舌绛不鲜干枯而痿，脉虚。由于肾精耗损，不能濡养形神机窍，故出现神惫萎顿，消瘦无力，口干咽燥，耳聋，脉虚等症；肾精损，水不制火，虚热内生，循经外发，故见低热持续，手足心热甚于手足背等；舌绛不鲜干枯而痿为肾阴不足之征。其中以手足心热甚于手足背，口干咽燥，舌绛不鲜干枯而痿，脉虚为辨证要点。其病理概括为邪热久羁，肾阴耗损。

肾精耗损多由中焦病变发展而来，特别是阳明邪热不去，阴液耗伤过甚，更易引起本证，多见于温病后期。正如吴鞠通所说："温邪久羁中焦，阳明阳土未有不克少阴癸水者，或已下而阴伤，或未下而阴竭。"如肾阴耗伤严重，可导致阴竭阳脱，危及生命。

2. 虚风内动证 是因肾精虚损，肝木失养，风从内生的病机变化而致，又称为阴虚风动证。证见神倦肢厥，耳聋，五心烦热，心中憺憺大动，手指蠕动，甚或瘛疭，舌干绛而痿，脉虚弱等。由于是在肾精虚损的病理基础上发展而形成，故有肾精虚损，形神失养，虚热内生的基本表现，如神倦肢厥，耳聋，五心烦热等；肾水受劫，水不涵木，筋脉失于濡润，故见手指蠕动，甚或瘛疭；肾水枯竭，不能上济心火，心神不能内舍，故心中憺憺大动；舌干绛而痿，脉虚弱为肝肾阴虚之征。其中以手指蠕动，或瘛疭，舌干绛而痿，脉虚为辨证要点。其病理概括为水不涵木，虚风内动。

总之，温病下焦证主要包括肝、肾的病变，一般发生于温病的后期阶段，病机关键在于肾阴耗损，多为邪少虚多之候。此阶段病情虽已缓解，但因阴精已大衰，病情仍然较重。若正气渐复，驱除余邪尚可逐渐向愈。但若阴精耗尽，阳气失于依附，则可因阴竭阳脱而导致死亡。

三焦辨证见表4-2。

表4-2 三焦辨证表

证型		病理	证候	辨证要点	备注
上焦	温邪犯肺	卫受邪郁肺气失宣	发热，微恶风寒，咳嗽，头痛，口微渴，舌边尖红赤，舌苔薄白欠润，脉浮数	发热，微恶风寒，咳嗽	
		邪热壅肺肺气闭郁	身热，汗出，咳喘气促，口渴，苔黄，脉数	身热，咳喘，苔黄	
		湿热阻肺肺失清肃	恶寒，身热不扬，胸闷，咳嗽，咽痛，苔白腻，脉濡缓	身热不扬，胸闷，咳嗽，苔白腻	
	邪犯心包	湿热酿痰蒙蔽心包	身热，神识似清似昧，或时清时昧，或时有谵语，苔垢腻	神识昏蒙，苔垢腻	
		邪热内陷机窍阻闭	身灼热，神昏，肢厥，舌謇，舌绛	神昏，舌謇，舌绛	

续表

证型		病理	证候	辨证要点	备注
中焦	阳明热炽	胃经热炽津分	壮热,大汗,心烦,面赤,口渴引饮,苔黄燥,脉洪大而数	壮热,汗多,渴饮,苔黄燥,脉洪大	
	阳明邪结	肠道热结传导失司	日晡潮热,或有谵语,大便秘结,或热结旁流,腹部硬满疼痛,舌苔黄黑而燥,脉沉实有力	潮热,便秘,苔黄黑燥,脉沉实有力	
		湿热积滞搏结肠腑	身热,烦躁,胸脘痞满,腹痛,大便溏垢如败酱,便下不爽,舌赤,苔黄腻或黄浊,脉滑数	身热,腹痛,大便溏垢,苔黄腻或黄浊	
	湿热中阻	湿热困阻脾胃,升降失司	身热不扬,或高热持续不为汗衰,或烦躁,胸脘痞满,泛恶欲呕,舌苔白腻,或黄腻	身热,脘痞,呕恶,苔腻	有湿热轻重区别
下焦	肾精耗损	邪热久羁肾阴耗损	低热,神惫萎顿,消瘦无力,口燥咽干,耳聋,手足心热甚于手足背,舌绛不鲜干枯而痿,脉虚	手足心热甚于手足背,口干咽燥,舌绛枯痿,脉虚	
	虚风内动	水不涵木虚风内动	神倦肢厥,耳聋,五心烦热,心中憺憺大动,手指蠕动或瘛疭,舌干绛而痿,脉虚弱	手指蠕动或瘛疭,舌干绛而痿,脉虚	

二、三焦的传变及相互关系

三焦所属脏腑的病理变化和证候表现,大体反映了温病发展过程中的不同阶段和病情浅深轻重。一般说来,上焦手太阴肺的病变多为温病的初期阶段,病情较轻浅;中焦阳明胃的病变多为病程的中期或极期阶段,病情较重;下焦足少阴肾及足厥阴肝的病变多为病程的末期阶段,病情严重。所以有"始上焦,终下焦"之说,即从上焦开始,依次传至中焦,再传至下焦。但这只是针对某些病发于表的新感温病(如风温等)而言,并非所有温病都是按照上述规律发展。同是新感温病,也有初起病变即在中焦阳明胃,甚至直犯厥阴(心包、肝),如暑温;又如湿热之邪所致的湿温,初起病位多以中焦脾胃为主。伏邪温病的发病更是不同,往往病发于中焦甚或下焦。如王孟英所说:"夫温热究三焦者,非谓病必上焦始,而渐及于中下也。伏气自内而发,则病起于下者有之,胃为藏垢纳污之所,湿温疫毒,病起于中者有之,暑邪夹湿者,亦犯中焦。又暑属火,而心为火脏,同气相求,邪极易犯,虽始上焦,亦不能必其在手太阴一经也。"可见,三焦病程阶段,常因感邪性质、体质类型、发病类型的差异而有所不同。

三焦病机的传变形式,有顺传、逆传的不同。温病初起,病邪始犯上焦手太阴肺卫,传至中焦阳明胃腑的发展过程,称为顺传。肺卫之邪不下传于胃,而内陷心包,称为逆传心包。顺传的特点是肺卫至阳明,以脏传腑,正气逐邪外出,病情较稳定,预后较好。逆传的特点是病情突变,来势凶猛,病邪从肺卫传心,以脏传脏,病情重笃险恶,预后较差。

由于人体是一个有机的整体,上焦、中焦、下焦的病变往往不能截然划分,故在温病传变过程中,有时又会出现上焦证未罢又见中焦证者,或中焦证未解又有下焦证的相互交错、相互重迭的现象。因此,关于三焦的界定,从脏腑而言其位置是固定的,但作为病程的划分则是相对的。

此外,薛生白在《湿热病篇》中详论的湿热病三焦的辨证方法,一般称之为"水湿三焦辨证"。水湿三焦辨证以"气化三焦"为立论基础,揭示湿热病邪侵袭人体后,具有通行水道作用的六腑之一——三焦的功能改变及实质损害,根据病变主要部位分为上焦湿热证、中焦湿热证、下焦湿热证,突出湿热为患的致病特点和辨治规律,主要用于指导湿热病的辨证论治。与本章所论吴鞠通倡导之三焦辨证理论有别,应注意区分。

第三节
温病辨证理论的运用

一、卫气营血辨证理论与三焦辨证理论的区别和联系

卫气营血辨证与三焦辨证理论,共同构成了温病辨证理论体系的核心,它们既是独立的辨证体系,又相辅相成;既有区别,又有联系。

两者是相互联系的。生理上三焦所属脏腑离不开卫气营血,卫气营血也离不开三焦的脏腑部位。在病理方面也是互相影响的。在证候类型方面,上焦手太阴肺卫表证可归属于卫分证,上焦邪热壅肺证属气分证范畴,湿热阻肺证属于卫气同病,而上焦热入心包证则属营分证范畴;中焦足阳明胃、手阳明大肠、足太阴脾的病证均属气分证范畴等。在辨证意义方面,卫气营血辨证的"四个层次"与三焦辨证的"三个阶段",都能较客观地反映温病病理演变和传变规律,用以分析温病病理变化,辨别病变部位,掌握病势轻重,认识病情传变,归纳证候类型,从而为确定治疗原则提供依据。

两者又有明显的区别。两者立论的基点不同,卫气营血辨证以人体卫气营血的生理功能失常和实质损害为主,侧重于病变层次和范围;三焦辨证则以脏腑功能失常和实质损害为主,侧重于具体的脏腑部位。前者从横的方面揭示病情浅深轻重和传变规律,后者则从纵的方面揭示传变规律。在病理变化上,卫气营血辨证着眼于邪实的一面,基本没有论及温病后期虚证病变,而三焦辨证不仅阐述了温病初期、中期和极期的病变,其下焦肝肾阴伤、虚风内动证,补充了卫气营血辨证论治的不足。在证候类型方面,上焦手太阴肺卫表证不等于卫分证,邪陷心包证其病机变化与营分证不完全相同;气分病变不仅限于中焦阳明胃肠及足太阴脾,也包括上焦手太阴肺经气分以及湿蒙心包证的病变;肝藏血,肾藏精,精血互化,足少阴肾、足厥阴肝等下焦病变,和血分有关,但与动血耗血,瘀热互结的血分病变有明显的区别,前者病变是以肝肾之阴耗伤为主,其证属虚;后者病变则以热盛迫血为主,且病变不限于下焦,其证属实,或属虚实相杂之候。

卫气营血辨证和三焦辨证理论不能相互取代。因为上中下三焦不能没有卫气营血的分辨,卫气营血也不能离开上中下三焦的脏腑定位。只有将两者有机结合,灵活运用,才能全面准确地指导温病的辨证论治。临床一般多先以卫气营血辨证确定病变浅深层次及其发展趋势,再用三

焦辨证确定病变的具体脏腑部位。如根据发热、口渴、苔黄先确定病变层次在气分，然后再根据特异证候确定脏腑定位。也可以根据情况先确定脏腑部位，然后再区分卫气营血层次，如温病临床中见有咳嗽，可先确定病变部位在肺，然后根据有无表证及舌象，辨证是属于气分还是属卫分；若肺热盛极入血伤及肺络，引起咯血者，则又属血分证范围。

总之，卫气营血辨证与三焦辨证，经纬相依，相辅而行，形成了较完整的温病辨证论治体系。只有把两者有机地结合起来，才能辨析清楚病变层次及部位，病证类型及性质，病势轻重及转归，准确全面地认识病机，为确定治法和选择方药提供可靠的依据。

二、温病辨证理论与其他辨证理论的关系及综合运用

温病卫气营血和三焦辨证，与六经辨证、脏腑辨证、气血津液等辨证理论密切相关，认识它们之间的区别与联系，了解它们的异同之处，对于全面正确掌握指导中医外感病的辨证论治有重要的意义。

（一）卫气营血、三焦辨证与六经辨证

温病的卫气营血、三焦辨证理论体系与《伤寒论》的六经辨证，在学术上一脉相承，同属外感热病的辨证纲领，都能揭示疾病由表入里、由浅至深、由轻到重的规律。温病学中也运用了一些六经辨证的内容，如足阳明胃经病变等。在内容上也有共同之处和相互联系的地方，如六经辨证的太阳经证、三焦辨证上焦的手太阴肺卫证、卫气营血辨证的卫分证同属表证，六经的阳明经证与三焦的中焦阳明病变、卫气营血的气分证同属里证。

但《温病学》与《伤寒论》研究的内容各有侧重，研究方法也各有特点，六经辨证以经络脏腑及气化功能的生理病理为立论基础，卫气营血和三焦辨证着重脏腑气血的病机变化；六经辨证虽不独为伤寒而设，但详于寒略于温；卫气营血和三焦辨证论治体系对温病的独特规律做了深入揭示和全面概括；六经较多反映寒化的证候类型，卫气营血、三焦辨证则体现化燥伤阴、入营入血、动风闭窍的特点。卫气营血和三焦辨证论治体系的创立，补充了六经辨证的不足，是中医辨证体系在继承中的重要发展。临床应从疾病的实际出发灵活运用、综合运用。

（二）卫气营血、三焦辨证与脏腑、气血津液辨证

脏腑辨证理论主要概括了内伤疾病发生演变过程中，脏腑功能活动失常所引起的病理变化，多用于指导内伤杂病的辨证。气血津液辨证是用以概括和说明人体气、血、津、液病理变化的一种辨证方法。而卫气营血与三焦辨证虽然主要用于外感病的辨证，但仍以脏腑经络气血的生理病理为理论基础，无论在温病的那个阶段，都必须落实到具体的病变脏腑。气血津液是人体脏腑功能活动的物质基础和表现形式，也只有落实到某一脏腑的气血津液之上，才能更好地确定治法和方药。况且，在温病过程中，特别是后期常有伤津、失血、耗气等病变，也需用气血津液辨证的方法指导临床辨证。

另外，温病三焦辨证的实质虽然也是一种脏腑辨证，但与脏腑辨证又有所不同。温病三焦辨证，在阐明三焦所属脏腑的病机变化、病变部位、证候类型等的同时，还能大体反映温病发生发展及传变规律。上、中、下三焦的划分，包含着脏腑定位和病程阶段的双重意义，因此也不能以脏腑辨证取代三焦辨证。

总之，温病卫气营血、三焦辨证在具体应用时还须与脏腑辨证、气血津液辨证相结合，以卫气营血、三焦辨证为纲，脏腑辨证、气血津液辨证为目，对温病各个阶段、脏腑病位、不同性质的病证

进行全面的病机分析。

（王秀莲　刘　林）

网上更多……

👤 学习提要　　📇 名词术语　　👥 知识导图　　⚤ 名家医案　　⬇ 微视频

📡 知识拓展　　✏ 自测题　　🌐 教学 PPT

第五章

温病的常用诊法

　　温病的诊断方法,不外望、闻、问、切四诊。根据温病的临床特点,温病中常用诊法主要是辨舌验齿、辨斑疹白㾦以及辨常见症状等。正确运用这些方法,能为确立温病卫气营血辨证、三焦辨证以及四时温病的诊断提供客观的依据。例如察舌苔与舌质的变化,能了解卫气分与营血分的病变;又如辨别头面肿胀,或肌肤丹痧等特殊征象,能确立大头瘟或烂喉痧的诊断。治疗的正确与否,取决于诊断和辨证是否准确,因此掌握温病的常用诊断方法,具有极为重要的意义

第一节 　 辨 舌 验 齿

　　叶天士提出温病的诊断"必验之于舌""看舌之后亦须验齿"。可见,辨舌验齿是温病特色的诊断方法之一。

一、辨舌

　　辨舌亦称舌诊,是诊断温病的重要诊法之一。人体是一个统一的整体,舌是人体的重要组成部分,各个脏腑均可通过经络与舌直接或间接相通,所以温病病程中,感邪之性质,病位之深浅,津液之盈亏,脏腑之虚实等,均可反映在舌象上。辨舌的内容有辨舌苔、舌质和舌态三个方面,主要通过观察其色泽、润燥及形态等变化,为温病辨证施治提供重要依据。

(一)辨舌苔

　　温病舌苔的变化,主要反映卫分和气分的病变。主要观察舌苔的色泽、厚薄和润燥等。

　　1. **白苔**　有厚薄之分。薄者主表,候卫分之邪,一般见于新感温病初起,病变尚轻浅;厚者主里,候气分之邪,多见于湿热为患。

　　(1)苔薄白欠润,舌边尖略红:为风热病邪侵袭肺卫之象,多见于风温病初起。风寒表证亦可见苔薄白,但质地润泽,舌色正常。

　　(2)苔薄白而干,舌边尖红:系表邪未解,肺津已伤。多见于素体津液亏损而外感风热者,亦可见于燥热病邪初犯肺卫者。

　　(3)苔白厚而黏腻:为湿热相搏,浊邪上泛之象,常伴见口吐浊厚涎沫,多见于湿温病过程中湿阻气分而湿邪偏重的病证。

37

（4）苔白厚而干燥：为脾湿未化而胃津已伤之象。亦主胃燥气伤，即胃津不足无以上承，肺气受伤，气不化液所致。

（5）苔白腻而舌质红绛：为湿遏热伏之象，即气分有湿邪阻遏而致热邪内伏。此外，营分邪热为气分湿邪所阻亦可见此种舌象。

（6）白苔滑腻厚如积粉而舌质紫绛：为湿热疫邪郁闭膜原之象，病多凶险。

（7）白苔如碱状：为温病胃中有宿滞而兼秽浊郁伏之象。

（8）白砂苔（水晶苔）：苔白干硬如砂皮，为邪热迅速化燥入胃，苔色未及转黄而津液已大伤之象。

（9）白霉苔：满舌生霉如白衣，甚至弥漫至唇腭，或生糜点，或如细碎饭粒附着。为秽浊之气内郁而胃气衰败之象，预后多属不良。

总之，白苔薄者主表，厚者主里。润泽者是津液未伤，干燥者为津液已伤，厚浊黏腻多挟湿痰秽浊。一般而言，白苔主表、主湿，病情较轻，预后较好。但白砂苔、白霉苔等属危重之征，属于白苔中的特殊类型。

2. **黄苔** 多由白苔转变而来，标志邪热已入气分。临床上须辨别其厚薄、润燥等情况。

（1）黄白相兼苔：为邪热已入气分，表邪尚未尽解。

（2）薄黄苔：苔薄黄不燥，为邪热初入气分，津液未伤；苔薄黄干燥，为气分热甚，津液已伤。

（3）老黄苔：苔色老黄，焦燥起刺，或中有裂纹，为阳明腑实之象。

（4）黄腻苔或黄浊苔：为湿热内蕴之象。湿热或暑湿病邪流连气分多见此种舌苔。

总之，黄苔主里热证，属实、属热。薄者病浅，厚者病深。润泽者津液未伤，干燥者津液已伤。老黄焦燥者为阳明腑实，黄腻厚浊者系湿热蕴阻。若黄白相兼，则为邪虽入里而表邪未尽，卫气同病的征象。

3. **灰苔** 多由黄苔转化而来，应辨别其润燥的不同。

（1）灰燥苔：苔灰厚而干燥，甚或焦燥起刺。多为阳明腑实而阴液大伤之象。

（2）灰腻苔：系温病兼挟痰湿内阻之象。患者多有胸痞脘闷，渴喜热饮或口吐涎沫等症。

（3）灰滑苔：属阳虚有寒之象。患者多伴见肢冷或吐泻，舌质淡，脉沉迟等症。湿温病因湿胜伤阳而演变为寒湿者，可见此种舌苔。

总之，灰苔所反映的病理变化，有寒热虚实及痰湿之别，临床须根据苔的润燥及全身证候加以辨别。

4. **黑苔** 温病过程中出现的黑苔，多由黄苔或灰苔发展而来，往往是病情危重之象。

（1）黑苔焦燥起刺，质地干涩苍老：为阳明腑实，应下失下，热毒炽盛，阴液耗竭之象。

（2）黑苔薄而干燥或焦枯：苔薄而不厚，且中无芒刺，与上述腑实阴竭证的黑苔明显不同。此苔多出现于温病后期，且多伴见舌体枯痿，绛而不鲜，为热邪深入下焦，耗竭肾阴之象。

（3）遍舌黑润：为温病兼挟痰饮之象。胸膈素有痰饮内伏，可见此种舌象，多并见发热、胸闷、渴喜热饮等症。

（4）舌苔干黑，舌质淡白无华：湿温病湿从热化，深入营血，灼伤阴络，大量下血，气随血脱时，每见此种舌象。由于病变迅速发展，舌苔未及转化而苔色仍黑，但因阳气随血而耗，故舌质变为淡白无华。

（5）黑苔滑润，舌质淡胖：多由灰滑苔发展而成。湿温病后期，湿胜伤阳转化为寒湿证之象。

总之,黑苔所反映的病变,以热盛伤阴者居多。一般而言,凡黑苔焦燥者多为热邪极盛,或热灼真阴的征象,润滑者多系痰浊内伏,需结合临床证候辨识。

(二)辨舌质

舌为心之苗,心主血属营,故通过对舌质的色泽、形态等方面进行观察,可以辨别热入营血的病候。

1. **红舌**　红舌是指比正常人舌色更红的舌象,多为邪热渐入营分的标志。温病邪在卫分、气分多为舌边尖红,且多罩有苔垢,与热在营分全舌纯红而无苔者有所不同。

(1)舌尖红赤起刺:舌红而尖部尤甚,且有红刺。多为红绛舌的早期,为心火上炎之象。

(2)舌红中有裂纹如人字形,或舌中生有红点:均系心营热毒极盛之象。

(3)舌质光红柔嫩:望之似觉潮润,扪之却干燥无津,多为邪热初退而津液未复之象。

(4)舌质淡红而干,其色不荣:是指比正常舌色更淡的一种舌色,多为心脾气血不足,气阴两虚之象。可见于温病后期邪热已退而气阴未复之证。

总之,温病过程中的红舌,所反映的病变性质不外虚实两端。实者多为热在心营,舌色红赤鲜明;虚者属气阴不足,舌色淡红而不荣。

2. **绛舌**　绛即深红色。绛舌多由红舌发展加深而来。绛舌与红舌的病机基本相同,只是反映的病变更为深重。

(1)纯绛鲜泽:为热入心包之象。

(2)绛而干燥:为邪热入营,营阴耗伤之象。

(3)绛而兼有黄白苔:为邪热初入营分,而气分之邪未尽之象。

(4)绛舌上罩黏腻苔垢:为热在营血而中挟痰湿或秽浊之气,每易蒙蔽心包而出现神志异常。

(5)绛舌光亮如镜(镜面舌):舌绛无苔,干燥无津,光亮如镜,为胃阴衰亡之象。

(6)舌绛不鲜,干枯而痿:为肾阴耗竭之象,病情多危重。

总之,绛舌所反映的病证有虚实之分。纯绛鲜泽及绛而干燥,均为心营热盛;光亮如镜或干枯不荣则为胃阴衰亡或肾阴耗竭之象。同时,还需察其有苔或无苔,兼有黄白苔者,为邪初入营而气分之邪未尽;上罩黏腻苔垢者,则为热在营血而兼痰湿秽浊之气。

3. **紫舌**　紫舌较绛舌色泽更深且暗,多由绛舌发展而来,所反映的病情更为深重。常为营血热毒炽盛之象,也有因阴竭或素有瘀血等原因所致。

(1)焦紫起刺(杨梅舌):舌色紫而焦燥,舌面上有点状颗粒突起,尖部尤甚,状如杨梅。为血分热毒极盛所致,常为动血、动风的先兆。

(2)紫晦而干(猪肝舌):舌色紫而晦暗,干而枯萎,如猪肝色。为肝肾阴竭之象,预后不良。

(3)紫而瘀暗,扪之潮湿:为内有瘀血之象,多伴见胸胁或腹部刺痛等症,为温病而兼挟宿伤瘀血之象。

此外,舌色淡紫青滑为阴寒之象,患者往往伴有畏寒,肢冷,脉微等虚寒之症,与温病紫舌属热者截然不同。

总之,紫舌所反映的病证有虚实之别,焦紫起刺,为血分热毒极盛之象;紫而瘀暗为温病夹瘀属实证;紫晦而干,为肝肾阴竭之象,属虚证。

(三)辨舌态

观察舌体形态变化,对温病的诊断有重要的参考价值。

1. **舌体强硬**　舌体强硬,转动不利,言语不清,为气液不足,络脉失养所致,每为动风痉厥之兆。

2. **舌体短缩**　舌体内缩,不能伸出口外,系内风扰动,痰浊内阻之象,多见于痉厥之时。

3. **舌卷囊缩**　舌体卷曲,兼见阴囊陷缩,是病入厥阴肝经的危重征象。

4. **舌体痿软**　舌体痿弱乏力,不能伸缩或伸不过齿,为肝肾阴精将竭之象。

5. **舌斜舌颤**　舌体歪斜或颤抖,为肝风内动之象。

6. **舌体胀大**　舌体明显胀大。若兼黄腻苔垢满布者,多为湿热蕴毒上泛所致;若舌色紫晦者,多为酒毒冲心之象。

二、验齿

验齿是温病独特的诊断方法之一。叶天士说:"再温热之病,看舌之后亦须验齿。齿为肾之余,龈为胃之络。热邪不燥胃津,必耗肾液。"由于温邪最易耗伤胃津,劫烁肾液,所以验齿对于判断邪热之轻重、津液之存亡,具有一定的参考价值。

(一)牙齿干燥

牙齿干燥为津液耗损或津不上布而牙齿失于濡润所致。主要通过观察门齿了解牙齿的润燥,帮助判断温病病理变化的轻重浅深。

1. **光燥如石**　齿面干燥,但形体不枯,仍有光泽。多为胃热津伤,肾阴未竭,病情尚不甚重之象。若见于温病初起,并见恶寒无汗等表证者,则为卫阳受郁,表气不通,津液不布所致,一经发散,则表疏气通,布津于上,齿燥即可转润。

2. **燥如枯骨**　齿面干枯而无光泽,状如枯骨。为肾阴枯涸,预后不良。

(二)齿缝流血

齿缝流血多因热伤血络所致,有虚实之分。因于胃者属实,因于肾者属虚。

1. **齿缝流血兼齿龈肿痛**　血从齿龈外溢,色鲜红而量较多,为胃火冲激,其证属实。

2. **齿缝流血而齿龈无肿痛**　血从齿缝渗出,多为肾火上炎,其证属虚。

第二节

辨斑疹白㾦

斑疹、白㾦是温病中的常见体征。观察其色泽、形态、分布等,可以帮助了解感邪轻重,病变浅深,证候顺逆等,对于指导临床治疗具有重要意义。

一、辨斑疹

斑和疹均系肌肤上出现的红色皮疹,被历代医家所重视。斑和疹的形态及其成因有所不同,诊断意义也各异。

(一)斑与疹在形态上的区别

点大成片状,有触目之形,而无碍手之质,压之色不退者为斑;点小而呈琐碎小粒,形如粟米,突出于皮面,抚之碍手,压之而色退者为疹。

（二）斑与疹形成的机制

斑疹皆为热邪深入营血之象，如清代医家章虚谷所说："热闭营中，故多成斑疹。"斑为阳明热炽，内迫营血，血从肌肉外溃所致，其病位主要在胃；疹为邪热郁肺，内窜营分，血从肌肤血络而出所致，其病位主要在肺。故清代医家陆子贤说："斑为阳明热毒，疹为太阴风热。"可见斑与疹的形成，在病位上有肺胃之异，在病变上有浅深之别。

（三）斑与疹的透发先兆

斑疹欲透未透之际，往往会出现一些先兆症状。如身体灼热，烦躁不安，口渴，舌绛苔黄，脉数等症，若兼见闷瞀，耳聋，手足发凉，脉伏等症，多为发斑先兆；若兼见胸闷，咳嗽等症，则多为出疹先兆。

（四）斑疹辨别要点及临床意义

斑疹透发，说明邪热有外达之机，如叶天士所说："斑疹皆是邪气外露之象。"故观察其色泽、形态、分布疏密以及发出时的脉症等，可以判断病情的轻重顺逆，以便及时正确救治。

1. **观察色泽**　斑疹的色泽往往可以反映邪正的虚实和病情的轻重顺逆。斑疹以红活荣润为顺，以晦暗枯槁为逆。红活荣润系气血尚属流畅及邪热外透的佳象。色艳红如胭脂为血热炽盛。紫赤类鸡冠花色为热毒深重的表现。色黑为火毒极盛，最为凶险之象。如其黑而光亮，虽属热毒极盛，但气血尚充，依法治之，尚可救治；若黑而隐隐，四旁赤色，为火郁内伏，气血尚活，用清凉透发重剂，间有转红成可救者；若黑而晦暗，则为元气衰败而热毒锢结之象，预后极为不良。总之，斑疹颜色越深，则病情越重，正如雷少逸所说："红轻，紫重，黑危。"

2. **辨别形态**　斑疹的形态与病情轻重和预后好坏亦有一定关系，正如余师愚所说："苟能细心审量，神明于松浮、紧束之间，决生死于临症之顷。"斑疹松浮洋溢，如洒于皮面者，为邪毒外泄，预后大多良好，属顺证；若斑疹紧束有根，从皮里钻出，如履透针，如矢贯的，则系热毒深伏有根，锢结难出之象，预后不良，属逆证。

3. **注意疏密**　斑疹分布的疏密可反映邪毒之轻重。若斑疹分布稀疏均匀，为热毒轻浅，一般预后良好；分布稠密，或融合成片，为热毒深重，预后不良。故叶天士称斑疹"宜见而不宜见多"。宜见指斑疹稀疏，表明邪热外透；见多指斑疹稠密，说明热毒深重。

4. **结合脉症**　辨别斑疹时，应结合脉症分析，有助于正确辨证。斑疹透出后，热势渐降，神情清爽，为邪热外达，外解里和之象；若斑疹虽出，但热势不减反升，或甫出即隐，神志昏愦，肢厥脉伏等，则为正不胜邪，毒火内闭之险证逆候。

因为斑属阳明邪热迫于血分，疹属太阴风热内窜营分，所以治斑宜清胃泄热，凉血化斑；治疹宜宣肺达邪，凉营透疹。如见挟斑带疹者，则以化斑为主，兼以透疹。如见里实壅盛，肠腑不通，斑疹蔽伏不透，又宜微予通下腑实，至内壅一通，表气从而疏畅，则热随斑疹外透。临证时还应注意斑疹治疗之禁忌：初发之际，不可过用寒凉，以免邪热冰伏，不得外透；不可妄用升提和滋补，误用必助长热势或致邪热内闭，出现吐血衄血，痉厥神昏等症。

【附】阴斑

阴斑多见于杂病虚寒证中，斑色淡红，隐而不显，分布稀疏，胸背微见数点，兼见四肢厥冷，口不甚渴，面赤足冷，下利清谷，脉不洪数等症。温病治疗中过用寒凉，误用吐下，使中气亏虚，阴寒下伏，致无根失守之火载血上行，溢于肌肤，遂成阴斑。治宜桂附之类引火归原。若误诊为阳斑，投以寒凉之剂，则立见危殆，不可不慎。

二、辨白㾦

白㾦是湿热病邪留恋气分，蕴酿淹缠，郁蒸于肌肤而形成的细小白色疱疹，突出于皮肤，形如粟米，内含有白色透明浆液，色如水晶。多分布于颈项、胸腹等部，四肢少见，头面部更少见。

白㾦每随发热与出汗而透发。因湿热病邪黏腻滞着，非一汗即能透解，每随身热增高，热达汗出，即透出一批，所以白㾦常反复多次透发。一般在透发之前，每因湿热郁蒸较重而有胸闷不舒等症。既透之后，由于病邪有外达之机，则胸闷等症也可暂时得以缓解。

白㾦多见于湿热性质的温病，如湿温、暑湿、伏暑等病。尤其是在治疗湿热病过程中，失于轻清开泄，误用滋腻之品，更易出现。故在温病临床上，凡见白㾦发出，即可判断为湿热为患。进而根据白㾦的色泽、形态等情况，可辨别津气之盛衰和病情之轻重顺逆。

㾦出晶莹饱绽，颗粒清楚，称为"水晶㾦"，又称"晶㾦"，往往㾦出之后，热势递减，神情清爽，为津气充足，正能胜邪，邪气外透的佳象。若㾦出空壳无浆，色如枯骨，称为"枯㾦"，且每伴见身热不退，神志昏迷等症，则为津气俱竭，正不胜邪，邪气内陷的危象，正如叶天士所说："或白如枯骨者多凶，为气液竭也。"

晶㾦的治疗宜透热化湿，宣畅气机，既不可纯辛走表，又不可纯苦清里，正如吴鞠通所说："纯辛走表，纯苦清热，皆在所忌"。若为枯㾦，又当养阴益气，不可以晶㾦之法治之。

第三节 辨常见症状

温病患者出现复杂多样的临床症状，是各种温邪导致卫气营血及三焦所属脏腑生理功能失常或脏腑实质损害的外在表现。因此，仔细询问、观察，认真比较、鉴别温病中出现的常见症状，是分析病因病机、准确辨证的一个重要环节。

一、发热

发热是体温升高的表现，是各种温病必见的主症之一。一般而言，口腔温度超过37.3℃，或腋下温度超过37℃，或肛门温度超过37.6℃者，确定为发热。温病发热有虚实之分：实证发热主要是正气抗邪，邪正相争所致；虚证发热则由阴阳失调而起。一般来说，一定程度的发热，是正气抗邪，邪正相争的全身性反应，具有积极意义。正能胜邪，则邪却而热退，病渐痊愈。但若发热过高，或持续发热不退，则易耗伤津气，甚至导致阴竭阳脱而死亡。

临床上，除温病必见发热外，某些内伤性疾病也可出现发热。内伤发热，起病较缓，病程较长，多呈持续低热，常常伴有手足心热、盗汗、自汗、头晕、神倦等症，在发热过程中无明显的卫气营血证候传变。温病发热，起病急骤，初起多见发热恶寒等表证，或起病即见高热烦渴等里热之证，在发热过程中具有明显的卫气营血传变的证候变化，且病程较内伤发热为短。

温病初期、中期，正气较盛，抗邪有力，一般表现为实证发热；温病后期，肾阴耗损，邪少虚多，阴阳失调，可见虚证发热。此外，亦有肾阴耗损，邪火内炽之发热，证属虚实相兼。温病常见的发热类型，主要有以下几种：

（一）发热恶寒

发热时伴有恶寒，为温病初起，邪在肺卫，卫气被郁之象。多伴有口微渴，舌边尖红，脉浮数等症。

（二）寒热往来

发热与恶寒交替，往来起伏如疟状。为热郁半表半里，少阳枢机不利的表现。温病过程中，湿热阻于膜原或少阳三焦，暑湿郁于少阳等证，均可见此热型。

（三）壮热

热势炽盛，多表现为但恶热而不恶寒，伴有汗多、脉洪等症，系邪正剧争，里热蒸迫之象。热入阳明，多呈现壮热。

（四）日晡潮热

发热于午后益甚。日晡，即申时，相当于下午3—5时。日晡潮热多为热结肠腑所致。

（五）身热不扬

身热稽留而热象不显，如初扪体表，不觉明显热感，扪久始觉灼手。此系热被湿郁、湿蕴热蒸所致，多见于湿温病湿重于热之证。

（六）发热夜甚

发热入夜更甚，且多灼热无汗，为热灼营阴之象。

（七）夜热早凉

至夜发热，天明则热退，多伴见热退无汗，能食形瘦等症。系温病后期，余邪留伏阴分之象。

（八）低热

热势低微，持续不退，手足心热甚于手足背，多见于温病后期，为肝肾阴虚、邪少虚多之候。

二、汗出异常

汗为水谷精微所化生的津液通过阳气蒸化从腠理毛窍排泄而成。正常汗出，是人体津气充足，气机通畅的反映。疾病过程中，若津气受伤，或气机不畅，均会导致汗出的异常。故通过对汗出情况的观察，可判断津气损伤的程度及气机是否畅通等。正如章虚谷所说："测汗者，测之以审津液之存亡，气机之通塞也。"

（一）无汗

温病初起，邪在卫分，卫气被郁，毛窍闭塞，所见无汗，必伴发热恶寒，头身疼痛等症。而邪入营血，劫灼营血之阴，无作汗之源，所见无汗，伴身热夜甚，烦躁，舌绛，脉细数等症。

（二）时有汗出

汗随热势起伏而时出，汗出热减，继而复热，多为湿热郁蒸之象。正如吴鞠通所说："若系中风，汗出则身痛解，而热不作矣；今继而复热者，乃湿热相蒸之汗，湿属阴邪，其气留连，不能因汗而退，故继而复热。"

（三）大汗

全身大量出汗，主证有虚实之分。如伴见壮热，渴喜凉饮，心烦，脉洪大者，为气分热炽，迫津外泄所致；若骤然大汗，淋漓不止，伴唇干齿槁，舌红无津，神志恍惚，脉散大者，为亡阴脱变之象；若冷汗淋漓，肤冷肢厥，面色灰惨，神气衰微，昏睡无语，脉微欲绝，舌淡无华者，则为气脱亡阳之象。

（四）战汗

病情迁延过程中,患者突发全身战栗,继而汗出,汗后大多病情趋缓,多系邪气留连气分,邪正相持,正气奋起鼓邪外出所致。温病后期,津气受伤,余邪留伏,经适当治疗或调养,津气恢复而奋起驱邪,也可见战汗。战汗欲作,常有四肢厥冷,爪甲青紫,脉象沉伏等先兆。战汗以后,邪退正虚,脉静身凉,病情向愈;若正不胜邪,亦可见虽经战汗而热不退者;若阳气随汗外脱,则见肤冷汗出,烦躁不安,脉象急疾等症,须高度重视,及时抢救。此外,有全身战栗而无汗出者,多因中气亏虚,不能升发托邪所致,预后甚差。正如吴又可所说:"但战而不汗者危,以中气亏微,但能降陷,不能升发也。"

三、口渴

口渴是温病常见症状之一,由津液耗损或阴津不布引起。临床上通过对口渴程度、是否喜饮、喜热饮或喜冷饮及兼症的辨别,有助于判断热势的盛衰、津伤的程度。

（一）口微渴

口渴为邪热伤津的基本表现。但邪在卫分时,发热不甚,少汗或无汗,伤津不甚,故口渴不甚。

（二）大渴欲饮

邪入气分,津伤较重,往往表现为口大渴而喜凉饮,特别是在阳明热盛、胃津大伤时,口渴更为突出,并见壮热、汗多等症。

（三）口干而不甚渴饮

口干而不甚渴饮指口干咽燥,但饮水不多,是热入营分,营阴蒸腾,上潮于口之象。

（四）渴不欲饮,或渴喜热饮

多为湿郁不化,脾气不升,津液不布所致。如薛生白所说:"热则液不升而口渴,湿则饮内留而不引饮。"多见于湿温病湿重于热阶段,并可见身热不扬,胸脘痞满,舌苔白腻等症。

（五）口苦而渴

多因胆火内炽或里热化火伤津所致。

四、二便异常

二便异常包括大便和小便的性状、颜色、便次、便量等变化。

（一）小便异常

凡温病发热,津液受伤,小便颜色就会加深。如温病初起,尿呈淡黄色;气分热炽,则小便黄赤等。其主要有以下两种类型:

1. **小便涩少** 小便时涓滴而涩,其色红赤。多为热盛津伤,以致无源作尿所致,常伴有心烦渴甚等症,多见于温病热入气分,热炽津伤;若伴有尿时灼热,尿道作痛和尿频等症状,为热结小肠,下移膀胱所致;若伴有尿频、尿急、尿痛等症,为湿热蕴结膀胱所致。

2. **小便不通** 多由小便短少发展而来。如热结液干,可出现尿量极少,甚至尿闭,多伴见心烦、舌红而干等症。若为湿阻下焦,膀胱气化失司,则小便不通,多伴见热蒸头胀,呕逆神迷,舌苔白腻等症。

（二）大便异常

大便异常主要表现为大便不通、便稀热臭、纯泻臭秽稀水、便溏不爽等肠道传导失常之症。

1. 大便不通　热结肠腑所致者,伴见日晡潮热,腹满硬痛而拒按,神昏谵语,舌苔老黄焦燥起刺等症;津枯肠燥所致者,多出现于温病后期,伴见低热或不发热,腹部胀满疼痛,舌红口干等症;湿阻肠道,腑气不通所致者,常伴神识昏蒙,舌苔垢腻等症。

2. 便稀热臭　泻下黄色稀便,次数频繁,其气臭秽,肛门灼热,并见身热口渴等症,为热迫肠腑所致。如泻下臭秽稀水,并见日晡潮热,腹满硬痛拒按,舌苔老黄焦燥起刺等症,则为热结肠腑的特殊表现,称为“热结旁流”。

3. 便溏不爽　大便稀溏,排出不爽,色如败酱,状如藕泥,伴见呕恶、舌苔黄浊等症,为湿热挟滞交阻肠道所致。

五、神志异常

心藏神,温病过程中凡邪热扰心,或心窍闭阻,皆可出现神志异常。由于病邪性质有别,邪气所在部位有异,扰神和闭窍程度不同,神志异常又有多种表现,故应注意鉴别。

(一)神昏谵语

神昏谵语简称昏谵,即神志不清,意识丧失,语无伦次的表现。其有心烦而夜寐不安,时有谵语,并见舌绛无苔者,为营热扰心所致;昏谵似狂,并见发斑色紫,吐血、便血,舌紫者,则为血热扰心引起;神昏谵语,伴身热肢厥,舌謇,舌纯绛鲜泽者,为热闭心包,扰乱神明所致;神昏谵妄,语声重浊,并见日晡潮热,大便秘结,腹满硬痛,舌苔黄燥焦厚者,则为阳明热结,胃热扰心所致。

(二)神志昏蒙

表现为意识模糊,时清时昧,似醒似寐,时有谵语等。为气分湿热,酿成痰浊,蒙蔽心包所致。常伴见舌苔垢腻、脉濡滑等症,多出现于湿热类温病中。

(三)昏愦不语

意识完全丧失,沉迷不语,属神志异常中最危重者,多伴有身热肢厥等症,为热闭心包之重证。如内闭而兼外脱者,则除昏愦不语外,多伴见肢体厥冷,面色灰惨,舌淡无华,脉微欲绝等症。

(四)神志如狂

表现为昏谵躁扰,妄为如狂,并见少腹硬满疼痛,大便色黑,舌质紫暗等症,多为下焦蓄血,瘀热扰心所致。

六、痉

痉指筋脉拘急而引起的手足抽搐,颈项强直,角弓反张等症,或称动风。温病中出现痉证,与足厥阴肝密切相关。邪热炽盛,灼伤肝筋,或阴精耗损,水不涵木,皆可导致痉证。前者因热极生风,抽搐急剧有力,称为实风内动;后者因阴虚风动,抽搐徐缓无力,或仅手指蠕动,称为虚风内动。

(一)实风内动

来势急剧,抽搐频繁有力。表现为手足抽搐,颈项强直,牙关紧闭,角弓反张,两目上视等,同时伴见高热、肢厥、神昏、脉弦数有力等症。为邪热炽盛,筋脉受邪热燔灼所致,故又称为“热极生风”。如并见壮热,渴饮,汗多,苔黄燥,为阳明热盛,引动肝风;如并见高热,咳喘,汗出者,为邪热壅肺,引动肝风(金囚木旺);如并见时时谵语或昏愦不语,舌绛者,则为心营热盛引动肝风。

(二)虚风内动

表现为手指蠕动或手足徐徐抽搐,或口角颤动,或心中憺憺大动等。常伴见低热,颧红,手足心热甚于手足背,消瘦,神惫,口干舌燥,耳聋失语,舌绛枯萎等症。多见于温病后期,为热邪深入下焦,耗损真阴,水不涵木,筋脉失于濡养所致。

此外,肝风内动尚有肝失濡养而痰瘀阻络的虚实兼夹证,多见于暑温病后期。

七、厥脱

厥脱是温病发展过程中较为常见的危重表现,它包括了厥与脱两种证候。厥证有两个概念:一是指突然昏倒、不省人事,即为昏厥;二是指四肢清冷不温,即为肢厥,多由阳气虚衰或阳气内郁不能外达所致。脱证则是指阴阳气血严重耗损后,元气不能内守而外脱。临床上厥常与脱并见,每合称为厥脱。关于昏厥的辨别,可参考神志异常部分,这里重点讨论以肢厥和脱证为主要表现的厥脱。厥脱进一步发展,则"阴阳离决,精神乃绝"而死亡。

(一)热厥

四肢清冷,但胸腹灼热。伴有烦躁,气息粗大,尿短赤,便秘等热盛于里的症状,或伴有神昏谵语,喉间痰鸣,牙关紧闭,舌红或绛、苔黄燥,脉沉实或沉伏而数等表现。为热毒炽盛,郁闭于内,气机逆乱,阴阳气不相顺接,阳气不能外达四肢所致,往往具有热深厥甚的特点。

(二)寒厥

四肢不温,通体清冷。伴有面色苍白,汗出淋漓,或下利清谷,气短息微,精神萎靡,舌质淡,脉沉细微欲绝等症状。为阳气大伤,虚寒内生,全身失于温煦所致,病情严重者可发生阳气外脱而死亡。

(三)阴竭

阴竭又称亡阴、阴脱。其主要表现为身热骤降,汗多气短,肢体尚温,神情疲倦或烦躁不安,口渴,尿少,舌光红少苔,脉散大无力或细数无力。为邪热耗伤阴液,或因汗、吐、泻、亡血太过而致阴液大伤,阴竭而元气无所依附所致,所以也称为气阴外脱。本证可与热厥并见,或由热厥发展而来,也可在温病过程中由大汗、剧泻或大出血后而致。

(四)阳脱

阳脱即阳气外脱,又称亡阳。其主要表现为四肢逆冷,全身冷汗淋漓,面色苍白,神情淡漠或神识朦胧,气息微弱急促,舌淡而润,脉微细欲绝。为阳气衰竭不能内守而外脱之象。本证可与寒厥并见,或由寒厥发展而来,也可由阴竭而致阳气外脱,从而形成阴阳俱脱之证。

八、出血

温病过程中发生出血,除少数因卫分或气分之邪引起外,多为邪热深入营血,损伤血络,迫血妄行所致。温病的出血多为急性多部位出血,或以一个部位出血为主兼有其他部位的出血,这与内伤杂病大多为局部出血不同。对于温病出血的辨别,须根据其出血的部位、出血量的多少、血的颜色以及并见症状等综合分析判断。

(一)广泛出血

它包括咯血、衄血、便血、尿血,发斑(肌衄)、阴道出血(非经期出血)等。血色鲜红或深红,为热盛动血引起,多并见昏愦,舌质深绛等症。若出血过多,乃至气随血脱,可见血溢不止,肢体厥冷,昏沉不语,舌淡无华等。

(二)咯血

血由咳唾而出,为肺出血的表现。血量不多,其色瘀晦,并见胸痛、气促者,多为邪热壅肺,肺络受损所致。如起初咳唾粉红色血水,继则咯血不止,或血从口鼻喷出,并见躁扰不宁,面色反黑,脉搏急疾等,多为暑热伤肺,经血沸腾,血从清窍上溢所致,预后极差,常因化源速绝而死亡。正如吴鞠通所说:"太阴温病……若吐粉红色血水者,死不治;血从上溢,脉七、八至以上,面反黑者,死不治。"

(三)便血

便下鲜血,系肠络损伤的表现。多为温邪深入营血,损伤肠络引起。湿温病因湿热化燥,传入血分而损伤肠络时,每可见之。此外,大便色黑,亦是便血的征象,如吴又可所言:"尽因失下,邪热久羁,无由以泄,血为热搏,留于经络,败为紫血,溢于肠胃,腐为黑血,便色如漆。"黑便多见于下焦蓄血证,并见少腹硬满疼痛,神志如狂,舌质紫暗等症。

（杨爱东　李海波）

网上更多……

👤 学习提要　　📇 名词术语　　👥 知识导图　　⚥ 名家医案　　⬇ 微视频

🖥 知识拓展　　✍ 自测题　　🌐 教学 PPT

第六章

温病的常用治法

温病的治疗,是以温病辨证理论为指导,根据温病的证候表现、明确其病因病理,然后确立相应的治疗原则和方法,选用恰当的方药,以祛除病邪,扶助正气,调理阴阳,从而促使患者恢复健康。正确及时的治疗不仅可以减轻病情,缩短病程,提高治愈率,而且对其中具有传染性的温病疾患来说,还有助于阻止其传播蔓延,保护健康人群。

第一节

温病的立法依据

温病的治疗是根据辨证的结果,针对病机而立法处方用药,而其中关键则是确立正确的治法。立法是否正确,一方面反映了辨证是否正确,一方面也决定了能否正确制方用药,正如华岫云在《临证指南医案》中所说:"药物分量或可权衡轻重,至于治法则不可移易……立法之所在,即理之所在,不遵其法,则治不循理矣",强调了确立治法的重要性。温病治法的确立,主要依据温邪的种类及性质和证候的病机变化。同时,也有根据某些特殊症状而制定某些特定的治法。

一、审因论治

审因论治是指审查病因种类及病邪性质而确定治法。温病审因论治是根据引起温病发生的各种病因种类和在病变中形成的各种病邪的性质而确定治法。温病的病因主要是温邪,温邪的种类有风热、暑热、湿热、燥热等区别,各具不同的致病特点。可以根据温病的临床表现,并结合发病季节等因素,推断出温病的病邪种类及病因性质,这就是"审证求因",在此基础上就可以针对不同的病因确定相应的治法,即"审因论治"。如温病邪在卫表时,其病邪有风热、暑热、湿热、燥热等不同,治法则有疏风泄热、透表清暑、宣表化湿、疏表润燥等不同。同时,在温病病程中又会形成各种病理产物,如热毒、瘀血、痰饮、积滞等,针对这些病邪也要相应采取清热解毒、活血化瘀、化痰逐饮、祛除积滞等治法。

二、辨证施治

辨证施治是指辨别证候及病机而确立治法。温病不同的病变阶段和不同病变部位的证候及病机各不相同,针对这些具体证候及相应病机就有相应的治法,所以辨别温病的证候及病机,是确定治法的重要依据。温病的过程,主要表现为卫气营血和三焦所属脏腑的功能失调和实质损害,由此而形成各种证候。因此,应对温病过程中形成的各种证候,运用卫气营血和三焦辨证纲领,明确证候类型,区分病变部位,分析邪正虚实,并结合八纲辨证、脏腑辨证、气血津液辨证理论,全面分析病机,从而确立相应的具体治法。

三、对症施治

对症施治是指针对特殊症状而确立治法。在温病的病变过程中会出现了一些特殊症状或危重危急症状,如神昏、痉厥、斑疹、虚脱等,针对这些症状而分别确立相应的治法,如开窍、息风、化斑、透疹、固脱等;对于其他诸如发热、呕吐、泄泻、头痛等症状也应确定相应治法。如出现斑疹,因"斑为阳明热毒,疹为太阴风热",所以治斑宜清胃泄热,凉血化斑;治疹宜宣肺达邪,凉营透疹。针对特殊症状的治疗,并不完全只是对症处理,而是在辨证施治原则指导下,重点针对某些症状采用不同治法,如对神昏的治疗,就是在辨别其病机属邪热内闭心包或是湿热酿痰蒙蔽心包的基础上分别确立和采用清心开窍或豁痰开窍之法。

第二节
温病的基本治则

温病的基本治则,除了中医学对温热病治疗的一般原则外,如"热者寒之""实者泻之""虚者补之"等,主要是祛除温邪,扶助正气的原则及卫气营血和三焦治则。

一、祛除温邪

温邪是导致温病的首要因素,因此,祛除温邪是治疗温病的关键。吴又可说:"大凡客邪贵乎早逐,乘人气血未乱,肌肉未消,津液未耗,病人不至危殆,投剂不至掣肘,愈后亦易平复,欲为万全之策者,不过知邪之所在,早拔去病根为要耳。"可见,治疗温病"祛邪为第一要务",早祛病邪,可减少温邪对机体的损害及并发症的发生,并阻止病变的进一步发展。不同季节发生的温病,其病邪的种类和性质不同。因温邪有各自的致病特点,故要审证求因,审因论治。

二、扶助正气

温病的发生发展过程始终是邪正交争,消长盛衰的过程。正胜则邪却,正虚则邪陷。所以在治疗中要时刻权衡感邪的轻重与多少,正气的盛衰与强弱,合理使用祛邪与扶正的方法。温病初期和极期,邪势较盛,正气亦不虚,当祛邪为主,兼顾扶正,使邪去而正安。如病在卫气分阶段,以祛邪除热为主,扶正养阴为辅;若虚实夹杂则应扶正祛邪并施。温病后期,邪势已衰,正气也虚,多以扶正为主,兼以祛邪。如邪入营血分时,伤阴逐渐加重,治疗应在祛邪的基础上重视养阴扶正;温病后期真阴耗竭,则以复阴为主。

三、卫气营血治则

在温病的发生发展过程中,温邪主要导致卫气营血和三焦所属脏腑的功能失调和实质损害,体现在病变的浅深层次、病理阶段、病位病性等病理变化不同,所用治法亦不相同。叶天士根据卫气营血病机演变,提出不同阶段的治疗原则:"在卫汗之可也,到气才可清气,入营犹可透热转气……入血就恐耗血动血,直须凉血散血"。邪在卫分"汗之可也",即针对不同温邪导致的表证,制定相应的治法,使药后见微汗出,以达到从表祛邪的疗效;"到气才可清气",即邪热离开卫分进入气分后,可使用辛寒清气、清热泻火、通下法、化湿法、和解法等气分证的治法;邪入营分,以"透热转气"法为主,即在清营之剂中配伍轻清宣透之品,使营分邪热透出气分而解;邪在血分阶段,治疗既要清热凉血,又要活血散瘀。

四、三焦治则

吴鞠通根据三焦所属脏腑病理变化的证候特点,确立了上焦、中焦、下焦证候的治疗原则,指出:"治上焦如羽(非轻不举);治中焦如衡(非平不安);治下焦如权(非重不沉)"。指明温病初起,邪在肺卫,宜用质轻辛凉之品,轻宣上焦邪热;温邪传入中焦,用药既不可轻清越上,又不可重坠趋下,宜平衡气机升降;温邪传入下焦,耗伤真阴,以质重咸寒之品填补肝肾之阴为主要方法。还要注重根据脏腑的不同病理变化特点,顺应调节各脏腑的功能活动,例如邪热壅肺,病在气分,治当"清气",更要结合肺脏的宣降气机功能,采取宣发与肃降肺气的具体治法。

此外,确立温病的治法,还要兼顾兼证的治疗。如夹痰、夹瘀、夹饮食积滞以及气郁者,兼以化痰、祛瘀、消积、理气等法,有利于温邪的祛除和正气的尽快恢复等;还要注意患者的体质因素,因人施治。如使用清解气热法时,若患者为阳虚体质,只能清凉到十之六七,过用寒凉,则易损伤阳气。若患者为阴虚火旺体质,服药后即使热退身凉,也要防止炉烟虽熄,灰中有火。若确有余热,应继用清凉,祛邪务尽;还要重视知常达变,采取同病异治和异病同治原则;注意辨证与辨病的结合,参考现代临床研究新进展,吸取辨病治疗的新方法,以提高疗效。

第三节

温病的主要治法

温病的主要治法分为以下三类,一是以祛邪为主的治法,这是温病治法的主要内容,包括解表法、清气法、和解法、祛湿法、清营凉血法、通下法等;二是以扶正为主的治法,这是温病后期的主要治法,即滋阴法;三是用于急救的治法,包括开窍法、息风法、固脱法等。以上属于内治法,此外还可配合外治法。

一、解表法

解表法是驱除在表温邪,解除卫分表证的治法,属于八法中"汗法"的范围。具有疏泄腠理,逐邪外出,泄热解表的作用,使用后常能收到皮毛疏通、汗出而解的效果。临床主要适用于温病初起,邪在卫表的表证。根据在表温邪种类的不同,本法又可分为以下几种:

(一)疏风泄热

以辛散凉泄之品,疏散轻透肺卫肌表风热病邪。适用于风温初起,邪在肺卫之证。症见发热,微恶风寒,口微渴,无汗或少汗,舌边尖红,苔薄白,脉浮数。代表方剂如银翘散、桑菊饮。

（二）透表清暑

以辛温芳化清凉之品，外解肌表之寒束，内清在里之暑湿。适用于夏日暑湿蕴阻于内，寒邪外束卫表之证。症见发热恶寒，头痛无汗，身形拘急，脘痞心烦，舌红苔腻等。代表方剂如新加香薷饮、卫分宣湿饮。

（三）宣表化湿

以芳香宣透化湿之品，疏化肌腠湿热之邪。适用于湿温初起，湿热之邪郁遏肌表，气机失畅之卫气分之证。症见恶寒少汗，身热不扬，头重如裹，身重肢倦，胸闷脘痞，苔白腻，脉濡缓等。代表方剂如藿朴夏苓汤、三仁汤。

（四）疏表润燥

以辛宣凉润之品，解除卫表燥热之邪。适用于秋燥初起，燥热侵袭肺卫之证。症见发热，微恶风寒，头痛，口鼻咽喉干燥，咳嗽少痰，舌边尖红，苔薄白而干。代表方剂如桑杏汤。

解表法中疏风泄热法和疏表润燥法均用于温热表证，肺卫失宣。前者辛凉轻清宣透表热，后者尚兼甘凉濡润之功。透表清暑法用于表里受邪，卫气同病，辛温之品外散表寒，清暑化湿之品解除在里暑湿。宣表化湿法侧重宣肺、芳化，以解除湿热郁阻卫气之证。

运用解表法应当注意，温病一般忌用辛温发汗，否则可助热化火，出现发斑、出血、谵妄等，此即吴鞠通所说："温病忌汗，汗之不惟不解，反生他患。"对于"客寒包火"证不排除辛温之品的应用，但也只需微辛轻解，迨至表寒一解，即当清里为主。根据病情的需要，解表法可与滋阴、益气、化痰、消导、清气、透疹、解毒、凉血等治法配合使用，但应注意相兼治法的使用不要妨碍表邪外解。

二、清气法

清气法是清泄气分热邪，解除气分无形里热的一种治法，属于八法中"清法"的范围。本法具有清泄里热，除烦止渴的作用，适用于温病气分无形热盛，热邪尚未入于营血分者。由于气分无形邪热的所在部位、病势浅深、病邪性质各有不同，本法又可分为以下几种。

（一）轻清宣气

以轻清之品透泄热邪，宣畅气机。适用于邪热初入气分，热郁胸膈而热势不甚或里热渐退而余热扰于胸膈之证。症见身热微渴，心中懊憹不舒，舌红苔薄黄，脉数。代表方剂如栀子豉汤加味。

（二）辛寒清气

以辛寒之品大清气分邪热，透热外达。适用于阳明气分邪热炽盛之证。症见壮热，大汗出，心烦面赤，口渴喜冷饮，舌苔黄燥，脉洪数。代表方剂如白虎汤。

（三）清热泻火

以苦寒之品直清里热，泻火解毒。适用于邪热内蕴于里，郁而化火之证。症见身热，口苦而渴，烦躁不安，小便黄赤，舌红苔黄，脉数。代表方剂如黄芩汤、黄连解毒汤。

清气法适用范围较广，上述三法仅是其中较有代表性者。轻清宣气法重在清宣气热，作用偏于上焦胸膈；通过清凉质轻的药物，宣透上焦气机以使邪热外解。辛寒清气法重在清透气热，作用偏于中上焦（肺胃）；通过辛凉大寒药物，既直折阳明无形大热，又宣透里热外达，使肺胃之热外解。清热泻火法重在清泻火毒，通过苦寒药物，直折火热。

气分证范围广，上述治法，仅示其概，运用时，还应注意与其他治法配合。若热邪初入气分，倘表邪未尽,则须在轻清宣气中加入透表之品;若气分热邪炽盛,津液耗伤,则须在辛寒清气中加入生津养液之品;若火郁成毒,毒聚成肿成结者,则须在清热泻火中加入解毒消肿散结之品;若热在气分,邪热壅肺,当配合宣肺降气之品;若热郁肝胆当配疏利肝胆之品;若邪热已与有形实邪相结,如湿邪、燥屎、食滞、痰浊、瘀血,必须祛除实邪才能解除邪热,不宜单用本法;热邪未入气分者不宜早用,以免寒凉冰伏邪气;素体阳气不足,不可过用,应中病即止,防止寒凉过度而伐伤阳气;苦寒药有化燥伤津之弊,热盛阴伤或素体阴虚者慎用。

三、和解法

和解法是和解疏泄、宣通气机,以祛除半表半里病邪,达到外解里和的治法,属于八法中的"和法"。在温病运用中,本法具有清泄少阳、分消走泄、开达膜原的作用,适用于温病痰热郁阻少阳、湿浊郁伏膜原、湿热留连三焦的半表半里之证。主要分为以下几种:

(一)清泄少阳

以辛苦芳化之品清泄少阳热邪,兼以化痰和胃。适用于热郁少阳,兼有痰湿犯胃之证。症见寒热往来,口苦喜呕,脘胁闷痛,烦渴溲赤,舌红苔黄腻,脉弦数等。代表方剂如蒿芩清胆汤。

(二)分消走泄

以辛开苦泄之品宣展气机,泄化痰热,分消三焦气分之邪。适用于邪留三焦,气化失司,所致痰热、湿浊阻遏之证。症见寒热起伏,胸痞腹胀,溲短,苔腻等。代表方剂如温胆汤加减,或选叶天士所说的杏、朴、苓之类为基本药。

(三)开达膜原

以辛通苦燥之品疏利透达膜原湿浊之邪。适用于湿热秽浊之邪郁闭膜原之证。症见寒热如疟,寒甚热微,脘痞腹胀,身痛肢重,苔白厚浊腻如积粉而舌质红绛甚或紫绛。代表方剂如达原饮、雷氏宣透膜原法。

和解法同治半表半里证,但由于邪气所在部位、性质和感邪轻重不一,治法也不尽相同。清泄少阳法有透邪泄热作用,兼化泄痰热,故适用于邪热夹痰湿郁阻于少阳,对单纯的气分里热炽盛者不宜用;分消走泄、开达膜原法以疏化湿浊为主,清热之力较弱,热象较著及热盛津伤者不宜单用。

四、祛湿法

祛湿法是芳香化湿、苦温燥湿及淡渗利湿,驱除三焦湿热的治法。本法具有宣畅气机、运脾和胃、通利水道等化湿泄热的作用。适用于湿热性质的温病。临床根据湿热所在的部位和湿与热的轻重,分为以下几种:

(一)宣气化湿

以芳化宣通之品疏通表里气机、透化湿热之邪。适用于湿温病初起,湿中蕴热,湿热郁遏表里气机,湿重于热之证。症见身热不扬,午后热甚,或微恶寒,汗出不解,胸闷脘痞,小便短少,苔白腻,脉濡缓。代表方剂如三仁汤。

(二)燥湿泄热

以辛开苦降之品疏通中焦气机,祛除湿热邪气。适用于中焦湿热遏伏,湿热俱盛郁阻中焦之证。症见身热而汗出不解,口渴不欲多饮,脘痞腹胀,泛恶欲吐,苔黄腻,脉濡数等。代表方如王氏连朴饮。

（三）分利湿热

以淡渗利湿之品渗湿清热，使湿热之邪从小便而去。适用于湿热阻于下焦，膀胱气化失司之证。症见小便短少，甚则不通，热蒸头胀，大便或溏，渴不多饮，苔白腻等。代表方剂如茯苓皮汤。

以上祛湿三法，其作用和适用证各有偏重。宣气化湿法偏于"宣上"；燥湿泄热法偏于"畅中"；分利湿热法偏于"渗下"。但由于三焦为一个统一的整体，气机之宣畅，水道之通利，相互影响，故用药需配合使用，以利于湿热之邪的上下分消。如分利湿热法虽用于湿热在下焦，但上焦、中焦有湿时，也可配合使用。此外，祛湿法还可根据病情需要与他法同用，热邪较盛，配合清热法；湿热与积滞相结，可配合消导化滞法；湿热中阻胃气上逆，则配合和降逆法等。

使用本法还应注意：对于湿邪已经化燥者慎用；湿邪内阻伴有阴液亏损者慎用；湿盛热微者，苦寒药当慎用或不用，应以辛温开郁，苦温燥湿为主。总之祛湿法的应用须权衡湿与热的偏轻偏重及邪之所在部位而选用相应的化湿方药。

五、通下法

通下法是攻逐里实，通导泻下，泄除邪热的治法。本法具有通腑泄热、荡涤积滞、通瘀破结、导邪外出的作用。属于八法中的"下法"。适用于温病热邪与有形实邪如燥屎、湿滞、瘀血等互结于肠腑及下焦之证。由于内结实邪性质、部位的不同，又可分为以下几种：

（一）通腑泄热

以苦寒攻下之品攻逐肠腑实热燥结。适用于热入阳明，内结肠腑之阳明腑实证。症见潮热便秘，或热结旁流，时有谵语，腹部胀满或硬痛拒按，舌苔黄燥或焦黑起刺，脉沉实。代表方剂如调胃承气汤、大承气汤。

（二）导滞通便

以苦辛合苦寒之品通导肠腑湿热积滞，疏通肠腑气机。适用于湿热积滞胶结肠腑之证。症见身热，脘腹痞满，恶心呕逆，便溏不爽，色黄如酱，舌苔黄垢浊腻。代表方剂如枳实导滞汤。

（三）增液通下

以甘寒滋润合苦寒通下之品滋养阴液兼以通下。适用于肠腑热结而阴液亏虚之证，即所谓"热结液亏"者。症见身热不退，大便秘结，口干唇裂，舌苔焦燥，脉沉细等。代表方剂如增液承气汤。

（四）通瘀破结

以泻下逐瘀合活血破结之品，通泄下焦瘀热互结之邪。适用于温病热瘀互结，蓄于下焦之证。症见身热，少腹硬满急痛，大便秘结或色黑，小便自利，或神志如狂，舌紫绛或有瘀斑，脉沉实。代表方剂如桃仁承气汤。

通下法在温病治疗中占有较重要的地位。临床还可随症加减化裁，例如腑实而正虚者，当配合扶正；腑实而兼肺气不降者，当配合宣肺；腑实而兼热蕴小肠者，当配合清泄小肠之火；腑实而兼邪闭心包者，当配合开窍；腑实而阳明邪热亢盛者，当配合清解气热。

本法驱邪力猛，若使用不当，容易伤正，故要注意里热未成实结或无郁热积滞者不可妄用；平素体虚者，或在温病过程中阴液、正气耗伤较甚，虽有热结，也不宜一味单用攻下之法；阴亏肠燥便秘者，属无水舟停，忌单用苦寒通腑泄热。下后邪气复聚，若必须再度用下法，应防止过下伤正。

六、清营凉血法

清营凉血法是清解营血之热,消散营血分瘀滞的治法。本法具有清营泄热、凉血解毒、滋养阴液、散血活络的作用,也属于八法中"清法"的范围。适用于温病热入营血分,营热或血热亢盛之证。邪入营血分,病位的浅深、证情的轻重虽异,但病机本质却同,故将清营法与凉血法合并论之。分为以下几种:

(一)清营泄热

在清解营分邪热的基础上,伍以轻清透泄之品,使营分热邪从气分外出而解。此法叶天士称之为"透热转气"。适用于温病热入营分,营热阴伤之证。症见身热夜甚,心烦时有谵语,口干而不甚渴饮,斑点隐隐,舌质红绛等。代表方剂如清营汤。

(二)凉血散血

以清热凉血和活血散瘀之品,以清散血分瘀热。适用于温病热盛血分,迫血妄行,热瘀交结之证。症见灼热躁扰,甚则昏狂谵妄,斑疹密布,各种出血,舌质紫绛或有瘀斑等。代表方剂如犀角地黄汤。

(三)气营(血)两清

以清营法或凉血法与清气法的配合应用,双解气营或气血之邪热。适用于温病气分与营(血)分同病证候,即气营两燔证或气血两燔证。症见壮热,口渴,烦躁,外发斑疹,甚或神昏谵妄,两目昏瞀,口秽喷人,周身骨节痛如被杖,或有出血见症,舌质紫绛或紫晦,苔黄燥或焦黑等。代表方如加减玉女煎、化斑汤、清瘟败毒饮。可根据证情轻重而分别选用。

以上三种治法中,清营泄热法强调在清解营分同时,注意透达营分郁热从气分外出而解;凉血散血法在凉血解毒的同时,重在养阴化瘀以达到热清瘀散血止的目的;而气营(血)两清法则是针对温病过程中两个阶段同病证候的代表治法。热入营血,易致伤阴、闭窍、动风之变,须分别配合养阴、开窍、息风等法。

运用本法应注意热在气分而未入营、血分者,不可早用;营分、血分病变兼有湿邪者,应慎用本法,以防本法所用药物寒凉滋腻之弊。

七、开窍法

开窍法是开通窍闭、苏醒神志的治法。具有清泄心包邪热,芳香清化中焦湿热痰浊,醒神利窍的作用。适用于温病热入心包或痰浊上蒙机窍而引起的神志异常之证。据其作用和适应证的不同,分为以下两种具体治法:

(一)清心开窍

以辛香透络、清心化痰之品清泄心包痰热,促使神志苏醒,适用于温病热邪内闭心包之证。症见身灼热,神昏谵语或昏愦不语,舌蹇肢厥,舌质红绛或纯绛鲜泽,脉细数等。代表方剂如安宫牛黄丸、紫雪丹、至宝丹。

(二)豁痰开窍

以芳香辟秽、化痰清热之品宣通窍闭,促使神志恢复正常。适用于湿热郁蒸,酿生痰浊,蒙蔽清窍之证。症见身热不扬,神识昏蒙,时清时昧,时有谵语,舌苔黄腻或白腻,脉濡滑或数。代表方剂如菖蒲郁金汤。

使用开窍法必须首先辨别窍闭的性质,清心开窍法属凉开,非热入心包而病在营血分者不用;豁痰开窍属芳香开窍,适用于湿热酿痰,病在气分。清心开窍法常与清营、凉血、息风、化瘀、益气固脱等治法同用,豁痰开窍法常与清热化湿法同用。若为气分热盛引起的神昏,则要配合清气或攻下之法。元气外脱,心神外越的脱证禁用开窍法。开窍法为急救治法,属于应急处理,一旦神志恢复正常,即不宜再用,须根据病情而辨证施治。

八、息风法

息风法是平肝息风,解除挛急的治法。具有凉泄肝经邪热,滋养肝肾阴液,以控制抽搐的作用。适用于温病里热燔灼,热盛动风证或阴虚不能制阳,虚风内动的证候。由于动风有虚实之别,故具体应用分为如下两种:

(一)凉肝息风

以甘苦合酸寒之品清热凉肝,息风止痉。适用于温病邪热内炽,引动肝风,风火相煽之热盛动风之证。症见身灼热,手足抽搐,甚则角弓反张,口噤神昏,舌红苔黄,脉弦数。代表方剂如羚角钩藤汤。

(二)滋阴息风

以咸寒合酸甘之品滋水涵木,育阴潜阳以平息虚风。适用于温病后期热入下焦,日久真阴亏损,肝木失涵,虚风内动之候,症见低热或五心烦热,手指蠕动,甚则瘛疭,肢厥神倦,舌干绛而萎,脉虚细等。代表方剂如三甲复脉汤、大定风珠。

温病动风有虚、实之异,实风重在凉肝,虚风重在滋潜,两者各有侧重。用风药止痉,尤其是虫类药须防其劫液,用滋阴药须防其敛邪。小儿患者病在卫、气分阶段,因高热而引起痉厥者,要结合其他脉症,多以清热透泄为主,热势一退,抽搐自止,或根据病情需要酌用息风之品。壮火尚盛,不得用滋阴息风法。息风法是为动风所设,其目的是迅速有效地制止痉厥,若未出现痉厥或痉厥已经消失即不必使用。

九、滋阴法

滋阴法是滋阴养液,补充阴津损耗以治疗阴虚证候的治法。属于八法中“补法”的范围。

本法具有润燥生津、滋养真阴、壮水制火的作用,适用于温病后期邪热渐退,阴液耗伤之证。在温病发生发展过程中,温热邪气自始至终损伤人体的阴液,病到后期尤其突出,阴液的耗损程度与疾病的发展及其预后密切相关,正如吴锡璜所说:“存得一分津液,便有一分生机”。因此,在温病初期就应该时刻顾护阴液,若后期阴液耗伤明显,便要以救阴为务。根据阴液耗伤的程度和脏腑病位的差异,具体分为以下三种:

(一)滋养肺胃

以甘寒清润之品,滋养肺胃津液,又称甘寒生津法。适用于温病后期肺胃津液耗伤而邪热已退之证。症见干咳少痰或无痰,口干咽燥,或干呕不思食,舌光红少苔或干燥。代表方剂如沙参麦冬汤、益胃汤。

(二)增液润肠

以甘寒合咸寒之品滋润大肠津液以润下大便,又称“增水行舟”法。适用于温病邪热渐解,阴伤未复,津枯肠燥而便秘者,即所谓“无水舟停”之证。症见大便数日不下,口干咽燥,舌红而干。代表方剂如增液汤。

（三）滋补真阴

以咸寒滋阴、血肉有情之品及甘寒、酸寒之品以填补肝肾阴液,壮水制火,又称"滋补肝肾"法。适用于温病后期,邪热久羁,耗损真阴,邪少虚多之证。症见低热不退,手足心热甚于手足背,颧红,口干咽燥,神疲欲寐,或心中憺憺大动,舌绛少苔或干绛枯萎,齿燥,脉虚细或结代等。代表方剂如加减复脉汤。

以上三种治法中,前两种治法阴液耗损较轻,病位较浅;后者真阴损伤较重,病位较深。运用滋阴法应当注意,阴伤而热邪仍盛或兼有他邪者,当与他法同用,如滋阴解表法、滋阴攻下法、滋阴清热法、滋阴息风法、益气敛阴法等;温病既有阴伤,又有湿邪未化者,不可纯用本法,注意滋阴而不碍湿,化湿而不伤阴;凡体质偏于阳虚或脾虚便溏者应慎用本法,以免滋腻碍脾影响运化或阴柔更伤阳气。

十、固脱法

固脱法是通过益气敛阴、回阳救逆以救治气阴外脱或亡阳厥脱证的治法。属于八法中"补法"的范围。适用于温病患者因正气素虚而邪气太盛,或汗出太过,阴液骤损,阴伤及阳,而导致的气阴外脱或亡阳厥脱之危急证候。分为以下两种:

（一）益气敛阴

以甘温、甘酸补气敛阴之品益气生津,敛阴固脱。适用于温病气阴两伤,正气欲脱之证。症见身热骤降,汗多气短,体倦神疲,舌光少苔,脉散大无力。代表方剂如生脉散。

（二）回阳固脱

以辛热、甘温之品峻补阳气,回阳救逆,急救厥脱。适用于温病过程中阳气暴脱之证。症见四肢逆冷,大汗淋漓,神疲倦卧,面色苍白,舌淡苔润,脉微细欲绝。代表方剂如参附汤、参附龙牡汤。

上述两法各有适应证,益气敛阴法适用于津伤气脱证;回阳固脱法适用于阳气暴脱证。可视病情的需要与其他治法配合使用,若气阴或阳气欲脱,而神志昏愦,为内闭外脱之候,则固脱法须与开窍法并用。

本法为急救之法,运用固脱法应注意用药要快速、及时、准确。生脉散、参附汤现已制成相应的注射剂,可供静脉滴注。给药次数、间隔时间、用药剂量等都必须适当掌握,并随时注意病情的变化,作相应调整。另外,一旦阳回脱止,就要注意有无火热复炽、阴津欲竭的现象,并根据具体情况辨证施治。

十一、外治法　ⓔ

十二、温病兼夹证的治疗　ⓔ

十三、温病瘥后调理　ⓔ

（刘兰林　岳冬辉）

网上更多……

👤 学习提要　　📇 名词术语　　👥 知识导图　　⚥ 名家医案　　⬇ 微视频

🖥 知识拓展　　📝 自测题　　🅴 教学 PPT

第七章

温病的预防 ⓔ

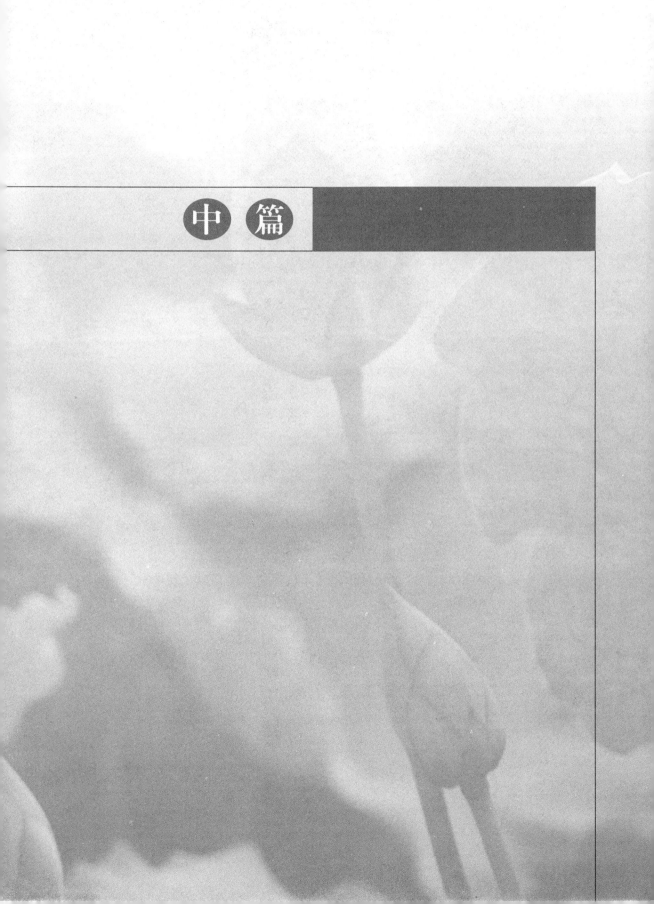

中 篇

第八章

风　温

第一节

概　述

风温是感受风热病邪所引起，初起以发热、微恶风寒、咳嗽、口微渴等肺卫表热证候为特征，多发生于冬春二季的急性外感疾病。发生于冬季的又称为冬温。

风温之名，首见于《伤寒论》，谓："太阳病，发热而渴，不恶寒者，为温病，若发汗已，身灼热者，名曰风温。"但其所指系热病误汗后的坏证。晋代王叔和在《伤寒例》中提出的风温则是感受寒邪后发病过程中复感风邪所形成的一种热病。唐代孙思邈《备急千金要方》引《小品方》之葳蕤汤作为治疗张仲景所述风温的主方。宋代庞安时在《伤寒总病论》中说："病人素伤于风，因复伤于热，风热相搏，则发风温。四肢不收，头痛身热，常自汗出不解，治在少阴厥阴，不可发汗，汗出则谵语。"提出了其病因与风热有关，也论述了其证治。至清代叶天士在《三时伏气外感篇》中明确提出："风温者，春月受风，其气已温。"不仅明确了风温是感受时令之邪所致的春季新感温病，而且还阐明了其病机特点、传变趋向以及治疗原则。其后，陈平伯著有关于风温的专著《外感温病篇》，对本病进行了详细的论述。其谓："风温为病，春月与冬季居多，或恶风，或不恶风，必身热，咳嗽，烦渴。"指明了本病的发生季节和初起的临床特点。此外，清代一些著名医家如吴鞠通、章虚谷、吴坤安、王孟英等，都对风温的因、证、脉、治作了阐述和补充，从而进一步丰富了风温病辨证论治的内容。

根据风温的病证特点和临床表现，西医疾病中好发生于冬春季节的流行性感冒、急性支气管炎、细菌性肺炎、病毒性肺炎等，均可参考本病辨证论治。此外，其他各种呼吸系统疾病也可参考本病相关证候的辨治方法进行治疗。

第二节

病 因 病 机

风温的病因是风热病邪。春季风木当令，气候温暖多风，阳气升发，易于形成风热病邪，素禀不足之人,或起居不慎,即可感受风热之邪,着而成病。正如吴鞠通所说:"风温者,初春阳气始升,厥阴行令,风夹温也。"冬季气候反常,应寒反暖,也易形成风热病邪。亦如吴坤安所说:"凡天时晴燥,温风过暖,感其气者即是风温之邪。"如素禀不足,正气虚弱,或起居不慎、寒温失调,可使卫气防御能力下降,风热病邪即可入侵而发病。

风热病邪属阳邪,其性升散、疏泄,多从口鼻而入。肺位居高,首当其冲,所以本病初起以邪犯肺卫为主。由于肺主气属卫,外合皮毛,卫气敷布皮毛,风热外袭,肺卫失宣,故病变初起即见发热、恶风、咳嗽、口微渴等肺卫证候。风温初起邪在肺卫,若感邪不甚,并经及时治疗,即可终止病变发展,早期治愈。如肺卫之邪不解,则其发展趋向大致有两种情况:一是顺传于胃;二是逆传心包。凡邪热由卫入气,属于风温渐进的传变过程,故称"顺传",大多出现邪热侵犯肺胃的病理变化:若肺经邪热亢盛,肺气壅滞,宣降失常,常见身热、咳喘、胸痛等症状;如阳明无形邪热炽盛,则见大热、大渴、大汗等临床表现。所谓"逆传"是与顺传相对而言,是指邪热由肺卫直接内传心包,闭阻心窍,出现神昏谵语、身热肢厥、舌謇、舌绛等危重证候,因疾病急剧变化,病情骤然加重,故称之为"逆传心包"。即叶天士所说:"温邪上受,首先犯肺,逆传心包。"风温病变后期,多呈肺胃阴伤之象。同时,在本病的发展过程中,也可出现正气骤然外脱,其既可与热闭心包之证同时出现,即"内闭外脱",也可在病之早期或中期发生,病情极为危重。

风温的病理变化以肺经为病变重心。风热病邪由口鼻而入,初起多有肺卫表热症状,继而表证解而肺热渐炽,出现邪热壅肺,肺失宣降之证;热郁于肺,炼液为痰,可致痰热阻肺,或痰热互结于上焦,气机失于通降而成痰热结胸之证;肺与大肠相表里,肺热下移大肠,可致肠腑气机不行,肠热内结而便秘,也可因肺热移肠,传导失司而泄泻不止;邪热在肺,易于耗伤肺胃之阴液,故风温后期多有肺胃阴伤的病理改变。

第三节
辨 证 论 治

一、辨治要点

(一)辨病依据

1. 本病虽一年四季均可见到,但以春季及冬季为多,故发生于春、冬两季的外感热病,应考虑到风温的可能性。

2. 发病急骤,初起即见发热,恶风,咳嗽,口微渴,舌苔薄白、舌边尖红,脉浮数等肺卫表热证候。在病变中期,以邪热壅肺等气分证为主要病理改变,也有阳明肠胃的病变。后期多呈现肺胃阴伤证候。此为诊断本病的主要依据。

3. 传变较速,易出现神昏谵语、舌謇肢厥等逆传心包证候。

(二)辨证要点

1. **辨析肺经证候** 风温以手太阴肺为病变中心,初起即见肺卫表证,症见发热微恶寒、咳嗽、头痛、咽痛等;继则邪热壅肺,症见身热、咳喘、汗出、口渴;若伤及肺络,可见胸痛,咯痰带血,或吐铁锈色痰;后期多表现为肺胃阴伤,症见低热、咳嗽少痰、口干咽燥等。

2. **重视肺经与相关脏腑的病变** 如肺热传入阳明胃经,症见壮热、汗出、口渴、脉洪大等;肺热移肠,其热结肠腑者,可见潮热、便秘、腹痛等;其热迫大肠者,可见下利色黄热臭;肺热波及营分,窜扰血络者,则见肌肤红疹等。

3. **注意证候的传变** 邪热由肺卫传入肺、胃、肠腑,热势虽盛,但邪尚在气分;若出现神昏谵语,多为邪热传入心包,病情较重;如出现正气外脱或化源欲绝,则病情更为危重。

（三）治则治法

1. **治则** 风温的病变重心在肺经,故以清泄肺热为治疗原则。

2. **治法** 风温初起邪在肺卫,治以辛凉解表;邪传气分而在肺,治当清热宣肺,阳明热炽主以辛寒清气,阳明腑实则治以苦寒攻下;如逆传心包应清心开窍;后期肺胃阴伤,治宜甘寒清养肺胃之阴。

（四）治疗禁忌

本病初起,邪在肺卫,当以辛凉疏泄为主,忌用辛温发汗,如麻黄汤、桂枝汤等,以防劫夺肺津、心液,耗散肺气、心阳。本病初起也不可过用寒凉,以免冰伏病邪,阻遏气机,使邪热难以外达,反而内陷。

二、主要证治

（一）邪袭肺卫

【证候】发热,微恶风寒,无汗或少汗,头痛,咳嗽,口微渴,苔薄白,舌边尖红,脉浮数。

【病机】本证见于风温初起,为风热病邪侵袭肺卫所致。邪犯于表,卫气被郁,开合失司,可见发热,微恶风寒,无汗或少汗。头为诸阳之会,卫气郁阻,经脉不利则见头痛。风热之邪侵犯肺经,肺气失于宣降则咳嗽。风热之邪易于损伤阴津,病邪初犯人体,津伤不甚故口微渴。舌苔薄白,舌边尖红,脉浮数,均为风热侵袭肺卫之象。

【治法】辛凉解表,宣肺泄热。

【方药】银翘散或桑菊饮。

银翘散（《温病条辨》）

连翘一两 银花一两 苦桔梗六钱 薄荷六钱 竹叶四钱 生甘草五钱 荆芥穗四钱 淡豆豉五钱 牛蒡子六钱

上杵为散,每服六钱,鲜苇根汤煎,香气大出即取服,勿过煮。肺药取轻清,过煮则味厚而入中焦矣。病重者,约二时一服,日三服,夜一服;轻者三时一服,日二服,夜一服;病不解者,作再服。

吴鞠通说:"治上焦如羽,非轻不举。"本方即是取轻清宣透之品以清宣肺卫之邪。方中荆芥穗、淡豆豉、薄荷解表透邪,祛邪外出;牛蒡子、甘草、桔梗轻宣肺气以止咳嗽;银花、连翘、竹叶轻清泄热;芦根生津止渴。本方以辛凉为主,而稍佐辛温之品,如荆芥、淡豆豉,以增强疏表散邪之力,用于风热客表,表气郁闭较甚,临床见发热恶寒,无汗者较为合适。

桑菊饮（《温病条辨》）

杏仁二钱 连翘一钱五分 薄荷八分 桑叶二钱五分 菊花一钱五分 桔梗二钱 生甘草八分 芦根二钱

水二杯,煮取一杯,日二服。

本方亦为辛凉解表之剂,方中桑叶、菊花、连翘、薄荷辛凉轻透以泄风热;桔梗、甘草、杏仁宣开肺气以止咳嗽;芦根以生津止渴。若风热病邪侵袭肺卫,以肺气失宣为主要病机变化,以咳嗽为主要症状者,运用本方最为适宜。

【临床运用】本证当与伤寒初起,风寒袭表之证相鉴别。两者均为病变初起,邪犯肌表之证,临床均可见发热恶寒、头痛等症。但伤寒初起,风寒袭表,卫气郁阻较重,腠理闭塞,故恶寒重于发热,身无汗;寒性收引、凝滞,故头痛,身痛较重而脉浮紧;寒邪在表,故舌淡红,苔薄白。风温初起,风热犯于肺卫,阳热较甚,故发热重恶寒轻,脉浮数;热邪易于伤阴,则见口渴;热邪在表,则舌边尖红。

银翘散与桑菊饮均为辛凉解表之剂,适用于风热侵犯肺卫之证,但两者清解之力有轻重之别。银翘散中荆芥、豆豉等辛散透表之品合于辛凉药物中,其解表之力较胜,故称为"辛凉平剂",且银花、连翘用量大,并配竹叶,清热作用较强;桑菊饮多为辛凉之品,力轻平和,其解表之力较逊于银翘散,为"辛凉轻剂",但方中杏仁肃降肺气,止咳作用较银翘散为优。所以风温初起邪袭肺卫而偏于表热较重者,宜用银翘散;偏于肺失宣降,表证较轻,以咳嗽为主症者,宜用桑菊饮。

在运用银翘散时,如恶寒已解,可去荆芥、豆豉;如因风热灼津而口渴较甚者,则加天花粉、石斛以生津清热;如恶寒,身痛明显,无汗者,多属表郁较甚,可适当配合辛温疏散之品,如苏叶、防风之类;若热势较高,邪热化火者,可加入黄芩、虎杖等以清热泻火;咽喉肿痛者,可加马勃、玄参等以解毒消肿;因肺失宣降而致咳嗽较甚者,可加杏仁、橘红、川贝、枇杷叶等,以宣肺利气、化痰止咳;肺热盛而咯痰浓稠者,病变多已波及气分,可加黄芩、鱼腥草等以清肺化痰;鼻衄者去荆芥、豆豉,加白茅根、焦山栀等;若夹有湿邪而见胸膈满闷者,可加藿香、郁金等。

在运用桑菊饮时,若兼见热入气分而气粗似喘者,加生石膏、知母以清气分之热;如肺热甚,则加黄芩等以清肺热;如热盛伤津口渴者,可加天花粉以生津。

(二) 肺热炽盛

1. 邪热壅肺

【证候】身热,汗出,烦渴,咳喘,或咯痰黄稠,或痰中带血,或痰呈铁锈色,胸闷胸痛,舌红苔黄,脉数。

【病机】本证为风热之邪入里,邪热壅阻肺经气分所致。邪热入里,热邪炽盛则身热,里热蒸迫津液外泄则汗出;热盛伤津则烦渴引饮。邪热壅肺,肺气失于宣降则胸闷;肺热气滞,脉络失和则出现胸痛;肺热灼液为痰则咯痰黄稠;热伤肺络,则可见痰中带血,或痰呈铁锈色;舌红苔黄,脉数为气分里热征象。

邪热壅肺之证,其病机有侧重于肺气壅阻或侧重于肺热化火之别。胸闷、咳嗽、喘急为肺热壅阻之象;热盛、胸痛、咳吐腥臭黄痰或铁锈色痰、舌红苔黄、脉滑数为肺热化火之象。

【治法】清热宣肺平喘。

【方药】麻杏石甘汤(《伤寒论》)。

麻黄四两(去节) 杏仁五十个(去皮尖) 甘草二两(炙) 生石膏半斤(碎,绵裹)

上四味,以水七升,煮麻黄,减二升,去上沫,内诸药,煮取二升,去滓。温服一升。

方中麻黄辛温,宣肺平喘;石膏辛寒,清泄肺热。麻黄得石膏寒凉之制,则其功专于宣肺平喘,而不在解表发汗;石膏得麻黄,则其功长于清泄肺热。二药的用量,通常石膏多于麻黄5~10倍,并可根据肺气郁滞及邪热之轻重程度,调节石膏与麻黄的药量比例。方中配杏仁降肺气,以助麻黄止咳平喘;甘草生津止咳,调和诸药。

【临床运用】临床治疗时,如热毒炽盛者,可加银花、连翘、虎杖、矮地茶、黄芩、鱼腥草、知母、金荞麦等以助清肺化痰之力。如胸膈疼痛较甚者,可加桃仁、郁金、瓜蒌、丝瓜络等以活络止痛。痰多而喘急显著者可加葶苈子、苏子等以降气平喘;痰中带血或咯血者加茜草炭、白茅根、侧柏炭、仙鹤草、焦栀子等以凉血止血。如咯吐腥臭脓痰者,可用千金苇茎汤(苇茎、薏苡仁、冬瓜仁、桃仁,《备急千金要方》)加桔梗汤(桔梗、甘草,《伤寒论》方),桔梗不但止咳,更有祛痰排脓之功;配合生甘草清热解毒,调和诸药。

2. 肺热腑实

【证候】潮热便秘,痰涎壅盛,喘促不宁,苔黄腻或黄滑,脉右寸实大。

【病机】本证为既有肺经痰热壅阻,又有肠腑热结不通之肺肠同病证。痰热阻肺,肃降无权,则出现喘促不宁,右脉实大,舌苔也多见黄腻或黄滑。阳明腑实热结,腑气不通则潮热、便秘。由于肺与大肠相表里,肺气不降则腑气不易下行;肠腑热结不通,则肺中之邪亦少外泄之机。

【治法】宣肺化痰,泄热攻下。

【方药】宣白承气汤(《温病条辨》)。

生石膏五钱　生大黄三钱　杏仁粉二钱　瓜蒌皮一钱五分

水五杯,煮取二杯,先服一杯,不知再服。

方中以生石膏清肺胃之热;杏仁、瓜蒌皮宣降肺气,化痰定喘;大黄攻下腑实。腑实得下,则肺热易清;肺气清肃,则腑气易通。所以本方为清热宣肺,泄热通腑,肺肠合治之剂。正如吴鞠通所说:“以杏仁、石膏宣肺气之痹,以大黄逐肠胃之结,此脏腑合治法也。”本方实取麻杏石甘汤、承气汤二方之意变制而成,因有宣肺通腑之功效,故称为宣白承气汤。

【临床运用】邪热壅肺证也见发热、咳喘,与本证相似,但其属无形邪热壅肺,以肺失清肃为主,而本证见痰涎壅盛,潮热便秘,属有形之邪阻于肺肠。

临床治疗时,如痰涎壅盛,喘促不宁,可酌加葶苈子、桑白皮、地骨皮、贝母泻肺祛痰平喘等。如咯痰黄稠不爽,气促气热,加黄芩、知母、连翘清泻肺热。

3. 肺热移肠

【证候】身热,咳嗽,口渴,下利色黄热臭,肛门灼热,腹痛而不硬满,舌红苔黄,脉数。

【病机】本证为肺胃邪热下移大肠所致。邪热在肺,肺失清肃,则见身热、咳嗽。热伤肺胃阴液则口渴。肺与大肠相表里,肺热不解,邪热下迫大肠,传导失司,故下利色黄热臭,肛门灼热。苔黄、脉数均为气分里热之征。可见,肺肠同病为本证的基本特征,身热、咳嗽为肺热炽盛的表现,下利热臭、肛门灼热为邪热内迫大肠之象。

【治法】苦寒清热止利。

【方药】葛根黄芩黄连汤(《伤寒论》)。

葛根半斤　甘草二两(炙)　黄芩三两　黄连三两

上四味,以水八升,先煮葛根,减二升,内诸药,煮取二升,去滓,分温再服。

方中葛根解肌清热,生津止渴,升清气而止泄利;黄芩、黄连苦寒清热,坚阴止利;甘草甘缓和中,调和诸药。本方主在清热理肠,和中止利,正如陈平伯说:“温邪内逼,下注大肠则下利,治之者,宜清泄浊邪,不必专于治利。”本方出自《伤寒论》,原文为“太阳病,桂枝证,医反下之,利遂不止,脉促者,表未解也,喘而汗出者,葛根黄芩黄连汤主之。”所以本方对仍有表证存在者也适用。

【临床运用】肺热腑实证也是肺肠同病,但本证为肺热下迫大肠而运化失司,故身热,咳嗽,下利稀便,色黄热臭,而无肺热腑实证之潮热便秘、痰壅喘促等症。本证见下利热臭,肛门灼热,与腑实证之热结旁流颇为相似。其区别在于本证为热移大肠,下利多为黄色稀便而不是稀水。又因为本证内无燥屎结于肠腑,所以虽可出现腹痛,但按其腹部并无硬满感觉。而热结旁流的腑实证则为燥屎内结,粪水从旁而流下,所以下利多恶臭稀水,腹部必硬满,按之作痛。

肺热移肠下利,为邪有出路,不可收涩止利。王孟英说:"温为阳邪,火必克金,故先犯肺,火性炎上,难得下行,若肺气肃降有权,移其邪由腑出,正是病之出路。温热病之大便不闭,为易治者,以脏热移腑,邪有下行之路,所谓腑气通则脏气安也。"临床治疗时,若肺热较甚,可加入银花、鱼腥草、桔梗等以清肺宣气;如咳嗽较甚可加桑白皮、枇杷叶等;如腹痛较甚,可加白芍;下利较甚可加白头翁、马齿苋、地锦草等以清热止痢;如呕吐恶心者,可加藿香、姜竹茹以化湿止呕,也可配合苏叶。

4. 肺热发疹

【证候】身热,肌肤发疹,疹点红润,咳嗽,胸闷,舌红苔薄白,脉数。

【病机】本证为肺经气分热邪外窜肌肤,波及营络所致。邪热内郁则身热;肺气不宣,肺气壅滞则见咳嗽、胸闷。肺热波及营分,窜入血络,则可外发皮疹,多粒小而稀疏,常见于胸部,按之退色。该皮疹为肺热波及营分而致,其病机重点仍在气分,与营分见证之斑点隐隐者不同,正如陆子贤在《六因条辨》中所说:"疹为太阴风热。"舌红苔薄白,脉数为肺经气分热盛之象。

【治法】宣肺泄热,凉营透疹。

【方药】银翘散去豆豉,加细生地、丹皮、大青叶,倍玄参方(《温病条辨》)。

连翘一两 银花一两 苦桔梗六钱 薄荷六钱 竹叶四钱 生甘草五钱 芥穗四钱 牛蒡子六钱 细生地四钱 大青叶三钱 丹皮三钱 玄参一两

本方为银翘散加减而成,因本证邪不在表,故去温散透表之豆豉,以防助长热势;又因肺热波及营分,营热较甚,窜入血络而发疹,所以加入生地、丹皮、大青叶、玄参以凉营泄热解毒。诸药合用,共奏宣肺泄热,凉营透疹之效。

【临床运用】若无表郁见证,可去荆芥;皮疹明显者,则可加入蝉蜕、浮萍等透疹外出。

(三)痰热结胸

【证候】身热面赤,渴欲凉饮,饮不解渴,得水则呕,胸脘痞满,按之疼痛,便秘,苔黄滑,脉洪滑。

【病机】本证为邪热入里,与痰搏结于胸脘而成。热盛于里,故面赤身热。痰热内阻胸脘,津不上承,则口渴,因内有邪热,故欲得冷饮,但属痰热有形之邪结于胸脘,故饮不解渴,得水则呕。痰热内阻,致气机不畅,故胸脘痞满。因有形之邪内结胸脘,故按之疼痛。痰热内阻,腑气不通,故大便秘结。苔黄滑,脉滑数有力为痰热内阻之象。

【治法】清热化痰开结。

【方药】小陷胸加枳实汤(《温病条辨》)。

黄连二钱 瓜蒌三钱 枳实二钱 半夏五钱

急流水五杯,煮取二杯,分二次服。

本方为《伤寒论》小陷胸汤加枳实而成。方中黄连苦寒清热燥湿,瓜蒌化痰宽胸,半夏化痰散结,枳实降气开结。四药配合,属辛开苦降之法,有清热化痰开结之功。

【临床运用】本证身热面赤,渴欲凉饮,有似阳明无形热盛之象,但舌黄滑而非黄燥,且有胸脘满痛之感,则显非阳明经证。其见大便秘结,又有似阳明腑实,但腑实便秘,必见潮热或腹部硬满疼痛,今身热,便秘而腹不硬痛,且舌苔亦不黄厚干燥,脉象亦不沉实,则非腑实便秘可知。

临床治疗时,如呕恶较甚,可加竹茹、生姜汁以和胃降逆;如胸脘胀痛而涉及两胁者,加柴胡、黄芩;便秘较甚者,为痰热内阻,腑失通降,宜加重枳实用量;喘息气促,胸闷,呼吸不利,可加麻黄、苦杏仁开泄肺气而平喘息。

(四)邪入阳明

1. 热盛阳明

【证候】壮热,恶热,汗大出,面红目赤,渴喜冷饮,苔黄而燥,脉浮洪或滑数。

【病机】本证病变部位在阳明胃经,其热势为无形邪热弥漫。阳明胃热亢盛,里热蒸腾,故壮热、恶热,面红目赤,苔黄而燥,脉浮洪或滑数。里热迫津外泄,故汗大出;热盛伤津,引水自救,故渴喜冷饮。

【治法】清热保津。

【方药】白虎汤(《伤寒论》)。

知母六两　石膏一斤(碎)　甘草二两　粳米六合

上四味,以水一斗,煮米熟汤成,去滓,温服一升,日三服。

白虎汤为清泄阳明胃热的代表方剂。方中生石膏辛寒,入肺胃经,寒能清泄胃热,辛能达热外出,可除气分之壮热。知母苦寒而性润,入肺胃二经,清热养阴。知母与石膏相配,可增强清热止渴除烦之力。生甘草泻火解毒,调和诸药,配粳米可固护胃气,祛邪而不伤正,配石膏则可甘寒生津。本方四药相配,共奏清热保津之功。

【临床运用】如热毒盛者,可加银花、连翘、板蓝根、大青叶等清热解毒之品;里热化火者,可佐黄连、黄芩等以清热泻火;如津伤显著者,可加石斛、天花粉、芦根等以生津。如热盛而津气耗损,兼有背微恶寒,脉洪大而芤者,可加人参以益气生津,即为白虎加人参汤;如见肺热壅盛而咳喘者,可加杏仁、瓜蒌皮、黄芩、鱼腥草等以清肺化痰。

吴鞠通提出用白虎汤有"四禁",即"脉浮弦而细者,不可与也;脉沉者,不可与也;不渴者,不可与也;汗不出者,不可与也。"但在临床上也不必完全拘泥于此"四禁",大凡掌握表证未解者当慎用,而里热未盛,或病非阳明邪热浮盛,或属阳明腑实,或属里虚证者,多在禁用之例。

2. 热结肠腑

【证候】日晡潮热,时有谵语,大便秘结,或纯利恶臭稀水,肛门灼热,腹部胀满硬痛,苔老黄而燥,甚则灰黑而燥裂,脉沉实有力。

【病机】本证多由肺经邪热传入肠胃,与肠中积滞糟粕相结而成。邪热内结肠腑,里热熏蒸而致日晡潮热。邪热与肠中糟粕相结,阻滞肠道,传导失职,大便秘结不通。若是燥屎内阻,粪水从旁流下,则可表现为利下纯水,即谓"热结旁流"。其所下之水必恶臭异常,且肛门有灼热感。燥屎内结,腑气壅滞不通,所以腹部胀满硬痛,按之痛甚。热结于内,里热熏蒸,腑热上扰神明,则时有谵语;苔黄燥或灰黑而燥,脉沉实有力,均为里热成实之象。

【治法】软坚攻下泄热。

【方药】调胃承气汤(《伤寒论》)。

甘草二两(炙) 芒硝半斤 大黄四两(清酒洗)

上三味,切,以水三升,煮二物至一升,去滓,内芒硝,更上微火煮一二沸,温顿服之,以调胃气。

方中以大黄苦寒攻下泄热;芒硝咸寒软坚泄热润燥,助大黄泻下之功;甘草以缓硝黄之峻,使其留中缓下。本方不仅能攻下大肠热结,还有泄胃中积热以调胃气之功,所以名为调胃承气汤。

【临床运用】如见腹胀满较甚,可加枳实、厚朴以行气破坚,但枳实、厚朴性偏温燥,易伤津液,津伤甚者当慎用;如见苔灰黑而燥,则为津伤已甚,可加玄参、生地、麦冬等以攻下泄热,生津养液,即为增液承气汤。若热毒较甚,可加入黄连、黄芩、栀子、黄柏以苦寒攻下,清热解毒。

3. 胃热阴伤

【证候】身热自汗,面赤,口舌干燥而渴,虚烦不眠,气短神疲,身重难以转侧,时时泛恶,纳谷不馨,苔黄而燥,舌红而干,脉细数。

【病机】本证为胃热津伤之证。邪热入胃,胃热炽盛,邪正剧争则身热,逼津外泄则汗出。阳明之脉起于鼻而绕于颜面,胃热循经上扰则面赤。胃热炽盛,胃津耗伤,则口舌干燥而渴。胃热内扰则虚烦不眠。气随津伤,则气短神疲。气机失运,故身重难以转侧。胃之气阴两伤,失于和降,故时时泛恶,纳谷不馨。苔黄舌红、脉细数是邪热未解而阴液已伤之象。

【治法】清泄胃热,生津益气。

【方药】竹叶石膏汤(《伤寒论》)。

竹叶二把 生石膏一斤 半夏半升(洗) 麦冬一升(去心) 人参二两 甘草二两(炙) 粳米半升

上七味,以水一斗,煮取六升,去滓,内粳米,煮米熟,汤成去米,温服一升,日三服。

方中竹叶、石膏清泄阳明胃热,麦冬滋阴养胃,粳米和胃生津。少佐温燥之半夏,既可防止麦冬之滋腻,又合甘草以和胃降逆,颇得用药之妙。人参以益气生津。本方组方如吴谦所云,"以大寒之剂易为清补之方"。诸药配伍,祛邪不伤正,扶正不恋邪,共奏清泄胃热,生津益气。

【临床运用】气阴耗伤较重者,方中人参可用西洋参替代以增益气生津之效;痰热内阻者,可加竹沥清热化痰;热毒较重者,可加入银花、虎杖、败酱草、鱼腥草等以清热解毒;呕恶较甚,加竹茹、橘皮和胃止呕。

(五)热入心包

1. 热陷心包

【证候】身体灼热,四肢厥冷,神昏谵语,或昏愦不语,舌謇,舌质红绛,脉细数。

【病机】本证多由气分、营分及血分之邪热传入心包所致,也可于病变初期,肺卫之邪不顺传气分,而是直接传入心包而成,即为逆传心包。本证来势凶险,病情较重,属危重之证。邪热内陷,闭阻包络,堵塞窍机,扰乱心神,则见神昏谵语,或昏愦不语;心包热盛,营阴耗损,心之苗窍不利则舌謇而舌色鲜泽而绛;营阴耗损则脉象细数;邪热内闭,气机阻滞,阳气不能达于四肢,故见四肢厥冷。其热闭浅者,则肢厥较轻,热闭愈重则肢厥愈甚,即所谓"热深厥亦深"。

【治法】清心开窍。

【方药】清宫汤送服安宫牛黄丸或紫雪丹、至宝丹等。

清宫汤(《温病条辨》)

玄参心三钱 莲子心五钱 竹叶卷心二钱 连翘心二钱 犀角尖二钱(水牛角代,磨冲) 连心麦冬三钱

本方专清包络邪热,包络为心之宫城,故清心包之热谓之清宫。方中原用犀角,能清心凉营,

现临床以水牛角代之;玄参心、莲子心、连心麦冬可清心滋液;竹叶卷心、连翘心则清心泄热。诸药合用,清心泄热,凉营滋阴,以使心包邪热向外透达而解。

安宫牛黄丸(引《温病条辨》)

牛黄一两 郁金一两 犀角一两(水牛角代) 黄连一两 朱砂一两 冰片二钱五分 麝香二钱五分 珍珠五钱 山栀一两 雄黄一两 黄芩一两

上为极细末,炼老蜜为丸,每丸一钱,金箔为衣,蜡护。脉虚者人参汤下,脉实者银花、薄荷汤下,每服一丸。大人病重体实者,日再服,甚至日三服;小儿服半丸,不知再服半丸。

紫雪丹(引《温病条辨》)

滑石一斤 石膏一斤 寒水石一斤 磁石二斤(水煮) 捣煎、去滓,入后药:羚羊角五两 木香五两 犀角五两(水牛角代) 沉香五两 丁香一两 升麻一斤 玄参一斤 炙甘草半斤

上八味,并捣挫,入前药汁中微火煎,去滓,入后药:朴硝、硝石各二斤。提净,入前药汁中,微火煎,不住手将柳木搅,候汁欲凝,再加入后二味:辰砂三两(研细),麝香一两二钱(研)入煎药拌匀。合成,退火气。冷水调服一二钱。

至宝丹(引《温病条辨》)

犀角一两(水牛角代,镑) 朱砂一两(飞) 琥珀一两(研) 玳瑁一两(镑) 牛黄五钱 麝香五钱

以安息香重汤炖化,和诸药为丸一百丸,蜡护。

安宫牛黄丸、至宝丹、紫雪丹三方皆有清热解毒,通络开窍,苏醒神志之功,属凉开之剂,是传统治疗温病神昏之要药,俗称"三宝"。三方药物组成不同,功效各异。安宫牛黄丸药性最凉,长于清热解毒,主要用于高热昏迷之症;紫雪丹药性偏凉,长于息风止痉,泄热通便,多用于高热惊厥之症;至宝丹则长于芳香辟秽化浊,多用于痰热窍闭之证。

【临床运用】本证与营分证营热扰心而致的神昏有所不同:营分证的神志症状较轻,且无舌謇肢厥,而常见斑疹隐隐;热陷心包则有明显的神志症状。热结肠腑证与本证均可出现神志异常,但热结肠腑乃肠腑浊热上扰神明,表现为腹满,便结,脉沉实,谵语或有或无,神志症状一般较轻,时间也较短。

上列方中犀角均应以水牛角(5~10倍剂量)代替,并可配合大青叶、生地等药,以发挥凉血解毒作用。若症见痰热蒙蔽心包,神昏肢厥,舌苔浊腻者,可去莲心、麦冬,加入芳香透泄,宣化湿浊之石菖蒲、郁金、银花、赤豆皮,以清心豁痰,芳香开窍。本证病情严重,可采用中西医结合治疗,现代临床上常用清开灵注射液或醒脑静注射液加入葡萄糖液中静滴。两者均是以安宫牛黄丸为基础而制成的新剂型,使用较方便,奏效亦快。

2. 热入心包兼阳明腑实

【证候】身热,神昏,舌謇肢厥,便秘,腹部按之硬痛,舌绛,苔黄燥,脉数沉实。

【病机】本证为手厥阴心包与手阳明大肠俱病之证。邪热内陷心包,心经热盛则身热,舌色绛;邪热内盛,阳气郁闭不能外达,则肢厥,邪阻包络,闭塞窍机则神昏谵语。阳明腑实,燥屎内结,故大便秘结,腹部按之硬痛;苔黄燥,脉数沉实,均为热结肠腑之象。

【治法】清心开窍,攻下腑实。

【方药】牛黄承气汤(《温病条辨》)。

即用前安宫牛黄丸二丸,化开,调生大黄末三钱,先服一半,不知再服。

本方以安宫牛黄丸清心包热闭,生大黄攻阳明腑实。

【临床运用】本证所见的身热、神昏、肢厥等症,在一般的阳明腑实证亦能出现,但单纯的阳明腑实证不致舌謇而言语不利,神昏程度亦较轻。

如燥结津伤甚者,可加入芒硝、玄参等以软坚生津;如心包见证严重而燥结不甚者,可先予清心开窍而后再行攻下。

(六) 内闭外脱

【证候】身体灼热,神志昏愦不语,倦卧,气息短促,汗多,脉散大或细数无力;或发热骤退,面色苍白,四肢厥冷,汗出不止,虚烦躁扰,气息短促,舌淡,脉微细欲绝。

【病机】风温发生正气外脱可见于热陷心包之后,由邪热内闭于心包,继而正气外脱,故称"内闭外脱"。由于邪热闭于心包,故身热而神昏;正气外脱,则倦卧,气息短促,汗多,脉散大或细数无力。内闭外脱可进而引起气脱亡阳。本证也可发生在风温病变过程中,甚至在病之早期,因邪气太盛而正气大虚,导致正气暴脱,阳气外亡,则发热骤降而四肢厥冷;气失固摄,津不内守则汗出不止;气虚不足以息,则呼吸短促;心神失养,心神散佚则虚烦躁扰;心阳虚衰,心血不能上荣则面色苍白而舌淡;脉微细欲绝为心阳虚衰、正气暴脱之征。

【治疗】清心开窍,固脱救逆。

【方药】生脉散或参附汤,送服安宫牛黄丸或紫雪丹、至宝丹(方见本章)。

生脉散(引《温病条辨》)

人参三钱　麦冬二钱(不去心)　五味子一钱

水三杯,煮取八分二杯,分二次服,渣再煎服,脉不敛,再作服,以脉敛为度。

方中用人参补益气阴,麦冬与五味子酸甘化阴,守阴留阳,气阴内守则汗不外泄,气不外脱。全方有益气敛阴固脱之功,适用于气阴外脱之证。

参附汤(《医方类聚》引《济生续方》)

人参半两　附子一两(炮,去皮脐)

上㕮咀,分作三服。水二盏,加生姜十片,煎至八分,去滓,食前温服。

方中以人参大补元气,附子温壮真阳。二药合用,具有回阳、益气、固脱的功效,适用于阳气暴脱之证。

【临床运用】若见汗出淋漓者,可加龙骨、牡蛎以止汗固脱。现代生脉散和参附汤均已制成注射液,使用更方便,快效。

(七) 余邪未净,肺胃阴伤

【证候】低热或不发热,干咳不已或痰少而黏,口舌干燥而渴,舌干红少苔,脉细。

【病机】本证多见于风温病恢复期。低热不退为余邪未净之证,如不发热提示邪热已解。肺阴耗伤,不能润养肺金,肺失宣降,则干咳无痰,或痰少而黏;肺胃阴伤则口舌干燥而渴。舌干红少苔,脉细均为阴液不足之象。

【治法】滋养肺胃,轻清余邪。

【方药】沙参麦冬汤(《温病条辨》)。

沙参三钱　玉竹二钱　生甘草一钱　冬桑叶一钱五分　麦冬三钱　生扁豆一钱五分　花粉一钱五分

水五杯,煮取二杯,日再服。

方中以沙参、麦冬、玉竹、花粉甘寒养阴生津,清肺胃热;生扁豆、甘草扶助胃气;桑叶轻清宣透以散余邪。诸药相配,共奏滋养肺胃,轻清余邪之功。

【临床运用】肺经热邪尚盛者,加知母、地骨皮以清热;肺胃阴伤明显者,加石斛、芦根以养阴生津;咳重者加杏仁、贝母、枇杷叶等化痰止咳;纳呆者加炒谷麦芽、神曲等健脾开胃。肺胃阴伤还可配合饮食疗法,如进食雪梨汁、荸荠汁、石斛茶等可以滋阴养津,常有较好效果。同时应注意避免过早进食油腻和辛辣食物。

（冯全生　黄　琴）

网上更多……

👤 学习提要　　📇 名词术语　　👥 知识导图　　⚥ 名家医案　　⬇ 微视频

📶 知识拓展　　📝 自测题　　🅮 教学 PPT

第九章

春　温

第一节

概　述

　　春温是发生于春季,由温热病邪郁伏所致,初起以高热、烦渴,甚则神昏、痉厥等里热证候为主要特征的急性热病。本病发病急骤,病情较重,变化较多,后期易耗伤肝肾阴液。传统的观点认为本病是冬季感受寒邪,郁伏化热而发于春季的伏气温病。

　　历代文献对本病论述大多源于《素问·阴阳应象大论》"冬伤于寒,春必温病"之论,把本病作为"伏寒化温"而发生的伏气温病,并在此基础上进一步的发挥,如王叔和在《伤寒例》中指出:"冬时严寒……中而即病者,名曰伤寒,不即病者,寒毒藏于肌肤,至春变为温病。"宋代郭雍首先提出了"春温"的病名,他在《伤寒补亡论》中提出:春温有"冬伤于寒,至春发者";有"冬不伤寒,而春自感风寒温气而病者";更有"春有非节之气中人为疫者"。实际上将春季的温病进行了分类。明初王安道认为,本病初起即表现为热邪自内达外的里热证,并确定了"清里热"为主的治疗原则。叶天士也认为春温系伏邪为病,提出:"春温一证,由冬令收藏未固,昔人以冬寒内伏,藏于少阴,入春发于少阳。"并指出治疗当"以黄芩汤为主方,苦寒直清里热"。柳宝诒认为春温的治疗当"用黄芩汤加豆豉、玄参,为至当不易之法。"邵仙根认为春温包括春季的多种温病,如他在《伤寒指掌》中说:"春温病有两种:冬受寒邪不即病,至春而伏气发热者,名曰春温;若春令太热,外受时邪而病者,此感而即发之春温也。"但其所说感而即发之春温实属风温。总之,在古代文献中对春温发生的认识主要是基于冬伤于寒,至春始发的伏气温病学说,但也有医家认为春温中包括了部分新感温病,或认为春温就是感受春季温热之邪而病。

　　根据本病的发病季节和证候特点,发生于春季的重型流行性感冒、流行性脑脊髓膜炎以及其他化脓性脑膜炎、病毒性脑炎、败血症等,如发病之初即有明显里热证候,可参考本病辨证论治。此外,临床各科疾病,如表现出春温证候特点者,亦可参考本病相关证候辨证施治。

第二节

病 因 病 机

对于春温的病因,传统的观点认为是"伏寒化温",即认为春温的发生是由于冬季感受寒邪,侵入人体后未即时发病,伏藏于体内,郁而化热,至春季阳气升发之时,向外透发,从而导致春温的发生。近年有学者根据古代医家提出的春温有新感而发的观点,认为春温的病因是春季的温热病邪,这种病邪具有较强的致病力,其侵入人体后迅速由表入里,郁伏气分或营分,故病变初期多以里热证为主要表现。同时,在病变过程中里热亢盛,容易伤阴、化火,并出现神昏谵语、痉厥抽搐、斑疹、出血等危重证候。温热病邪易于损伤人体的肝肾阴液,所以春温后期多表现为肝肾真阴耗损之证。上述两种观点虽然说法不一,但都突出了春温的致病因素具有较突出的温热特性,致病初起即表现出里热亢盛的证候特点。

春温发病的内因是阴精亏损,特别是肾阴不足。如《素问·金匮真言论》所言:"夫精者,身之本也,故藏于精者,春不病温。"凡摄生不慎,过度操劳,思虑多欲,房事不节,汗泄过度,大病之后,禀赋不足等,均可导致阴精亏损,失于封藏,从而招致温热病邪侵袭而致病。清代医家柳宝诒在《温热逢源》中指出:"经曰:冬伤于寒,春必温病。又曰:冬不藏精,春必病温。分而言之,则一言其邪之实,一言其正之虚。合而言之,则惟其冬不藏精而肾气先虚,寒邪乃得而伤之。"此处所言肾气先虚,就一般而论,应以阴精亏损为主,但有时也出现肾阳亏损者。

由于正虚邪袭,热邪在里,因而起病之初即见里热炽盛表现。若有时令外邪诱发的,亦可兼见表证者。因此根据本病初起临床表现的不同,可把其发病类型分为两种:一是初起但见里热炽盛之证,系在里伏热向外透发所致,称为"伏邪自发";二是兼有恶寒、头痛等卫表证,系外感时令之邪,引动内伏热邪而发病,称为"新感引发",即为表里同病。

本病虽以邪郁内发,里热炽盛为特点,但由于人体感邪有轻重,正虚程度亦有不同,因此,起病之初有热郁气分和热郁营分之别。热邪郁发气分的,邪虽盛,正亦强,其病情较郁发营分的为轻,如病势发展,则可向营、血分深入。热郁营分,为热邪深伏,营阴亏耗,病情较郁发气分的为重。其病势发展有两种情况,如转为气分证,说明邪有向外透达之机,则转归较好;如深入血分,或耗伤下焦肝肾之阴,说明病情严重,预后较差。由于本病里热炽盛,病邪毒力强,所以病变中邪热易于深入血分,出现斑疹出血;邪气化火易于侵犯心包而发生神昏;里热炽盛,熏灼肝筋,可致热盛动风。至病变后期,每致热烁肝肾之阴而为邪少虚多之候。在邪热衰退之后,每留真阴亏损、阴虚风动或余邪久留阴分不去等病变。

第三节

辨 证 论 治

一、辨治要点

（一）辨病依据

1. 本病发于春季。

2. 具有发病急、病情重、变化快的发病特点，初起即见里热炽盛症状，如突然高热、头痛、呕吐、项强或躁动不安以及神志改变等，或发于气分，或发于营分。部分病例可伴见恶寒头痛、无汗或少汗等卫表见证。

3. 本病在病变过程中极易出现斑疹、出血、痉厥、神昏等危重证候，后期易出现肾阴耗竭、虚风内动等表现。

（二）辨证要点

1. **辨初起证候** 本病初起时当辨其发于气分和发于营分的不同。发于气分者，常见身热、口苦而渴、心烦溲赤、舌红苔黄、脉数等。发于营分者，常见身热夜甚、心烦躁扰、甚或时有谵语、咽燥口干、口反不甚渴饮、或有斑点隐隐、舌红绛、脉细数等。同时，还应辨识表证之有无，兼有表证者，可伴见头痛、恶寒、无汗等，并应辨析新感外邪之属性。若为风寒，一般伴见恶寒、头痛项强、无汗、肢体酸痛等症；若为风热，则见微恶风、咳嗽、口渴、咽痛等症。

2. **辨邪实正虚** 本病病程中每呈邪热亢盛与阴液耗损并存的虚实错杂之候。病变初期，里热炽盛而兼有阴虚，邪实为病机的重点；病至中期，热炽阴伤并重，如春温腑实多兼阴液亏损或气液两虚；病变后期，邪热渐退或余邪留伏，肝肾阴伤为主要病变，邪少虚多为此期的证候特点。若热势虽烈，而正气损伤较轻者，一般预后尚可；但若正气虚亏，尤其是真阴真阳亏损较甚，则可迅速出现内闭外脱、虚风内动、正衰邪陷等证，甚至阴阳离决而导致死亡。

3. **辨动风虚实** 春温每多动风之变，且有虚实之分。实风多见于春温极期，系热盛动风之候，证属里热炽盛，引动肝风，其证属实；虚风每见于春温后期，乃阴虚动风之候，证属肝肾阴亏，筋脉失养，其证属虚。

（三）治则治法

1. **治则** 以清泄里热为基本治则，注重透邪外出和顾护阴液。

2. **治法** 本病初起热郁少阳者，治宜苦寒清泄里热，同时应注意透邪外出；热在营分者，则予清营解毒，透热外达；若系新感引动，表证尚在者，当表里双解。邪盛气分，如热灼胸膈，宜清泄膈热；阳明热炽者，治以辛寒清气保津；热结肠腑者，宜通腑泄热，同时注意配合养阴、益气、泻小肠之火等法。热炽营血，如气营（血）两燔者，治当气营（血）两清；若热盛动血，迫血妄行，治宜凉血散血，清热解毒；热盛动风者，宜凉肝息风；若热闭心包者，宜清心开窍；若邪陷正衰，亡阳虚脱，又急当扶正固脱。后期热灼肝肾之阴者，宜滋养肝肾之阴精；虚风内动者，当滋阴息风；余邪深伏阴分者，当滋阴透邪。

二、主要证治

（一）春温初发

1. 热郁胆腑

【证候】身热，口苦而渴，干呕，心烦，小便短赤，胸胁不舒，舌红苔黄，脉象弦数。兼有表证者，可伴有恶寒、头痛等。

【病机】本证见于春温初起，由温热病邪郁发于胆腑气分所致。身热，口渴，小便短赤，舌红苔黄为邪热在气分，热炽津伤之象；胆火上扰，则口苦心烦；邪郁肝胆经脉，则胸胁不舒；胆热犯胃，胃失和降，则发干呕；脉象弦数为热郁肝胆之征。兼有时邪外犯时，可兼见恶寒、头痛等症。

【治法】苦寒清热，宣郁透邪。如兼有表证，可配合解表透邪。

【方药】黄芩汤加豆豉、玄参方（《温热逢源》）。

黄芩三钱　芍药三钱　甘草一钱（炙）　大枣三枚（擘）　淡豆豉四钱　玄参三钱

水五杯，煮取八分三杯，温服一杯。日再服，夜一服。

本方由《伤寒论》黄芩汤加豆豉、玄参组成。方中以黄芩为君，苦寒泻火，直清少阳胆热；玄参养阴清热解毒；芍药、甘草酸甘化阴以生津液；佐豆豉宣发郁热，透邪外达，兼以除烦。本方"清"、"养"、"透"三法兼备，具有苦寒清热，宣郁透邪之功。但由于本方清热泻火之力较弱，所以在临床上运用时多需加味。

【临床运用】本证应注意与以下两证鉴别：阳明热盛证可见身热，烦渴，舌红，苔黄，脉数，与本证相似，虽同为气分热盛之证，但病位在阳明胃而不在少阳胆，故无口苦、胸胁满闷不舒、脉弦等症。伤寒邪在少阳证，病属少阳经证，邪在半表半里，故以寒热往来、胸胁苦满为主症，与本证见身热、口渴、小便短赤、舌红苔黄、脉弦数等少阳胆腑郁热伤津者不同。

临床运用黄芩汤加豆豉、玄参方时，其中芍药可用白芍；炙甘草性偏温补，可易以有清热解毒之功的生甘草；大枣偏温，应去而不用；每加黄连、栀子、夏枯草等以加强其清热泻火之力。若伴见头痛恶寒、无汗或少汗者，为兼有表邪，加葛根、蝉蜕、薄荷以透达卫表之邪，或用增损双解散（白僵蚕、蝉蜕、姜黄、防风、薄荷、荆芥、当归、白芍、黄连、连翘、栀子、黄芩、桔梗、石膏、滑石、甘草、大黄、芒硝）解表清里。伴寒热往来、胸胁胀闷、心烦者，为胆经郁热之候，加柴胡、栀子以疏胆清热。胆热炽盛，口苦、呕吐甚者，加黄连、竹茹、代赭石以清胆降逆止呕。胆经郁热较甚，也可用吴鞠通《温病条辨》之黄连黄芩汤（黄连、黄芩、郁金、豆豉）以清宣胆腑郁热。

2. 热郁营分

【证候】身热夜甚，心烦躁扰，甚或时有谵语，或斑点隐隐，咽燥口干而反不甚渴，舌质红绛，苔薄或无苔，脉细数。兼有表证者，可兼见恶寒、头痛等。

【病机】本证既可见于发病之初，营阴素虚而温热病邪直犯营分，也可发生于春温病变过程中因气分邪热不解，进而深入营分者。其主要病机为热郁营分，营阴受损，窜络扰心。热郁营分，营热炽盛则身热夜甚，舌绛。热灼营阴，营阴受损，则咽干不甚渴，脉细数。热邪入营，心神被扰，则心烦躁扰，甚则时有谵语。营热窜络，可见斑疹隐隐。兼有表邪者，可见恶寒、头痛等症。

【治法】清营泄热。兼有表证，佐以透表疏邪。

【方药】清营汤（《温病条辨》）。

犀角三钱（水牛角代）　生地五钱　玄参三钱　竹叶心一钱　麦冬三钱　丹参二钱　黄连一钱五

分 银花三钱 连翘二钱（连心用）

水八杯，煮取三杯，日三服。

本方为清泄营热的基本方。方中犀角可用水牛角代用，以清心凉营泄热，伍以黄连清心热而解毒；生地、玄参、麦冬清热滋阴；银花、连翘、竹叶性凉质轻，轻清透热，宣通气机，与清营药配合，可使营热外达，透出气分而解，此即叶天士"入营犹可透热转气"之法；丹参活血，清除脉络瘀热。

【临床运用】营分证可见时有谵语，与阳明热盛、热结肠腑发生的谵语有病在气、营之不同，可从是否有大渴、大汗及大便是否燥结，腹部有无满痛，舌上有无苔垢等方面进行鉴别。营热炽盛，窜于血络，而见斑疹隐隐者，与热陷血分、迫血外溢、斑疹稠密显露者显然不同，不难辨别。若邪热由气传营，气分邪热仍在者，舌绛而舌面多有黄苔；若邪热完全深入营分，气分证不再存在，则舌呈纯绛而少苔垢。

清营汤在《温病条辨》中有用黄连和不用黄连之别：如营阴耗伤不甚而营热扰心之心烦明显者，可用黄连以配合水牛角清心解毒，但黄连苦燥，用量宜小，以防伤阴；如营阴耗伤较甚，舌绛而干，则慎用黄连，以免苦燥伤阴。兼表者，可加豆豉、薄荷、牛蒡子等以宣透表邪，或用银翘散去豆豉加细生地、丹皮、大青叶，倍玄参方见风温章以泄卫透营。若黄苔尽退，舌转深绛，斑疹透发，为热毒由营渐转入血，当去银、翘、竹叶等气药。若见神昏谵语、舌謇肢厥，可加用安宫牛黄丸或紫雪丹，也可用醒脑静注射液。阴液亏损严重，应加强滋阴治疗，及时补充水分，必要时给予补液。

（二）热炽气分

1. 热灼胸膈

【证候】身热不已，面红目赤，胸膈灼热如焚，烦躁不安，唇焦咽燥，口渴，口舌生疮，齿龈肿痛，或便秘，舌红苔黄，脉滑数。

【病机】本证为郁热化火，燔灼胸膈而致。邪热燔灼，熏蒸胸膈，故身热不已，面红目赤，胸膈灼热如焚。胸膈炽热扰心，则烦躁不安。火热炎上，灼伤津液致使唇焦，咽燥，口渴，口舌生疮，齿龈肿痛。胸膈炽热及肠，腑失通降而致大便秘结。舌红苔黄、脉滑数为里热燔灼之象。

【治法】清泄膈热。

【方药】凉膈散（《太平惠民和剂局方》）。

川大黄 朴硝 甘草各二十两 山栀子仁 薄荷叶（去梗） 黄芩各十两 连翘二斤半

上为粗末。每服二钱，小儿半钱，水一盏，加竹叶七片，蜜少许，煎至七分，去滓，食后温服。得利下住服。

本方清透并举，上下兼顾。方中连翘、栀子、黄芩、薄荷、竹叶清泄头面、胸膈灼热以治上；大黄、芒硝通腑泄热，"釜底抽薪"而治下；甘草缓急润燥。共奏凉膈泄热，清上泻下之效。

【临床运用】热灼胸膈证不论有无便秘，均可使用凉膈散，其中硝、黄之用不专为腑实而设，意在使胸膈郁热下泄。如大便稀溏，可去芒硝、大黄。如口渴，咽燥较甚，可加入花粉、芦根以生津止渴。

2. 阳明热炽

【证候】壮热，面赤，汗多，心烦，渴喜凉饮，舌质红苔黄而燥，脉洪大或滑数。

【病机】本证为邪入阳明，里热亢盛之候。正邪剧争，邪热亢炽，故见壮热。阳明之脉荣于面，邪热循经上蒸，故见面赤。热盛迫津外泄，故见汗多。热盛扰乱心神则心烦。热盛津伤则渴喜凉饮，舌苔黄燥，脉象洪大或滑数系里热炽盛之征。

【治法】清热保津。

【方药】白虎汤(方见风温章)。

【临床运用】热势壮盛,发热较高者,可配合黄芩、银花、鸭跖草等;若热盛津伤,烦渴甚者,加花粉、石斛、芦根等以清热解毒,生津除烦;气阴两伤,微喘、脉芤者,可加人参以清热生津益气。

3. 热结肠腑

【证候】身热,腹满便秘,口干唇裂,舌苔焦燥,脉象沉细;或伴见口干咽燥,倦怠少气,撮空摸床,肢体震颤,目不了了,苔干黄或焦黑,脉沉弱或沉细;或伴见小便涓滴不畅,溺时疼痛,尿色红赤,时烦渴甚,舌红脉数。

【病机】本证为阳明热结兼有阴伤、气液双损、小肠热盛之候。阳明热盛,燥屎内结故见身热,便秘,脉沉;阳明燥结,腑气壅滞故腹部硬满胀痛。邪热内盛,热结津伤,甚则阴液亏损,故见口干唇燥,舌苔焦燥,脉细。如热结腑实,应下失下,而致气液两虚则见口干咽燥,唇裂舌焦,倦怠少气,撮空摸床,目不了了,脉沉弱或沉细。若腑实内结,兼见小肠热盛,下注膀胱,则小便涓滴不畅,溺时疼痛,尿色红赤。

【治法】本证总的治法是通腑泄热。根据兼夹证的不同而配合相应治法:阳明腑实,热结液亏者,宜攻下腑实,增液滋阴;阳明腑实,气液俱亏者,宜攻下腑实,补益气液;热结肠腑,小肠热盛者,治宜通大肠之秘,泄小肠之热。

【方药】阳明腑实,热结液亏者,方用增液承气汤;阳明腑实,气液俱亏者,方用新加黄龙汤;热结肠腑,小肠热盛者,方用导赤承气汤。

增液承气汤(《温病条辨》)

玄参一两　麦冬八钱(连心)　细生地八钱　大黄三钱　芒硝一钱五分

上以水八杯,煮取三杯,先服一杯,不知再服。

本方由增液汤(玄参、麦冬、生地,《温病条辨》方)加硝、黄而成。以玄参、麦冬、生地以养阴生津润燥,增水行舟;以大黄、芒硝以泄热软坚,攻下腑实。

新加黄龙汤(《温病条辨》)

细生地五钱　麦冬五钱(连心)　玄参五钱　生大黄三钱　芒硝一钱　生甘草二钱　人参一钱半(另煎)　当归一钱半　海参两条(洗)　姜汁六匙

水八杯,煮取三杯。先服一杯,冲参汁五分,姜汁两匙,顿服之。如腹中有响声或转矢气者,为欲便也。候一二时不便,再如前法服一杯……如服一杯即得便,止后服。

方中以大黄、芒硝泄热软坚,攻下燥屎;以人参、甘草大补元气;麦冬、当归、玄参滋阴润燥,海参滋补阴液,咸寒软坚;并加姜汁宣通气机;当归和血分之滞,以使气血和畅,胃气宣通,则药得以运化而能施展其祛邪扶正之作用。诸药合用共成扶正攻下,邪正合治之剂。

导赤承气汤(《温病条辨》)

赤芍三钱　细生地五钱　生大黄三钱　黄连二钱　黄柏二钱　芒硝一钱

水五杯,煮取二杯,先服一杯,不下再服。

本方是由导赤散合调胃承气汤加减而成,故名导赤承气汤。方取大黄、芒硝攻下腑实;赤芍、生地养阴清热,黄连、黄柏清泄小肠之热。

【临床运用】热结肠腑,须用苦寒攻下。大黄为寒下之要药,用之得当使邪热由下而出,但对于阴液亏损或元气不足之证,寒下时须同时滋养阴液,兼顾元气。若热炽阴伤,烦渴、舌红而干者,加知母、竹叶、花粉等。口渴较甚，热邪伤阴较重，可加玄参、芦根等。若见小便赤色有血，可加白茅根、小蓟等。如阳明腑实、热结液亏者服本方后，大便虽通而热未退，或退而未尽，口燥咽干，舌苔干黄或金黄色，脉沉实有力，此为热邪复聚，可以本方去芒硝，加丹皮、知母以撤其热。

（三）热燔气营（血）

1. 气营（血）两燔

【证候】壮热，目赤，头痛，口渴饮冷，心烦躁扰，甚或谵语，斑点隐隐。甚或大渴引饮，头痛如劈，骨节烦痛，烦躁不安，甚则昏狂谵妄，或发斑吐衄，舌绛或深绛，苔黄燥，脉滑数、弦数或洪大有力。

【病机】本证气分邪热未解，营血分热毒又盛，形成气营（血）两燔之候。邪热炽盛，燔灼气分，则壮热，口渴饮冷或大渴引饮；火热炎上则目赤，头痛；热灼营阴，热扰心神，故心烦躁扰，甚或谵语；营热损伤血络，溢于肌肤，则斑疹隐隐。若热毒充斥气血，则属气血两燔。血分热炽，扰乱心神而烦躁不安，甚则昏狂谵妄；耗血动血致发斑吐衄；热毒充斥，故头痛如劈，骨节烦痛。舌绛是热在营血之征，苔黄燥提示气分邪热未解；脉数或洪为热盛之象。

【治法】气营（血）两清。

【方药】气营两燔，热毒尚不甚者用玉女煎去牛膝、熟地加细生地、元参方；热毒炽盛气血而斑疹显露者用化斑汤；热毒亢盛至极者用清瘟败毒饮。

玉女煎去牛膝、熟地加细生地、元参方（《温病条辨》）

生石膏一两　知母四钱　元参四钱　细生地六钱　麦冬六钱

水八杯，煮取三杯，分二次服，渣再煮一盅服。

此方系吴鞠通据《景岳全书》玉女煎加减而成。方中石膏、知母清气分邪热；玄参、生地、麦冬清营滋阴，合之共奏清气凉营之效，实寓白虎汤加增液汤之意。吴鞠通指出："气血两燔，不可专治一边……去牛膝者，牛膝趋下，不合太阴证之用，改熟地为细生地者，亦取其轻而不重，凉而不温之义，且细生地能发血中之表也。加元参者，取其壮水制火，预防咽痛失血等证也。"

化斑汤（《温病条辨》）

生石膏一两（捣细）　知母四钱　生甘草三钱　元参三钱　犀角二钱（水牛角代）　白粳米一合

水八杯，煮取三杯，日三服。滓再煮一盅，夜一服。

本方即白虎汤加犀角（水牛角代）、玄参而成。斑属阳明热毒内迫营血，外郁肌表，故用白虎汤清气解肌，泄热救阴。但斑出色深，是热毒较重而脉络瘀滞，逼迫营血之象，故加犀角、玄参清营凉血以解毒化斑。

清瘟败毒饮（《疫疹一得》）

生石膏　大剂六两至八两，中剂二两至四两，小剂八钱至一两二钱

小生地　大剂六钱至一两，中剂三钱至五钱，小剂二钱至四钱

乌犀角　大剂六钱至八钱，中剂三钱至五钱，小剂二钱至四钱

真川连　大剂四钱至六钱，中剂二钱至四钱，小剂一钱至一钱半

生栀子　桔梗　黄芩　知母　赤芍　玄参　连翘　竹叶　甘草　丹皮

先煮石膏数十沸，后下诸药，犀角（水牛角代）磨汁和服。

本方由白虎汤、凉膈散、黄连解毒汤及犀角地黄汤四方组合而成，具有诸方协同作用。方中石膏、知母大清阳明气热，清热保津；犀角（水牛角代）、生地、玄参、丹皮、赤芍等清营凉血解毒；黄连、黄芩、栀子、连翘泻火解毒；竹叶清心除烦；桔梗载药上行，开宣肺气，畅达气机以促药力；甘草

解毒利咽。诸药合用,清气解毒凉血,故名清瘟败毒饮。病情紧急者,可昼夜连续服用,使药力接续不断,直至热毒亢盛之势减退。

以上三方皆为气营(血)两清之剂。加减玉女煎泻火解毒力较弱,主要用于气营两燔证,而热毒尚不甚者;化斑汤用于热毒炽盛于气血而斑疹显露者;清瘟败毒饮则用于气(营)血两燔之重证,热毒亢盛至极者。对本证的治疗,应尤其注重清气,气热得清,营(血)之热可顺势外透而解,方药使用上多重用石膏。如余师愚所说:"(清瘟败毒饮)此皆大寒解毒之剂,故重用石膏,先平甚者,而诸经之火自无不安矣。"

【临床运用】加减玉女煎泻火解毒力较弱,如热毒炽盛者,可加黄连、黄芩等清热解毒之品。化斑汤临床运用时可加丹皮、大青叶、赤芍等凉血散血、化斑解毒之品,以增凉血化斑之力。清瘟败毒饮用于气血两燔,热毒亢盛之重证。如吐衄重者,去桔梗加白茅根、小蓟;斑疹紫黑者,可重用生地、赤芍,加紫草、丹参、红花、归尾;大便秘结、腹胀满者,加大黄、芒硝。若见神昏谵语、舌謇肢厥,可加用安宫牛黄丸,或紫雪丹、至宝丹。痉厥者,加僵蚕、蝉蜕、地龙、全蝎等以平息肝风。阴液亏损严重,可重用生地、玄参、花粉、麦冬等。

2. 热盛迫血

【证候】身体灼热,躁扰不安,甚或昏狂谵妄,斑色紫黑,成片成块,或吐衄便血,舌质深绛,脉数。

【病机】本证为热毒炽盛于血分,迫血妄行之候。热灼营血故身体灼热,邪热内扰心神则躁扰不安,甚或昏狂谵妄。热伤血络,迫血外溢肌肤,故斑疹密布,热毒烁血致瘀,瘀热互结,则斑色紫黑。热邪伤络,迫血妄行,溢于脉外而见不同部位的出血。如阳络伤,血溢于上则见吐血、衄血;阴络伤,血溢于下则见便血、溺血;舌质深绛、脉数为热毒已入血分之象。

【治法】凉血散血,清热解毒。

【方药】犀角地黄汤(引《温病条辨》)。

干地黄—两 生白芍三钱 丹皮三钱 犀角三钱(水牛角代)

水五杯,煮取二杯,分二次服,渣再煮一杯服。

方中用犀角(以水牛角代)清心凉血,解血分热毒;生地凉血养阴,与犀角相配凉血止血,滋阴养血;芍药配丹皮清热凉血,活血散瘀。四药配合,共达清热解毒,凉血散血之功。

【临床运用】热灼营阴证可见身灼热,神昏,斑疹,舌绛,脉细数,与本证有相似之处,但无斑疹密布,或伴发广泛出血等明显动血证候。本证与气营(血)两燔证比较,两者虽都有血热迫血见症,但本证是热毒内陷血分,迫血妄行而无壮热、大渴、苔黄之气分热盛表现。

犀角地黄汤是治疗血分证的代表方,在临床运用时,应根据不同的病情进行加减。如吐血可加侧柏叶、白茅根、三七;衄血加白茅根、黄芩、焦栀子;便血加槐米、地榆;尿血加小蓟、琥珀、白茅根以凉血止血。若热毒较甚,症见昏狂,斑色紫,可加水蛭、大黄、神犀丹以活血祛瘀解毒。如壮热、烦渴、苔黄、脉洪者,为气分邪热仍盛,属气血两燔之证,当加石膏、知母、黄连、黄芩、栀子等以清解气分热毒。如热盛伤阴,出血不止、舌紫绛而干者,加紫草、玄参、三七、西洋参以清热凉血,益阴止血。

3. 热与血结

【证候】身热,少腹坚满,按之疼痛,小便自利,大便色黑,神志如狂,或清或乱,口干而漱水不欲咽,舌紫绛色暗或有瘀斑,脉象沉实而涩。

【病机】本证乃热毒内陷血分,热与血结,瘀热互结下焦所致。热与血结,瘀蓄下焦,故见少腹坚满,按之疼痛,大便色黑。小便自利,是血热内结少腹而瘀热不在膀胱之象。血分瘀热随经上扰心神,则神志如狂,或清或乱。热灼营血,津液耗伤故口干,但热蒸营阴上潮故口干而漱水不欲咽。瘀热胶结,气血运行不畅,故见舌绛紫色暗或有瘀斑,脉沉实或涩。

【治法】泄热通结,活血逐瘀。

【方药】桃仁承气汤(《温病条辨》)。

大黄五钱　芒硝二钱　桃仁三钱　当归三钱　芍药三钱　丹皮三钱

水八杯,煮取三杯,先服一杯。得下止后服,不知再服。

方中桃仁、丹皮、赤芍清热凉血消瘀;大黄、芒硝泄热软坚,攻逐瘀结;当归和血养血,并行血中之气。本方是从《伤寒论》桃核承气汤化裁而来,因本证热盛故去辛温之桂枝、甘缓之甘草,加丹皮、芍药、当归以凉血散血。

【临床运用】对本证的治疗,应重视清热凉血和活血散血。血热盛者可加清热凉血的紫草、水牛角等,瘀血较甚者可加活血散瘀的丹参、三七。若见神志昏狂,可加用安宫牛黄丸,或紫雪丹、至宝丹。

(四) 热陷心包

1. 邪热闭窍

【证候】身灼热,神昏谵语,或昏愦不语,或痰壅气粗,舌謇肢厥,脉弦数或弦滑数。

【病机】此证多由温热病邪发于营分,营分热毒深陷,内闭心包所致。热陷心包,机窍阻闭,神明内乱,则神昏谵语或昏愦不语;舌为心之苗,热闭心包,痰阻舌根,则舌謇。热闭于内,阳郁不达,故身体灼热而四肢厥逆。热灼津液成痰,痰热内盛,阻于气道,故见痰壅气粗,脉弦数或弦滑数。

【治法】清心开窍。

【方药】清宫汤送服安宫牛黄丸或紫雪丹、至宝丹(方均见风温章)。

2. 内闭外脱

【证候】身热骤降,神昏谵语或不语如尸厥,躁扰不安,气短息促,手足厥冷,冷汗自出,大便闭。舌绛色暗,欲伸无力,苔干燥起刺,脉细疾或沉弱。

【病机】本证因热毒内闭心包,阴津、阳气外脱而致。因津气耗竭、阳气暴脱故身热骤降。热毒内陷,机窍郁闭则神昏谵语或不语如尸厥。热邪内郁,热甚厥甚,故肢厥。气虚欲脱则气短息促,冷汗出,脉弱。心之气阴欲脱则舌伸无力,脉象细疾。热毒炽盛津伤故见舌绛起刺。

【治法】开闭固脱。

【方药】生脉散或参附汤送服安宫牛黄丸或至宝丹(方均见风温章)。

【临床运用】内闭外脱证每常兼有瘀血阻塞心窍的病理变化,临床表现为甲青唇黑、舌质紫暗等症,治疗除开闭固脱外,还应加用活血化瘀之品,如丹参、赤芍、桃仁、红花等。

(五) 阳气暴脱

【证候】热势骤降,四肢厥冷,面色青灰,冷汗淋漓,皮肤出现花纹,斑疹成片,色紫暗,肢端青紫,呼吸弱,血压低,舌淡,脉微细欲绝。

【病机】此为邪陷正衰而致阳气暴脱之证。阳气暴脱,则热势突然下降;阳气外亡,不能布达于外,故面色青灰,冷汗淋漓,肢体厥冷;阳气外脱,无力行血,脉络凝滞不通,或阳气不能摄血,血液离经妄行,故肢端青紫,皮肤出现花纹,或斑疹成片;阳气脱而肺司呼吸和心主血脉之功能失司,则呼吸弱,血压低,舌淡,脉微细欲绝。

【治法】回阳救逆。

【方药】回阳救急汤(《伤寒六书》)。

熟附子　干姜　肉桂　人参　白术　茯苓　陈皮　甘草　五味子　半夏

水二盅,姜三片,煎之。临卧入麝香三厘调服。中病以手足温和即止,不得多服。

本方即四逆汤合六君子汤加五味子、肉桂、麝香而成。麝香芳香辛窜,开窍醒神,并鼓舞阳气之运行,可助参、附、姜、桂温阳之用,亦可借其辛散之性,透散内陷之热毒;熟附子、干姜、肉桂回阳救逆;人参、茯苓、甘草补益心气,温壮心阳;五味子固脱救逆;白术、陈皮、生姜助运以温壮脾阳。

【临床运用】本证病情危重,临证可配合治疗厥脱的现代制剂如生脉注射液或参附注射液等。本方为大温大热之剂,运用后厥回脱止,手足转温,即当停用,以防温热之品助热生变。如继发于热闭心包之后,即为内闭外脱,应配合清心开窍之品,如安宫牛黄丸等。若兼有明显的瘀阻血脉,见爪甲青紫,舌质紫暗,加丹参、赤芍、桃仁、红花以活血化瘀。

(六) 热盛动风

【证候】身热壮盛,头晕胀痛,手足躁扰,甚则狂乱,神昏,痉厥,舌干绛,脉弦数。

【病机】本证是热邪内陷,深入厥阴,热盛动风之候。热毒内盛,故身壮热。热极生风,厥气上逆,扰于清空,则头晕胀痛。热扰心神,则狂乱不宁,甚则神识昏迷。邪热炽盛,熏灼肝经,筋脉拘急,则手足躁扰,四肢抽搐,甚则颈项强直,角弓反张。邪气内郁,气机受阻,阴阳气不相顺接则四肢厥逆。舌干绛,为血热内郁伤津之象。热盛而肝风内动,故见脉弦数。

【治法】清热凉肝息风。

【方药】羚角钩藤汤(《重订通俗伤寒论》)。

羚角片一钱五分(先煎)　霜桑叶二钱　京川贝四钱(去心)　鲜生地五钱　双钩藤三钱(后入)　滁菊花三钱　茯神木三钱　生白芍三钱　生甘草八分　鲜竹茹五钱(鲜刮,与羚角片先煎代水)

本方用羚羊角、钩藤为主以凉肝息风止痉。桑叶、菊花轻清宣透,助羚角、钩藤以平息肝风,并透热外出。热炽阴伤,故重用生地滋养阴液,白芍、甘草酸甘化阴,以加强生地的作用,滋养筋脉以缓挛急。热盛煎熬津液成痰,热夹痰浊,闭阻络窍,扰乱神明,故用茯神宁心安神,贝母、竹茹清肝胆郁热而化痰通络。

【临床运用】本证在治疗上应重视祛除引起肝风内动的邪热,故主以清热凉肝以息风。如热势炽盛,体温较高者,可酌用物理降温的方法,如温水或乙醇擦浴、降低体温等。如气分热盛者,加石膏、知母等以大清气热;营血分热盛见肌肤发斑者,加水牛角、板蓝根、丹皮、紫草等以凉血解毒;角弓反张或抽搐较重者,加全蝎、地龙、蜈蚣等以息风止痉,或加用羚羊角粉口服。若见神志昏狂,可加用安宫牛黄丸,或紫雪丹、至宝丹。腑实便秘者,加大黄、芒硝等以攻下泄热。痰涎壅盛者,加竹沥、姜汁以清热涤痰。

(七) 热灼真阴

1. 阴虚火炽

【证候】身热,心烦不得卧,口干咽燥,舌红苔黄或薄黑而干,脉细数。

【病机】本证为春温后期,邪热久羁而耗伤肾阴,心火亢盛之候。热邪深入少阴,心火上亢,

81

肾阴下虚,以致水亏火旺,水火不能相济,火愈亢而阴愈伤,阴愈亏而火愈炽,相互影响,其病益甚,故致心烦不得卧,此即吴鞠通所说的"阳亢不入于阴,阴虚不受阳纳"。心火炽盛则身热,心烦,舌红苔黄;肾水亏则口干咽燥、脉细。

【治法】育阴清热。

【方药】黄连阿胶汤(《温病条辨》)。

黄连四钱　黄芩一钱　阿胶三钱　白芍一钱　鸡子黄二枚

水八杯,先煮三物,取三杯,去渣,纳胶烊尽,再纳鸡子黄搅令相得,日三服。

本方即《伤寒论》黄连阿胶汤,只是在用量上作了相应的变化。方中黄连、黄芩苦寒泻心火而坚真阴,阿胶、白芍甘酸咸寒滋真阴而抑心火,鸡子黄为血肉有情之物,下能补肾而益阴,上能宁心而安神,有安中焦,补精血,通心肾之功。诸药刚柔相济,可使肾阴渐复,心火渐清,水火相济,阴能纳阳则诸症自除。正如吴鞠通所说:"以黄芩从黄连,外泻壮火而内坚真阴;以芍药从阿胶,内护真阴而外捍亢阳。名黄连阿胶汤者,取一刚以御外侮,一柔以护内主之义也。"

【临床运用】黄连阿胶汤是针对春温后期阴虚火炽证而设,其时既有真阴亏损,又有邪热亢盛。若邪热尚盛者,可加山栀、知母等;若肝肾阴液亏耗较严重,可加用生地、芍药、山萸肉等。

2. 肾阴耗损

【证候】身热不甚,久留不退,手足心热甚于手足背,咽干齿黑,舌质干绛,甚则紫晦,或神倦,耳聋,脉虚软或结代。

【病机】本证为春温后期,邪热深入下焦,余邪久羁,耗损肝肾真阴而致,属邪少虚多之候。阴虚不能制阳,则阳偏亢而低热不已,手足心热甚于手足背。咽干齿焦,是肾阴亏损,津难上承之象。舌质干绛,甚则紫晦,为肝血肾液耗伤之征。邪少虚多则脉虚软无力,阴亏液涸则脉行艰涩,故搏动时止而见结代脉。若阴精亏损较甚,神失所养,则可见神倦欲眠之虚衰疲惫表现。此外,肾开窍于耳,肾阴亏耗,精气无力上通于耳,则肾窍失聪。

【治法】滋阴养液。

【方药】加减复脉汤(《温病条辨》)。

炙甘草六钱　干地黄六钱　生白芍六钱　麦冬五钱(不去心)　阿胶三钱　麻仁三钱

水八杯,煮取八分三杯,分三次服。剧者加甘草至一两,地黄、白芍各八钱,麦冬七钱,日三夜一服。

本方由《伤寒论》炙甘草汤去参、桂、姜、枣加白芍而成,如吴鞠通在《温病条辨》中所说:"在仲景当日,治伤于寒者之结代,自有取于参、桂、姜、枣,复脉中之阳;今治伤于温者之阳亢阴竭,不得再补其阳也。用古法而不拘用古方,医者之化裁也。"方中白芍、地黄、阿胶、麦冬滋养肝肾真阴,炙甘草、麻仁扶正润燥。全方共奏滋阴退热,养液润燥之功,为治疗温邪深入下焦,肝肾阴伤之主方。《温病条辨》所说:"热邪深入,或在少阴,或在厥阴,均宜复脉。"即指出本方适用于邪热致肝肾阴伤者。

【临床运用】热郁少阳亦可发生耳聋,与本证相似,当认真鉴别:少阳证耳聋,乃系少阳风热上扰,清窍不利所致,其耳聋为"两耳无所闻",多有胀闷之感,且必有一系列少阳见症;本证之耳聋乃肾之精气不能上通于耳所引起,因此,这种耳聋一般无胀闷之感,而有一系列真阴亏损之证。再者,本证与上证比较,两者均属真阴亏虚,但上证为肾阴虚而心火旺,本证则纯属阴精亏损,临床审证,不可相混。

因误治汗之不当,耗伤心气,以致汗自出,心无所主,震震悸动者,宜去麻仁加生牡蛎、生龙骨,名救逆汤,以滋阴敛汗,摄阳固脱。若下之不当而兼见大便溏者,去麻仁加生牡蛎,成一甲复脉汤以滋阴固摄。如虚风将起而见手指蠕动者,加生牡蛎、生鳖甲,成二甲复脉汤以防痉厥。如虚衰至极而见脉虚大欲散者,更加人参以补益元气,增加固脱之力。加减复脉汤是针对真阴损伤而设,若邪热尚盛者,不得与之,以防滋腻恋邪难解,必真阴耗损,热由虚生者方可用之。

3. 虚风内动

【证候】低热,手足蠕动或瘛疭,心中憺憺大动,甚则时时欲脱,形消神倦,齿黑唇裂,舌干绛或光绛无苔,脉虚。

【病机】本证为肾阴耗损,水不涵木,以致虚风内动之候。多见于春温的后期,由肾阴耗损证发展而来。阴虚不制阳则生内热,此属虚热,多为低热不去;肝为风木之脏,赖肾水以滋养,热邪久羁,真阴被灼,水亏木旺,筋脉失养而拘挛,以致出现手足蠕动,甚或瘛疭之动风见症。心中憺憺大动,系肾水耗竭,不能上济于心,心失所养之故。时时欲脱,是指真阴亏耗,不能维系阳气,随时可出现阴阳离决的危候。形消神倦,为精竭不能养形充神所致。齿黑唇裂,舌干绛或光绛无苔,脉虚皆为肾阴耗损之征。

【治法】滋阴息风。

【方药】三甲复脉汤或大定风珠。

三甲复脉汤(《温病条辨》)

炙甘草六钱 干地黄六钱 生白芍六钱 麦冬五钱(不去心) 阿胶三钱 麻仁三钱 生牡蛎五钱 生鳖甲八钱 生龟板一两

水八杯,煮取八分三杯,分三次服。

本方系加减复脉汤加牡蛎、鳖甲、龟板而成,在滋养肝肾之阴的同时,加三甲以潜阳息风。

大定风珠(《温病条辨》)

生白芍六钱 阿胶三钱生 龟板四钱 干地黄六钱 麻仁二钱 五味子二钱 生牡蛎四钱 麦冬六钱(连心) 炙甘草四钱 鸡子黄二枚 生鳖甲四钱

水八杯,煮取三杯,去滓,再入鸡子黄搅令相得,分三次服。喘加人参;自汗者,加龙骨、人参、小麦;悸者,加茯神、人参、小麦。

本方系三甲复脉汤加鸡子黄、五味子而成,为治疗肝肾阴虚,虚风内动重证之主方。鸡子黄为血肉有情之品,滋补心肾,以增强滋阴息风之效,五味子补阴敛阳以防厥脱之变,合加减复脉汤滋补肝肾之阴、三甲滋阴潜阳息风。本方为救阴重剂,适用于纯虚无邪,阴虚至极,阴阳时欲脱之虚风内动重证。

【临床运用】本证与热盛动风证虽均为肝风内动,但病机有虚实之别,证情亦有差异。热盛动风证多见于病的极期阶段,为"热极生风",其证属实,其发痉一般力量强,幅度大,多伴有壮热、肢厥、神昏、头胀痛、渴饮、苔燥、脉弦数等症状;本证多见于病的后期阶段,为"阴虚生风",其证属虚,故呈现一派虚象。何秀山说:"血虚生风者,非真风也,实因血不养筋,筋脉拘挛,伸缩不能自如,故手足瘛疭,类似风动,故名曰内虚暗风,通称肝风,温热病末期多见此证者,以热伤血液故也。"

三甲复脉汤和大定风珠是针对真阴损伤严重,虚风内动而设,需邪热已去,纯属阴虚风动者方可使用,若邪热尚盛者,不得与之,以防滋腻恋邪难解。正如吴鞠通所说:"壮火尚盛者,不得用定风珠、复脉。"如肺气将绝而喘息气促者,急加人参培元固本。若将成阴阳两脱之势而兼见自汗者,加龙骨、人参、浮小麦以益气敛汗固脱;若心阴心气大伤,而兼见心悸者,加人参、茯神、炒枣仁以益气养心安神。

(八) 邪留阴分

【证候】夜热早凉,热退无汗,能食形瘦,舌红苔少,脉沉细略数。

【病机】本证多见于春温后期,由于余邪留伏阴分所致。人体卫气昼行于阳而夜行于阴,阴分有余邪,卫气夜入阴分,必与阴分中之余邪相搏,故夜热;至晨卫气从阴分外出阳分,不与余邪相争,故早凉;但因余热仍处阴分,不随卫气外出,故热虽退而身无汗。邪留阴分,病不在胃肠,故能进饮食;然余热久留,营阴耗损而不能充养肌肤,故形体消瘦。舌红苔少,脉沉细略数,均为余热耗损阴液之象。

【治法】滋阴清热,搜邪透络。

【方药】青蒿鳖甲汤(《温病条辨》)。

青蒿二钱　鳖甲五钱　细生地四钱　知母二钱　丹皮三钱

水五杯,煮取二杯,日再服。

方中鳖甲咸寒滋阴,入络搜邪;青蒿芬香,透络清热;两药相配,导邪从阴分而出。吴鞠通指出:"本方有先入后出之妙,青蒿不能直入阴分,有鳖甲领之入也;鳖甲不能独出阳分,有青蒿领之出也。"生地滋阴养液,丹皮凉血、散血中余热,知母清热生津润燥,并清气分之邪热,合而用之使阴分邪热得以透解。

【临床运用】阴虚火炽证、肾阴耗损证与本证均属春温后期常见证候,但三者病机不同,证候有异:阴虚火炽证乃阴伤而邪火仍盛之证,以身热、心烦不寐、舌红、脉细数为主症;肾阴耗损证属肾阴亏损,虚热内生,虚多邪少之候,以低热、咽燥、齿黑、舌干绛、脉虚细或结代为主症;本证为肾阴亏损,余邪深伏阴分,亦属邪少虚多之候,以夜热早凉、热退无汗、舌红少苔为主症。

青蒿鳖甲汤具有较好的透解阴分邪热的作用,除了治疗春温后期邪留阴分之证外,对于各种感染性疾病后期长期低热不退或其他多种不明原因的长期发热及某些功能性发热,均有较好的退热作用。若兼肺阴虚者,可加沙参、麦冬、川贝母等滋养肺阴。若兼胃阴虚者,可加玉竹、石斛、山药等滋养胃阴,还可佐以食疗,如进食雪梨汁、荸荠汁、石斛茶等。若虚热明显呈五心烦热者,可加地骨皮、白薇、胡黄连等清退虚热。

(刘　涛　刘　林)

网上更多……

👤 学习提要　　📇 名词术语　　👥 知识导图　　⚥ 名家医案　　⬇ 微视频

📶 知识拓展　　📝 自测题　　🌐 教学PPT

第十章

暑　温

第一节　概　述

　　暑温是感受暑热病邪引起的一种急性外感热病。本病起病急骤,初起即见壮热、烦渴、汗多、脉洪等阳明气分热盛证候。病机传变较为迅速,病程中易耗气伤津,多闭窍动风之变。发病有明显的季节性特点,发生于夏暑当令之时。由于暑邪有夹湿与不夹湿之别,故又将其中夹湿者称为暑湿。

　　古代文献中很早就有关于暑病的记载,如《素问·热论》说:"凡病伤寒而成温者,先夏至日者为病温,后夏至日者为病暑。"《素问·生气通天论》进一步指出了暑病的临床特点,"因于暑,汗,烦则喘喝,静则多言,体若燔炭,汗出而散。"汉代张仲景在《金匮要略》中所论述的中暍,即是暑病,并论述了其因证脉治,提出了用白虎加人参汤等方治疗。宋代陈无择在《三因极一病证方论》中提出:冬伤寒至夏而发为热病,夏间即病者即伤暑,两者不同。他还认为:伤暑中暍,其实一病,但轻重不同。元代戴思恭在《丹溪心法》中把暑病进一步分为冒暑、中暑、伤暑三类,从而使暑病的分类及证治更趋全面。张元素以动静分阴暑和阳暑,认为:"静而得之为中暑,动而得之为中热,中暑者为阴证,中热者为阳证。"张景岳则以受寒受热分阴暑和阳暑,认为:"阴暑者,因暑而受寒者也。""阳暑者,乃因暑而受热者也。"王纶《明医杂著》中提出暑邪可自口齿而侵犯人体,伤于心包络之经,为后世温病邪入心包理论开了先河。明末王肯堂在《证治准绳》中提出,发于夏季的热病,既有伏寒化热者,也有暴感暑邪为病者。清初喻嘉言提出暑病均为新感暑邪所致,而非伏寒化热引起。叶天士更明确提出了"夏暑发自阳明"及"暑必兼湿"的见解,突出了暑病的病机特点。吴鞠通则在《温病条辨》中首次提出:"暑温者,正夏之时,暑病之偏于热者也。"至此确立了暑温的病名。其后,关于暑温的证治内容不断丰富,并成为四时温病中的重要病种之一。

　　根据暑温发病的季节特点和临床表现,西医学中发生于夏季的流行性乙型脑炎、登革热和登革出血热、钩端螺旋体病、流行性感冒以及热射病等,可参考本病辨证论治。此外,临床各科出现的高热、中枢神经系统疾病也可参考本病相关证候辨证施治。

第二节

病 因 病 机

暑温的病因是暑热病邪。暑热病邪形成于夏季气候炎热之时,正如朱丹溪所说:"暑乃夏月炎暑也,盛热之气火也。"暑热病邪虽为阳邪,但其致病又常兼夹湿邪。这是因为盛夏季节,天暑下逼,地湿上蒸,加之雨水较多,以致暑热既盛而湿气亦重,所以暑、湿常易相合为患,形成暑湿病邪,导致暑温夹湿之证,即暑湿。

暑温的发生与人体内在正气不足,不能抵御暑热病邪侵袭有着直接的关系。夏月暑热当令,若素体虚弱,元气不足;或劳作过度,汗出气伤;或饮食失节,伤及正气,均可导致暑热病邪乘虚入侵人体而发为暑温。正如王安道所说:"暑热者,夏之令也,大行于天地之间,人或劳倦,或饥饿,元气亏乏,不足以御天令之亢热,于是受伤而为病。"即指出了本病的发生是由于内在元气先亏和外感暑热之邪共同作用而致。

暑为火热之邪,其性酷烈,传变迅速,故侵犯人体后大多直接入于气分,一般没有明显的卫分过程,初起即见壮热、汗多、口渴、脉洪等阳明气分热盛证候。叶天士所说的"夏暑发自阳明",即揭示了暑温发病初起的病理特点。由于暑性炎热,致病极易伤人正气,尤多耗伤津气,因而在病变过程中常伴有津气耗损之象,甚至出现津气欲脱的危候。同时,暑热亢盛,易入心营与引动肝风,所以气分热邪不能及时清解,最易化火,深入心营,生痰生风,从而迅速出现痰热闭窍、风火相煽等危重病证,故有"暑气通于心"之说。暑邪亢盛还易于内迫血分,损伤血络而致斑疹、出血等危重症状。由于暑热酷烈,传变极快,亦有起病之初即见内陷心包或犯于肝经,引起神昏、痉厥。这些危重的病证于小儿患者更为多见。

如感受暑湿病邪者,初起以热盛阳明、兼湿邪困阻太阴为主要病机。若在夏暑之季,贪凉饮冷太过而夹湿兼寒者,则又可有暑湿内阻而寒邪外遏的病机变化。暑邪为病虽有兼湿与不兼湿之分,但其间并无绝对界限,一般把病变初期暑热明显而无明显湿象者称为暑温,兼湿较明显者称为暑湿。但暑湿在病变发展过程中,随着湿邪化热、化燥,其病机演变与暑温无异,故暑温与暑湿并不是两种完全不同的温病。

本病后期阶段,暑热渐退而津气未复,大多表现为正虚邪恋证候。若偏于气阴亏损者,可见低热久留,心悸,烦躁,甚或因虚风内动而致手指蠕动。若因包络痰热未净,机窍不利,则可见神情呆顿,甚或痴呆、失语、失明、耳聋等症;若痰瘀阻滞经络,筋脉失利,则可见手足拘挛、肢体强直或瘫痪等后遗症。

第三节

辨 证 论 治

一、辨治要点

（一）辨病依据

1. 有明显的季节性，多发生于夏暑当令之时，即夏至到处暑期间。

2. 起病多急骤，初起较少卫分过程，发病即可见高热、汗多、烦渴、脉洪等暑入阳明气分，里热炽盛的典型表现。

3. 病程中传变迅速，变化较多，既可有化火、动风、生痰等较多的病机变化，又易见津气欲脱、闭窍、伤络动血等严重病证。

4. 发病初期，若伴有脘痞、身重、苔腻等症状者为暑温兼湿之证；若兼有恶寒、无汗等症者则为暑湿兼寒之候。

（二）辨证要点

1. **辨病邪兼夹** 本病初起的典型表现为壮热、烦渴、大汗、脉洪大等阳明气分热盛证候，也有初起见发热恶寒、头痛身痛、苔薄白、脉浮数等卫表症状者，但为时短暂，随即传入阳明气分而见气分热盛之象。如兼夹湿邪者，有时可见明显表证，易误诊为一般暑月感冒，故应注意辨察。若症见高热，同时有背微恶寒者，为暑温阳明热盛而多汗，阳气随汗外泄所致，并非邪在卫表之证。暑邪若夹湿兼寒，又可见暑湿内阻兼外寒束表的表现，临床当认真鉴别。

2. **辨邪热轻重** 暑温病火势亢盛程度每与病情轻重密切相关。一般来说，邪热越盛则越易导致津气外脱、闭窍动风、伤络动血等严重病变。因而掌握热势之轻重可以推断本病的轻重及转归。

3. **辨正伤程度** 在本病过程中尤易耗伤津气，导致多种凶险危证，所以应对气阴耗伤程度予以重视。凡见口渴引饮、舌干少津者为津伤；神疲脉虚为气耗；两者同见即津伤气耗。若出现消渴不已，或渴不欲饮，舌光绛而干，脉细数，则为肝肾真阴耗灼；兼见咯血，则为肺阴灼伤，脉络受损；兼心烦失眠，则为心阴亏耗；若汗出淋漓，喘促脉散，则为津气大伤而元气欲脱之危候。

4. **辨昏痉先兆** 本病起病急，传变快，神昏、抽搐往往突然发生，为掌握治疗的主动，当对其先兆详加辨析，以便及早发现。凡出现嗜睡、甚而沉睡、或烦躁不寐、神志恍惚者，可能为神昏之兆；若见手足微微抽动、惊惕肉䐃、项强者，则应防肝风内动。

（三）治则治法

1. **治则** 本病为感受暑热病邪所致，清暑泄热为其基本治疗原则。

2. **治法** 本病初起暑入气分，阳明热盛者，治以辛寒清气，涤暑泄热；如进而伤及津气，则宜甘寒之剂以清热生津；若暑邪虽去而津气大伤，又当以甘酸之品以益气敛津，酸苦之品以泄热生津。正如叶天士引用张凤逵所说："暑病首用辛凉，继用甘寒，再用酸泄酸敛。"即概括指出了本病气分阶段治疗的基本大法。若暑热化火，生痰生风，内传心营，引起闭窍动风、入营动血等病变时，则须根据病情而采取清营凉血、化痰开窍、凉肝息风等法。

本病为暑热病邪所致,"暑气通于心",心与小肠相表里,故清心涤暑,导热下行,给暑热外出之机,亦是治暑大法之一。如王纶在《明医杂著》中所说:"治暑之法,清心利小便最好。"特别是兼夹湿邪者,更应注意导湿下行。

对于暑兼湿邪之证,则应在清暑之中兼以祛湿,若属寒邪遏伏暑湿,则又宜在清暑化湿的同时兼以解表散寒。

(四)治疗禁忌

1. 本病虽有暑热盛于内,但未成腑实证者,多不用下法,但如有热结肠腑,亦当用之。

2. 因暑多夹湿为患,故本病治疗中当慎用滋腻之品,以防助湿而致病势缠绵。

二、主要证治

(一)气分证治

1. 暑热证

（1）暑入阳明

【证候】壮热汗多,口渴心烦,头痛且晕,面赤气粗,或背微恶寒,苔黄燥,脉洪数或洪大而芤。

【病机】本证见于暑温初起,为暑热之邪侵入阳明气分,邪正剧烈交争所致。邪热炽盛、阳明里热蒸腾,则壮热;暑热内蒸,迫津外泄,则汗多;暑热炽盛耗伤津液,故口渴引饮;暑热内扰于心,则心烦不安;暑热上蒸头目,则头痛且晕,面目红赤;热壅气机则呼吸气粗而似喘;苔黄燥,脉洪数为阳明热盛之征。若汗泄过多,津气耗伤,腠理疏松则背微恶寒。若汗多津气耗伤过甚,则可见脉洪大而芤。

【治法】清泄暑热。津气受伤者兼以益气生津。

【方药】白虎汤（方见风温章）,白虎加人参汤。

白虎加人参汤（《温病条辨》）

生石膏一两（研）　知母五钱　甘草三钱　白粳米一合　人参三钱

水八杯,煮取三杯,分温三服。病退,减后服,不知,再作服。

暑入阳明,热盛于内而蒸腾于外,内外俱热,故治以白虎汤清暑泄热,透邪外达。吴鞠通所说的"白虎本为达热出表",即含此意。若阳明热盛而津气耗伤者,则须于清热中佐以益气生津之品,在白虎汤中加人参,即白虎加人参汤。本证治疗以透泄热邪为主,不宜滥用苦寒之品。

【临床运用】本证的背微恶寒,须与卫分表证之恶寒相鉴别:本证背微恶寒为汗出过多,肌腠疏松,卫气受伤所致,伴见热盛、大汗、烦渴,苔黄燥,脉洪数;卫表证的恶寒为邪侵肌表,卫阳被郁而致,伴见无汗、苔薄白、脉浮等症。两者一属里证一属表证,不可混淆。本证的苔黄燥,应与阳明腑实之黄苔相区别:本证见黄燥苔属热盛津伤之象,黄苔之质地较薄,虽干燥但无裂纹、起刺;阳明腑实证之黄燥苔为热与燥屎内结肠腑而致,黄苔之质地大多较厚,燥而焦裂起刺。

若暑热较盛,可酌情加入银花、连翘、竹叶、荷叶、西瓜翠衣等药以增强清暑透泄热邪之力。若发病之初兼有暑湿而见微恶寒、胸痞、呕恶、苔腻者,可酌加藿香、佩兰、滑石或六一散等芳化渗利之品。若兼邪遏卫表而见微恶风寒、身灼热无汗者,可加香薷、大豆卷、银花、连翘等以疏解表邪。

（2）暑伤津气

【证候】身热心烦,小溲色黄,口渴自汗,气短而促,肢倦神疲,苔黄干燥,脉虚无力。

【病机】本证为暑热亢盛,津气两伤之候。暑热郁蒸,故身热,心烦,小溲色黄。暑为阳邪,主升主散,迫津外泄,故腠理开而汗多。汗泄太过,伤津耗气,故口渴,苔燥,气短而促,肢倦神疲,脉虚无力。

【治法】清热涤暑,益气生津。

【方药】王氏清暑益气汤(《温热经纬》)。

西洋参 石斛 麦冬 黄连 竹叶 荷秆 知母 甘草 粳米 西瓜翠衣

本证为暑热仍盛而津气两伤,故治疗时清热涤暑与益气生津并施。方中西瓜翠衣、黄连、竹叶、知母、荷梗清涤暑热;以西洋参、石斛、麦冬、甘草、粳米益气生津。

【临床运用】本方与白虎加人参汤均为清热解暑,益气生津之剂,临床运用时应注意区别其适应证候:白虎加人参汤清暑泄热之力较强,适用于暑入阳明,暑热较盛而津气耗伤较轻之证;本方清泄暑热之力不及前方,但养阴生津益气之力较强,故适用于暑热稍轻,津气耗伤较甚之证。

本方在临床使用时当权衡暑热与津气耗伤两个方面的轻重而予以灵活加减。若暑热较重者,当加重清透暑热药的用量,或加用石膏、银花之类以清涤暑热;如津气耗伤较甚者,当加重益气生津药的用量,并酌减黄连或不用,防其化燥伤阴。方中西洋参亦可用沙参代之。如久热不退,可去黄连、知母,加白薇、地骨皮、青蒿以退虚热。

(3)津气欲脱

【证候】身热已退,汗出不止,喘喝欲脱,脉散大。

【病机】本证为津气耗伤过甚所致的津气欲脱之候。暑热已去故身热已退;正气耗散过甚,固摄无权,津不内守,故汗出不止;津气耗伤太过,肺之化源欲绝,则见喘喝欲脱;津气势欲外脱,则脉散大而无力。本证汗出愈多则津气愈耗,正气愈伤则汗泄愈甚。此与阳气外亡而汗出肢冷,面色苍白,脉微细欲绝者有所不同,但病势亦属重险。若病情进一步发展,亦可出现阳气外亡之危候。

【治法】益气敛津,扶正固脱。

【方药】生脉散(方见风温章)。

本证属津气欲脱的危重之候,故治疗应急予益气敛津固脱之法。方中人参补益元气,麦冬、五味子酸甘化阴,守阴留阳,使元气得固。元气固则汗不外泄,阴液内守则阳留而不外脱,此即"再用酸敛"之意。可见本方功在补气敛阴,并非治暑之剂,故只适用于津气欲脱而邪热已去的病证。若暑热仍盛者,则不宜单投本方。正如《温热经纬》中引用徐灵胎所说:"此伤暑之后,存其津液之方也……用此方者,须详审其邪之有无,不可徇俗而视为治暑之剂也。"

【临床运用】对本证的治疗,亦可用生脉注射液静脉注射。如邪热未尽,可加入银花、连翘、石膏、知母等清暑泄热。如兼见阳气外脱之四肢厥冷、面色苍白、脉微细欲绝等症,则应加入附子、干姜等以回阳固脱,或选用参附龙牡救逆汤(熟附子、人参、龙骨、牡蛎、白芍、炙甘草),也可用参附注射液静脉注射。

2. 暑湿证

(1)暑湿在卫

【证候】身热,微恶风寒,头痛胀重,身重肢节酸楚,无汗或微汗,脘痞,口不渴,舌尖红,苔白腻或微黄腻,脉浮滑数或濡数。

若兼寒湿者,可见发热无汗,恶寒,甚则寒战,身形拘急,胸脘痞闷,心中烦,时有呕恶,舌苔薄腻,脉象浮弦。

【病机】此为暑湿之邪郁遏肌表之证。暑湿袭表，闭阻卫分，则见微恶风寒；邪正交争而为身热，暑性炎热，故其身热较高。腠理郁遏，则无汗或微汗；邪热壅盛，则头重胀痛；暑湿遏阻经络肌肤，则身重，肢节酸楚。湿邪内阻，气机不畅故脘痞，口不渴。舌尖红、苔白腻或微黄腻，脉浮滑数为暑湿在表之象。

如暑湿内郁，复感寒邪，以致暑湿为寒邪所遏，寒邪外束，腠理闭塞，玄府不开，故发热无汗；卫表郁闭，邪正交争剧烈，则为恶寒，甚则寒战，身形拘急。湿邪内阻，清阳失展，气机升降失常，心神被扰，则胸脘痞闷，心中烦，时有呕恶。舌苔薄腻提示有湿邪内阻；脉象浮弦为暑湿犯表，寒邪困束之象。

【治法】透邪达表，涤暑化湿。

【方药】卫分宣湿饮，新加香薷饮。

卫分宣湿饮（《暑病证治要略》）

西香薷一钱　全青蒿钱半　滑石四钱　浙茯苓三钱　通草一钱　苦杏仁钱半　淡竹叶三十片　鲜冬瓜皮一两　鲜荷叶一角

方取香薷辛苦性温，气味芳香，能解表散寒，涤暑化湿；青蒿味苦性寒，气亦芳香，有清解暑邪，宣化湿热的作用。两药相配，香薷可助青蒿透表之力，青蒿可制香薷辛温之性。青蒿后下之意在于取气之芳香，合轻可去实之意。杏仁宣通上焦气机，鲜荷叶气味芳香而清暑热，滑石、茯苓、通草、冬瓜皮等甘淡渗湿，淡竹叶清热生津。

新加香薷饮（《温病条辨》）

香薷二钱　金银花三钱　鲜扁豆花三钱　厚朴二钱　连翘二钱

本方为香薷饮加银花、连翘而成。方中香薷芳香可透在表之暑湿，辛温以解在表之寒，故李时珍称之为："夏月之用香薷，犹冬月之用麻黄。"虑其湿邪在里而难散，故用厚朴燥湿和中，再合银花、扁豆花、连翘以辛凉清热涤暑。吴鞠通称此法为辛温复辛凉法。药仅五味，却合散寒、化湿、清暑于一方。

【临床运用】卫分宣湿饮和新加香薷饮均可治疗暑湿在卫，但前方辛温合以甘淡，意在透邪达表而化湿，适用于暑热之象较轻者；后方辛温配伍辛凉，重在解表寒清暑湿，适用于寒邪外束而暑湿内郁之证。

若暑热较甚，可加西瓜翠衣、大青叶等，以加强清解暑热之力。外寒甚而见恶寒明显、脉象浮紧者，可加荆芥、蔓荆子疏风散寒。如尿黄赤短少，可加芦根、滑石等，以导湿下行，并使暑热有出路。若药后汗出恶寒解，香薷即应停用，以免其发散太过而耗伤正气。

（2）暑秽猝中

【证候】头痛而胀，胸脘痞闷，烦躁呕恶，肤热有汗，甚则神昏耳聋。

【病机】夏季因感受暑湿秽浊病邪而致猝然闷乱、烦躁的病候，称为暑秽。俗称"发痧"、"龌龊"，实质上也是猝中暑邪的一类病证。

夏秋之间，天暑下迫，地湿升腾，暑湿交蒸，更兼秽浊之气交混于内，若素体脾虚湿盛，或起居不慎，暑湿秽浊之邪易侵犯人体，困遏气机而发为本病。秽浊之气阻遏清阳，则头痛且胀；暑湿秽浊交阻于中焦，阻滞气机，则胸脘痞闷，烦躁呕恶；暑湿郁蒸，则肤热有汗，但一般热势不甚，汗亦不多；秽浊蒙蔽清窍，则可见神昏，耳聋，此与热陷心包之神昏而见舌謇肢厥、灼热舌绛者明显不同。偏于暑热重者，苔多黄腻，且有心烦口渴；偏于湿浊重者，则舌苔白腻，口多不渴。

【治法】芳香辟秽,化湿涤浊。

【方药】藿香正气散,通关散,玉枢丹。

藿香正气散(《太平惠民和剂局方》)

藿香三两 苏叶 白芷 大腹皮 茯苓各一两 白术(土炒) 半夏曲 陈皮 厚朴(姜制)
桔梗 炙甘草各二两

为末,每服三四钱,姜二片,枣一枚,水煎服。如欲汗出,衣被盖取汗。

方中以藿香辛散风寒,芳化湿浊;半夏曲燥湿降气,和胃止呕;厚朴行气化湿,宽胸除满;苏叶
及白芷疏散表邪,芳化湿邪;茯苓、白术健脾运湿;并用大腹皮、陈皮理气化湿宽中,桔梗宣肺利
膈;以生姜、大枣、甘草调和脾胃。全方有发散表邪,芳化辟秽,理气和中之效。

通关散(《丹溪心法附余》)

猪牙皂 细辛等份

为细末取少许吹鼻取嚏。

玉枢丹(又名神仙解毒万病丸、太乙紫金锭)(《百一选方》)

山慈菇二两(洗) 文蛤三两(淡红黄色者,槌破,洗净) 红芽大戟一两半(净洗) 续随子一两(去壳
秤,研细,纸裹压出油,再研如白霜) 麝香三分(研)

上将前三味焙干,为细末,入麝香、续随子研令匀,以糯米粥为丸,每料分作四十丸(于端午、
七夕、重阳日合,如欲急用,辰日亦得)

若所感秽浊太盛而蒙蔽清窍见神昏者,可先用通关散吹鼻取嚏以苏醒神志,并服玉枢丹以芳
香涤浊,辟秽开窍。

【临床运用】藿香正气散性偏温燥,用于暑兼寒湿者更妥。若湿中蕴热,可加六一散清热利
湿。除以上治法外,还可用救急十滴水(《北京市中药成方选集》:鲜姜、丁香、大黄、辣椒、樟脑、
薄荷冰),每服一瓶,温开水送下。或用刮痧疗法,在患者背部自上而下,由内向外刮拭,以皮肤呈
紫红色为度。由于本证不属热闭心包,故其治疗不可滥用清心开窍之法,"三宝"对于本证并不
适宜。

(3)暑湿困阻中焦

【证候】壮热烦渴,汗多溺短,脘痞身重,脉洪大。

【病机】本证为暑热盛于阳明,兼有湿困太阴之证,其性质属热重于湿。阳明胃热亢盛,故见
壮热烦渴,汗多溺短,脉洪大;太阴脾湿困阻,故见脘痞身重。

【治法】清热化湿。

【方药】白虎加苍术汤(《类证活人书》)。

石膏一斤 知母六两 甘草二两(炙) 粳米三两 苍术三两

上剉如麻豆大,每服抄五钱匕,水一盏半,煎八分,去滓,服六分,清汁温服。

本方由白虎汤加苍术而成。暑热夹湿为患,徒清热则湿不退,而湿祛则热易清,故治疗以清
热为主,化湿为辅,清暑祛湿同施。方以白虎汤清阳明胃热,苍术燥太阴脾湿。

【临床运用】若阳明热盛较著,可加竹叶、银花等以清透暑邪;若热盛化火,可加黄芩、黄连、
栀子以清热解毒。如中焦湿邪较盛,可加藿香、佩兰、滑石、大豆卷、通草等以芳化渗利。如属中
焦暑湿俱盛而呈现湿热并重者,可取辛开苦降之法,药用厚朴、黄连、半夏、黄芩等。若肢体酸楚
较甚者,可加桑枝、汉防己等以化湿通络。

（4）暑湿弥漫三焦

【证候】身热面赤，耳聋眩晕，咳痰带血，不甚渴饮，胸闷脘痞，恶心呕吐，小便短赤，下利稀水，舌质红赤，苔黄腻，脉滑数。

【病机】本证为暑湿弥漫三焦，邪在气分，暑湿均盛之候。暑湿内盛，蒸腾于外故见身热不退。暑湿蒸腾，上蒙清窍则面赤耳聋。叶天士说："湿乃重浊之邪，热为熏蒸之气，热处湿中，蒸淫之气上迫清窍，耳为失聪，不与少阳耳聋同例。"提示少阳耳聋乃胆热上冲所致，必伴有寒热往来、口苦咽干、脉弦等症，与本证因暑湿郁蒸而耳聋者明显有别。暑湿漫及上焦，侵袭于肺，肺气不利，肺络受损，则见胸闷、咯痰带血。暑湿困阻中焦，脾胃升降失司，则脘腹痞闷而不甚渴饮。暑湿蕴结下焦，肠道失于分清泌浊，则见小便短赤、下利稀水。此与热结旁流之下利稀水而有腹部按之硬痛者明显不同。舌红赤、苔黄滑，可知暑湿之邪郁蒸气分。可见，本证病位涉及上、中、下三焦，即除中焦有暑湿证外，还有上焦与下焦见症，故与暑湿困阻中焦证之病位在脾胃有别。

【治法】清热利湿，宣通三焦。

【方药】三石汤（《温病条辨》）。

滑石三钱　生石膏五钱　寒水石三钱　杏仁三钱　竹茹二钱（炒）　银花三钱（露更妙）　金汁一酒杯（冲）　白通草二钱

水五杯，煮成二杯，分两次温服。

方中杏仁宣开上焦肺气，气化则暑湿易化；石膏、竹茹清泄中焦邪热；滑石、寒水石、通草清利下焦湿热；银花、金汁涤暑解毒。诸药配合，重在清暑泄热，兼以利湿，共奏清利上中下三焦暑湿之功。

【临床运用】临床应根据暑湿弥漫三焦部位的侧重不同选择用药。如暑湿偏于上焦者，主用杏仁、荷叶、大豆卷、淡豆豉等；偏重于中焦者，主用石膏、竹叶、竹茹、苍术、半夏、厚朴等；偏重于下焦者，主用滑石、寒水石、猪茯苓、泽泻、通草等。此外，若心胸烦闷较甚者，可加栀子皮、竹叶心；痰多带血者，可加川贝、竹沥、白茅根；小便色赤热痛明显者，可加车前草、薏苡仁等以加强清利暑湿之力。

（二）营血分证治

1. 暑入心营

【证候】灼热烦躁，夜寐不安，时有谵语，舌蹇肢厥，舌红绛，脉细数；或猝然昏倒，不知人事，身热肢厥，气粗如喘，牙关微紧，舌绛脉数。

【病机】暑属火热之邪，"暑气通于心"，中人最速，极易内陷心营。因此，暑入心营证候，除可从气分证发展而来外，还可因暑热之邪猝中心营，内闭心包而致，以一病即发昏厥为特征，临床称之为"暑厥"，又称"中暑"。暑热内盛则身灼热；暑入心营，心神被扰，则烦躁不宁，夜寐不安，时有谵语；热陷心包，清窍堵闭，则神昏谵语或昏愦不语。舌红绛，脉细数为热扰心营，营阴被灼之征。若暑邪猝中心营而内闭心包，则表现为猝然昏倒，不省人事；暑热内迫，热深厥甚则伴见身热肢厥，气粗如喘；牙关微紧为热盛而有动风之象。

【治法】清营泄热，清心开窍。

【方药】清营汤（方见春温章）送服安宫牛黄丸、紫雪丹（方均见风温章）。

本证为暑热犯于心营而致，故用清营汤清营分之热，并配合安宫牛黄丸、紫雪丹等清心开窍之品。

【临床运用】本证发病急骤,猝然昏倒,与中风相似,但中风多有口眼㖞斜,半身不遂,且一年四季均可发生,本证则无此表现,且发于夏暑之令。故两者一般不难鉴别。如因猝中暑邪而骤然闭窍昏厥,除服上述清心开窍剂外,还可服用行军散(《重订霍乱论》方:牛黄、麝香、珍珠、冰片、硼砂、雄黄、火硝、金箔、姜粉),同时配合针刺人中、十宣、曲池、合谷等穴位以加强清泄邪热,苏醒神志的效果。同时还应注意环境的通风降温。

若依法施治后神清厥回而暑热仍未尽除者,应按病机之在气在营,选择不同的治法。此外,对暑热内闭而神昏者,不可滥用寒凉之法,以免暑邪愈遏愈深难以外解。在治疗时应注意透热与芳化之法合用,使暑热有外泄之机。如兼见腹满硬痛、大便秘结等症状,应酌情配合通下,使热有外出之路。

2. 暑热动风

【证候】身灼热,四肢抽搐,甚则角弓反张,神志不清,或喉有痰壅,脉弦数或弦滑。

【病机】本证为暑热亢盛,引动肝风之证,以痉厥为特征。如病初即见本证,则称之为"暑风"。暑为阳邪,火热鸱张,最易内陷厥阴,引动肝风而致痉厥。暑热亢盛,引动肝风,则身灼热,四肢抽搐,角弓反张,牙关紧闭,脉弦数或弦滑;风火相煽,扰乱神明,则见神迷不清;风动生痰,随火上壅则见喉间痰壅。本证病机关键在于风、火、痰交炽为患。热盛化火则动风,风动则痰生,痰随火升则上壅。本证既可见于暑温的病变过程中,亦可因猝中暑热之邪而突然发生,尤多见于小儿患者。吴鞠通说:"小儿暑温,身热,卒然痉厥,名曰暑痫。"其所说暑痫即是暑风。

【治法】清泄暑热,息风定痉。

【方药】羚角钩藤汤(方见春温章)。

【临床运用】本方在临床运用时,还应结合具体证情灵活加减。若心营热盛者,可加水牛角、玄参、丹皮等清营泄热。阳明邪热亢盛者,加石膏、知母等辛寒之品以清泄气分邪热。若兼有腑实燥结者,可加大黄、芒硝、全瓜蒌以通腑泄热。若热毒炽盛者,加板蓝根、大青叶等以清热解毒。如抽搐频繁,难以控制者,加全蝎、蜈蚣、地龙、僵蚕等以加强息风定痉之功,或加用羚羊角粉口服。若兼邪陷心包者,称为邪陷手足厥阴,可加紫雪丹、至宝丹等以清心化痰,息风开窍。痰涎壅盛者,可加胆星、天竺黄、竹沥等清化痰热。

3. 暑入血分

【证候】灼热躁扰,神昏谵妄,斑疹密布,色呈紫黑,吐血、衄血、便血,或兼见四肢抽搐,角弓反张,舌绛苔焦。

【病机】本证为暑热火毒燔灼血分,内陷心包,生痰动风之重险证候。热盛动血,迫血妄行,则见身体灼热,斑色紫黑,吐、衄、便血;血分热毒炽盛,内陷心包,扰乱心神,则见躁扰不宁,昏迷谵妄;热盛引动肝风,则可见四肢抽搐,角弓反张。舌绛苔焦为血分热毒极盛的表现。

【治法】凉血解毒,清心开窍。

【方药】神犀丹合安宫牛黄丸(方见风温章)。

神犀丹(《温热经纬》)

乌犀角(尖,磨汁)(用水牛角代) 石菖蒲 黄芩各六两 真怀生地(冷水洗净浸透,捣绞汁) 银花各一斤(如有鲜者捣汁用尤良) 粪清 连翘各十两 板蓝根九两(无则以飞净青黛代之) 香豉八两 玄参七两 花粉 紫草各四两

各生晒研细(忌用火炒),以犀角、地黄汁、粪清和捣为丸(切勿加蜜,如难丸,可将香豉煮烂),

每重三钱,凉开水化服,日二次,小儿减半。

本证属血分热毒炽盛,故方用神犀丹凉血解毒。方中犀角、粪清、银花、连翘、玄参、黄芩、板蓝根、生地、紫草凉血解毒;佐天花粉与生地、玄参共奏生津养阴之功;又加豆豉,配合生地、紫草凉血透斑;石菖蒲芳香开窍醒神。王孟英在《温热经纬》中论及该方功效时说:"温热暑疫诸病,邪不即解,耗液伤营,逆传内陷,痉厥昏狂,谵语发斑等证,但看病人舌色,干光,或紫绛,或圆硬,或黑苔,皆以此丹救之。"但如窍闭较甚,可配合安宫牛黄丸,既可加强开窍醒神之力,又能增强清热凉血解毒之效。

【临床运用】若见动风抽搐,则加入羚羊角、钩藤以凉肝息风,或加服止痉散以增强止痉之效。痰涎壅盛者,加天竺黄、胆星、竹沥或送服猴枣散以清化痰热。血热炽盛又伴气分热盛者,加生石膏、知母等清气药,或用清瘟败毒饮加减。若发斑兼吐血者,加茅根、知母、茜草。斑色紫黑者加生地、紫草、大青叶。

4. 暑伤肺络

【证候】灼热烦渴,咳嗽气粗或喘促,咯血或痰中带血丝,烦躁,舌质红,苔黄而干,脉象细数。

【病机】本证为暑热犯肺,损伤阳络所致。临床上常见骤然咯血、咳嗽等症,其表现颇似痨瘵,故有暑瘵之称。由于暑热损伤肺络,血从上溢,故见咯血或痰中带血丝,甚则可出现口鼻鲜血外涌;暑热内盛,消灼津液,则灼热烦渴;暑热迫肺,肺气失于宣降则咳嗽气粗或喘促;暑热上扰心神则烦躁。舌质红,苔黄而干,脉象细数,均为暑热内盛而气阴受伤之象。

【治法】凉血解毒,清暑安络。

【方药】犀角地黄汤(方见春温章)合黄连解毒汤。

黄连解毒汤(《外台秘要》)

黄连三钱　黄柏二钱　黄芩二钱　山栀二钱

本证由暑热化火生毒,灼伤肺络所致,治疗当清暑凉血解毒以安肺络而止血。故选犀角地黄汤以凉血止血,黄连解毒汤以清暑解毒。

【临床运用】若肺热尚轻,亦可用银翘散去豆豉、芥穗、薄荷,合犀角地黄汤清肺宁络止血。若兼气分热盛而烦渴甚者,属气血两燔之证,加石膏、知母等以清气泄热,热毒甚者可投清瘟败毒饮以大清气血热毒。若出血较多者,加参三七、茅根、侧柏叶炭、藕节炭等以清热泻火,凉血止血;若出现气随血脱之证,须急投独参汤、参附汤等益气固脱之剂,或急予生脉注射液或参附注射液益气敛阴,固脱救逆。

(三)后期证治

1. 暑伤心肾

【证候】心热烦躁,消渴不已,肢体麻痹,舌红绛,苔薄黄或薄黑而干,脉细数。

【病机】本证为暑热久羁,耗伤肾阴,致水火不济之候,多见于暑温的后期。余热扰心,心火亢炽,心神不安,则心热烦躁;暑热灼耗肾水,肾水不能上济,则见消渴不已;肾阴耗伤,肝阴失养,不能濡养筋脉,则肢体麻痹;舌红绛,苔薄干为阴虚里热之征。

【治法】清心泻火,滋肾养液。

【方药】连梅汤(《温病条辨》)。

黄连二钱　乌梅三钱(去核)　麦冬三钱(连心)　生地三钱　阿胶二钱

水五杯,煮取二杯,分二次服。脉虚大而芤者,加人参。

本证以肾水亏、心火旺为主要病机。两者可互为影响:肾水不足,不能上济于心,则心火愈亢;心火亢炽,则下劫肾水,致肾水愈虚,故投以连梅汤清心火,滋肾水。本方由《伤寒论》黄连阿胶汤去黄芩、芍药、鸡子黄加乌梅、生地、麦冬而成。方中以黄连苦寒清心火,阿胶、生地滋肾液;麦冬甘寒滋阴。方中乌梅与黄连相合,有酸苦泄热之效;乌梅与生地、麦冬相合,有酸甘化阴之功,充分体现了暑温后期"终用酸泄酸敛"的治疗原则。诸药合用,可使心火清而肾水复,即所谓"泻南补北"之法。

【临床运用】若因气阴不足脉象虚大而芤者,可加人参以益气养阴;若口干渴饮者,加石斛、天花粉、玉竹以生津养液;心烦不寐可加远志;心火旺可加莲子心;头晕目旋则加天麻、白芍、何首乌;大便干结者,重用生地、麦冬,并加入玄参以"增水行舟";低热者,可加白薇、地骨皮等。

2. 余邪未净

(1) 暑湿未净,蒙扰清阳

【证候】低热未除,头目不清,昏眩微胀,口渴不甚,舌淡红,苔薄腻。

【病机】此为暑湿余邪未净之证。暑湿余邪留滞气分,故仍见低热起伏;暑湿余邪蒙扰清阳,故见头目不清,昏眩微胀;阴伤未复,故口虽渴而不甚;舌淡红、苔薄腻为微有余湿,病变轻浅之象。

【治法】清化暑湿余邪。

【方药】清络饮(《温病条辨》)。

鲜荷叶边二钱　鲜银花二钱　西瓜翠衣二钱　鲜扁豆花一枝　丝瓜皮二钱　鲜竹叶心二钱

水二杯,煮取一杯,日二服。

方中鲜银花、西瓜翠衣、丝瓜皮清暑泄热,其中西瓜翠衣尚能生津止渴,导暑热由小便而去;鲜荷叶边、扁豆花清暑化湿;鲜竹叶心清心利水,令暑湿从下而泄。全方共奏清化暑湿,祛除余邪之功。

【临床运用】本方能清暑利湿,但利湿之力较弱,若尿少而黄、苔腻者,可加薏苡仁、滑石、甘草梢以泄热利湿;若兼见干咳无痰,咳声清高者,为暑湿余邪伤及肺络,可加杏仁、桔梗、麦冬、知母、甘草等以宣肺润燥。由于本方有清暑化湿之效,所以在夏暑季节如感受暑湿之邪,见发热、头目不清、胸痞、纳差等症状时,亦每可投用本方,不必拘于只用在暑温的后期。

(2) 暑热未净,痰瘀滞络

【证候】低热不退,心悸烦躁,手足颤动,神情呆钝,默默不语,甚则痴呆、失语、失明、耳聋,或见手足拘挛,肢体强直,瘫痪等。

【病机】本证见于暑温后期,尤其多见于病程中有动风、闭窍等危候,并持续时间较久者。由于病势迁延,余热夹痰、夹瘀留滞络脉,导致气钝血滞,机窍阻闭所致。余热未净,阴虚内热,故低热不退。肾阴亏损,心肾不交,虚风内动,则心悸、烦躁、手足颤动。痰热阻滞包络,清窍失灵,则见神情呆钝,甚或痴呆、默默不语。痰瘀留滞经络,筋脉失利,则见手足拘挛,肢体强直,瘫痪。如痰瘀留滞日久不去,气血日耗,以上诸症可能难以恢复,从而留下后遗症。

【治法】清透余热,化痰祛瘀搜络。

【方药】三甲散(《湿热病篇》)。

醉地鳖虫　醋炒鳖甲　土炒穿山甲　生僵蚕　柴胡　桃仁泥

本证为热、痰、瘀阻滞经络,灵机失运而致,故治用薛生白仿吴又可三甲散而制订的加减方,涤除余热、破滞通瘀、化痰通络以灵动心机。方中柴胡配鳖甲以透散阴分邪热,桃仁配地鳖虫破瘀活血,僵蚕配山甲片入络而搜邪。全方共奏通络和脉,清热化瘀之效。

【临床运用】如余热未清而低热难退者,可酌加青蒿、地骨皮、白薇等。如痰浊蒙闭清窍而致意识不清、神呆、失语、失聪、舌苔腻浊而无热者,可酌用苏合香丸以豁痰开窍。如见痰瘀阻络而肢体拘急、强直或手足震颤、不时抽动者,除可加止痉散(全蝎、蜈蚣、地龙、僵蚕)外,还可配合白附子、陈胆星、乌梢蛇、桃仁、红花、白芥子等化痰祛瘀通络,或用华佗再造丸等以加强活血通络之效,同时还应注意选用生地、当归、赤白芍等养血活血之品,既有行血息风之效,又有养血护正之功。如肝肾阴亏而致虚风内动者,可用大定风珠滋补肝肾,潜镇虚风。

(马　健　王秀莲)

网上更多……

👤 学习提要　　📇 名词术语　　👥 知识导图　　⚤ 名家医案　　⬇ 微视频

🖥 知识拓展　　📝 自测题　　🅮 教学PPT

第十一章

湿 温

第一节　概　述

　　湿温是由湿热病邪引起的急性外感热病。初起具有身热不扬,身重肢倦,胸闷脘痞,苔白腻,脉缓等主要临床症状。本病起病较缓,病势缠绵,病程较长。病变主要稽留在气分,以脾胃为病变中心。本病四时均可发生,但以夏秋季节雨湿较盛、气候炎热之时为多见。

　　湿温病名初见于《难经·五十八难》,该书将本病归属于广义伤寒的范畴,指出其脉象特点为"阳濡而弱,阴小而急"。晋朝王叔和在《脉经》中记载了湿温的病因是"常伤于湿,因而中暍,湿热相搏",其主证为"两胫逆冷,腹满叉胸,头目痛苦,妄言"。提出"治在足太阴,不可发汗。"宋代朱肱的《伤寒类证活人书》指出湿温当用白虎加苍术汤主之。金元时期的医家刘河间在《素问病机气宜保命集》中提出:"治湿之法,不利小便,非其治也。"他在《伤寒标本》中创制"天水散"(即六一散)等方,开了以清热利湿法治疗湿温病之先河。同时期的朱丹溪则提出:"东南地卑弱,湿热相火为病十居八九。"他对湿热为患的论述,对后世产生了深远的影响。吴又可《温疫论》中所论及的温疫病实为湿热相搏之疫,其创"邪在膜原"说,主张用达原饮治之。至清朝,随着温病学说的迅猛发展,医家对湿温有了较为深刻而全面的认识。叶天士在《温热论》中将温病分为"挟风"、"挟湿"两大类,并对湿热为病者作了精辟的论述,指出:"在阳旺之躯,胃湿恒多;在阴盛之体,脾湿亦不少,然其化热则一。"治疗上,主张应"渗湿于热下,不与热相搏"、"通阳不在温,而在利小便"等。薛生白撰有《湿热病篇》专著,对本病的发生发展、病因病机、辨证论治作了全面而系统的论述,并依据湿热在上、中、下三焦的不同而创立了分证辨治的湿热病三焦辨证。吴鞠通《温病条辨》详尽地阐述了湿温三焦分证论治的规律,并载有多首治疗湿温病的名方,如三仁汤、三石汤、五加减正气散、黄芩滑石汤、薏苡竹叶散等,均被后世广泛沿用,是继叶、薛之后,湿温治疗经验的总结。之后,经王孟英、章虚谷、雷少逸、何廉臣、张聿青等医家不断补充,湿温的辨治内容日臻完善。

　　根据本病的好发季节及临床表现,伤寒、副伤寒、沙门氏菌属感染、钩端螺旋体病、流行性乙型脑炎、某些肠道病毒感染、流行性感冒等病类似湿温者,可参照本病辨证施治。此外,临床各科消化系统疾病也可参考本病相关证候辨证论治。

第二节

病 因 病 机

　　湿热病邪是本病的主要致病原因,感受此病邪主要与季节和地域等因素相关。夏秋季节天暑地湿,人处于其中,则易感受之。而发病与否,尚与患者的脾胃功能相关。若素禀体虚,特别是脾虚胃弱,或饮食失节,恣食生冷,则内伤脾胃而运化失司,致内湿停聚。此时,若再感受外界湿热病邪,则内外合邪而发为湿温。此正如薛生白在《湿热病篇》中所说:"太阴内伤,湿饮停聚,客邪再至,内外相引,故病湿热。此皆先有内伤,再感客邪……或有先因于湿,再因饥劳而病者,亦属内伤挟湿,标本同病"。因此,湿温的发病是内因和外因共同作用的结果,亦即如叶天士所谓"外邪入里,里湿为合",吴鞠通所说的"内不能运水谷之湿,外复感时令之湿"。总之,只有内外合邪,才能引起本病的发生。

　　湿热病邪侵犯人体多由口鼻而入,由肌表伤者较少。正如薛生白所说:"湿热之邪,由表伤者十之一二,由口鼻入者十之八九。"因湿为土之气,而脾为湿土之脏,胃为水谷之海,两者同属中土,湿土之气同类相召,故湿热致病多太阴、阳明受病,病变亦往往以脾胃为中心。因湿为阴邪,其性重浊黏腻难以骤化,与热相合,致湿热蕴蒸,胶着难解,所以本病具有传变较慢,病程较长,病势缠绵等特点。

　　湿温初起,湿热外遏肌表,内蕴脾胃,常以湿中蕴热、邪遏卫气为主要病理变化。其后,卫表见症逐渐消除,病机以湿热郁蒸气分为主,病位重心在中焦脾胃。病在脾胃,有偏于脾和偏于胃之分。病偏于脾者,证候表现为湿重于热;病偏于胃者,证候表现为热重于湿。一般而言,病之初起阶段多以湿重热轻为主,随着病程的发展,湿热之邪逐渐从热而化,则逐渐转化为热重湿轻。同时,中焦脾胃阳气的盛衰也直接影响着湿热的转化。薛生白云:"中气实则病在阳明,中气虚则病在太阴。"即指素体中阳偏旺者,邪入中焦易从热化而病变偏于阳明胃,表现为热重湿轻;素体中阳偏弱者,则邪入中焦易从湿化而病变偏于太阴脾,表现为湿重热轻。若中阳之盛衰无明显偏颇,则大多发为湿热并重之证。

　　湿热病邪,兼具湿和热的双重特性。湿性具有蒙上流下的特点,故病程中湿热之邪可弥漫三焦,波及其他脏腑。如湿热郁蒸,上蒙清窍,清窍壅塞,则引起神志昏蒙;如湿热病邪下注小肠,蕴结膀胱,可致小便不利;湿热内蕴肝胆,可引起身目发黄;湿热外蒸肌腠,则可外发白㾦。热邪具有热变最速的特点,病程中湿热之邪不解,可化燥化火而深入营血,引起昏谵、发斑动血、动风等重症,尤以热伤肠络,迫血外溢而大便下血为多见,若出血量多,可致气随血脱之危重变化。

　　湿温病如病程经过顺利,邪在气分阶段大多可逐渐解除或向愈。此外,有因湿困日久,阳气受损而致"湿盛阳微"者,甚者可演化为寒湿。在恢复期,湿热渐消,以胃气未醒,脾虚不运等证候为多见。由于湿性黏腻难解,故应警惕本病"炉烟虽熄,灰中有火",余邪复燃而导致疾病复发。

第三节

辨 证 论 治

一、辨治要点

（一）辨病依据

1. 发病以夏秋季节为多。特别是夏末秋初,雨湿较重的季节较易发生。
2. 起病较缓,初起虽有恶寒发热,但身热不扬,并伴有头身重痛,胸闷脘痞,舌苔垢腻,脉濡缓等症状。
3. 传变较慢,病势缠绵,湿热留恋气分阶段较长,病变以脾胃为中心,并可涉及他脏。
4. 病程中易见白痦;后期邪热化火、损伤肠络,可见便下鲜血。

（二）辨证要点

1. **辨湿热轻重**　本病在病变的卫、气分阶段有湿热轻重程度的不同,故辨湿与热的轻重程度,是本病辨证的关键,也是治疗的依据。湿温病卫、气分阶段的湿重于热、湿热并重、热重于湿三种病理类型,均可出现胸闷脘痞、头身困重、苔腻等湿性黏腻秽浊为特征的症状。湿重于热者,以伴有身热不扬、苔白腻、脉濡缓为特点;湿热并重者,以伴有发热较甚、苔黄腻、脉滑数为特点;热重于湿者,以伴有壮热、烦渴、苔黄微腻、脉滑数为特点。其中,辨舌苔的变化,能反映湿热轻重程度的不同,应特别仔细观察。

2. **辨湿热所侵部位**　湿温病虽以脾胃为病变中心,但湿邪致病具有蒙上流下的特性,因此,必须辨清湿热所在人体三焦的不同部位,以确定相应的治疗大法。病偏于上焦者,多见身热不扬,头胀而痛,胸脘痞满,面色淡黄,口不渴,苔白腻,脉濡缓;或神情淡漠,甚则昏蒙谵语等;偏于中焦者,多见脘腹胀满,恶心呕吐,知饥不食,大便溏薄等;偏于下焦者,多见小便不利,尿频尿急等。

3. **辨证候的虚实**　湿热为患,初期卫气同病,继之湿热郁蒸,化燥入营,伤络动血均为实证。若湿邪久困,损伤阳气,出现湿胜阳微,即为虚实夹杂之证。若湿热化燥动血,肠络损伤,引起大便下血,如出血量多,可致气随血脱,即为虚脱之证。或后期邪退正虚,而表现为脾胃虚弱的虚证。

（三）治则治法

1. **治则**　祛湿清热。因湿热病邪兼具湿与热的双重性质,故必须湿热兼治,不失偏颇。正如吴鞠通所说:"徒清热则湿不退,徒祛湿则热愈炽。"

2. **治法**　初起卫气同病,湿重于热,宜用芳化之品宣透表里之湿;中期湿热郁蒸于气分,湿邪偏盛者,治以祛湿为主,佐以清热,使湿去热孤;湿热并重者,应祛湿清热并举;热重于湿者,以清热为主,兼以祛湿。若湿热完全化燥,则治同温热类温病。

湿热病邪在上焦,治宜芳香化湿,并注意宣展肺气以行气化湿。邪在中焦,湿重于热,治以苦温开泄,佐以清热;若热势益增,成湿热并重者,宜辛开苦降;若成热重于湿时,则以清热为主,佐以祛湿。邪在下焦,治以淡渗利湿清热。

在湿温病的过程中,病机演变以邪实为主,后期可现邪退正虚之象。若因湿盛而致阳气衰微者,宜温阳固脱;因湿热化燥伤阴者,治疗时应根据阴伤程度,适当配伍生津而不碍湿之品以滋养阴液。

此外,对湿温的治疗还应重视宣展气机和通利小便。因湿性黏腻,易于阻滞气机,使湿邪停聚。故治疗当祛湿与宣畅气机并举。湿性下趋,故湿热为患,湿未完全化燥者,不论邪在上、中、下焦,或在表、在里,均可配合利小便之法,使邪有出路。正如刘河间所说:"治湿之法,不利小便,非其治也"。

(四)治疗禁忌

1. 湿温初起治疗"三禁" 湿温初起忌用辛温发汗、苦寒攻下和滋养阴液三法,称为湿温"三禁"。由于湿温初起多有头痛、恶寒、口不渴、身重疼痛,易误以为伤寒而用辛温发汗之法,使湿热之邪随辛温发表药蒸腾上逆,蒙蔽清窍,导致神昏、耳聋等清窍被湿邪壅塞之见症;湿温所见脘痞腹胀,易误诊为内有积滞,而运用苦寒攻下之品,损伤脾胃阳气,致脾气下陷,出现洞泄难止;身热不扬,午后热增,易误以为阴虚发热而用滋养阴液法,从而腻滞湿邪,导致病情迁延难愈。此即吴鞠通在《温病条辨》中所说"汗之则神昏耳聋,甚则目瞑不欲言,下之则洞泄,润之则病深不解。"但随着病情的发展,若湿热化燥,内结阳明或湿热积滞阻滞肠道,则不可不下;若湿热之邪从热而化,伤阴耗液,则宜用养阴生津之品。因此,湿温初起治疗的"三禁",主要是针对其初起阶段而言,而在湿温全过程的治疗则不可拘泥于此禁忌。

2. 避免损伤脾胃 湿温病以脾胃为病变中心,易于损伤脾胃功能。因此,治疗湿温病的过程中应时时注意顾护脾胃,健全的脾胃功能有助于湿邪的祛除。苦寒之品每可败胃,不可过量、久服。若须用之,必中病即止,避免损伤脾胃。

二、主要证治

(一)湿重于热

1. 湿遏卫气

【证候】恶寒少汗,身热不扬,午后热甚,头重如裹,身重肢倦,胸闷脘痞,苔白腻,脉濡缓。

【病机】本证见于湿温初起,既有湿郁卫表的表证,又有湿遏气分,湿热困脾,脾气失运的里证,为内外合邪,湿重于热之卫气同病证。肺主气属卫,湿遏卫阳,则肺气失于宣发,腠理开阖失司,故见恶寒少汗。热处湿中,被湿邪所郁遏,故虽发热而身热不扬,午后热甚。湿性重着,蒙蔽清阳,故头重如裹。湿邪客于肌腠,故身重肢倦。湿阻中焦,脾胃气机升降不畅,故胸闷脘痞。苔白腻,脉濡缓为湿邪偏盛的征象。

【治法】芳香辛散,宣气化湿。

【方药】藿朴夏苓汤、三仁汤。

藿朴夏苓汤(《医原》)

藿香二钱 姜半夏钱半 赤苓三钱 杏仁三钱 生苡仁四钱 蔻仁六分 猪苓钱半 泽泻钱半 淡豆豉三钱 厚朴一钱

方中藿香芳香化湿兼以透邪外达,合淡豆豉增强宣表透邪之效;杏仁宣开肺气,气化有助于湿祛;厚朴、半夏、蔻仁苦温燥湿化浊,疏利气机;生苡仁、猪苓、泽泻淡渗利湿,引湿邪从小便而去。本方集芳香化湿、苦温燥湿、淡渗利湿于一体,使表里之湿内外分解。其所取效者,乃在于使"湿去气通,布津于外,自然汗解"(石芾南《医原》)。

三仁汤(《温病条辨》)

杏仁五钱　飞滑石六钱　白通草二钱　白蔻仁二钱　竹叶二钱　厚朴二钱　生苡仁六钱　半夏五钱

甘澜水八碗,煮取三碗,每服一碗,日三服。

方中杏仁宣开肺气,流气化湿;白蔻仁、厚朴、半夏芳香化浊、燥湿理气;生苡仁、滑石、通草淡渗利湿;合用竹叶以轻清宣透郁热。吴鞠通说:"惟以三仁汤轻开上焦肺气,盖肺主一身之气,气化则湿亦化也。"

以上两方组成相似,均有开上、运中、渗下的作用,能够宣化表里之湿,都适用于湿温初起湿遏卫气、表里合邪之证。藿朴夏苓汤用豆豉配藿香疏表透邪,用生苡仁、猪苓、泽泻淡渗利湿,芳化及渗湿作用较强,适用于湿邪较重,热象不显,表证较著者;三仁汤用竹叶、滑石、通草泄热利湿,更适用于湿中蕴热,湿渐化热者。

【临床运用】本证见发热恶寒,头痛少汗,类似风寒表证,但脉不浮紧而濡缓,且胸闷不饥,苔白腻,湿邪见症明显,可资鉴别。其胸闷脘痞,似内有食滞,但无嗳腐食臭,当可鉴别。其午后热甚,状若阴虚,但无五心烦热,颧红盗汗,舌红少苔之阴虚内热见症,故可作出鉴别。

对湿温初起邪遏卫气证的治疗虽用开上、运中、渗下之法,但因病邪偏于上中焦,故用药主以芳香化湿之品以宣化湿邪,常用藿香、佩兰、大豆黄卷、白豆蔻、荷叶等。同时配伍宣开肺气之品,如杏仁、淡豆豉等,以取流气化湿之效。如湿中蕴热者,则伍以竹叶、连翘、黄芩等轻清之品。茯苓、滑石、苡仁、通草等淡渗之品,也每可配伍使用,即通过利小便导湿邪下行,又有助于使邪热从小便外泄。

2. 邪阻膜原

【证候】寒热往来如疟状,寒甚热微,身痛有汗,手足沉重,呕逆胀满,舌苔白厚腻浊,或如积粉,脉缓。

【病机】本证为湿热秽浊之邪郁伏膜原,阻遏阳气所致。膜原亦属半表半里,如薛生白所说:其"外通肌肉,内近胃腑,即三焦之门户,实一身之半表里也"。湿热之邪由口鼻而入,直趋中道,病多归膜原。湿热秽浊之邪郁伏膜原,阻滞表里气机,阳气受邪郁遏,不能布达于肌表故恶寒,至阳气渐积,郁极而通,则恶寒消失而现发热汗出。邪正反复交争,故寒热往来如疟状。因湿浊偏重,阳气受郁,故寒甚热微。膜原湿热秽浊之邪外溃肌肉,故见手足沉重,身体疼痛。湿浊之邪内阻中焦脾胃,气机升降失司,胃气上逆,则呕逆胀满。舌苔白厚腻浊,或如积粉,脉缓,均为湿浊内盛的征象。

【治法】疏利透达膜原湿浊。

【方药】达原饮或雷氏宣透膜原法。

达原饮(《温疫论》)

槟榔二钱　厚朴一钱　草果仁五分　知母一钱　芍药一钱　黄芩一钱　甘草五分

上用水二盅,煎八分,午后温服。

方中槟榔、厚朴、草果苦温燥湿,辛开气机,直入膜原,透达湿热秽浊。配知母滋阴清热,白芍敛阴和血,黄芩清热燥湿,甘草和中。全方共奏疏利透达膜原湿浊之功。

雷氏宣透膜原法(《时病论》)

厚朴一钱(姜制)　槟榔一钱五分　草果仁八分(煨)　黄芩一钱(酒炒)　粉甘草五分　藿香叶一

钱　半夏一钱五分(姜制)

加生姜三片为引。

本方由达原饮化裁而来,原方去酸敛滋润之白芍、知母,加化湿泄浊之半夏、藿香组成。方中厚朴、槟榔、草果辛温燥烈,直入膜原,开泄透达膜原湿浊。辅以藿香、半夏芳香理气,化湿除秽。佐黄芩清湿中蕴热,甘草和中。并以生姜为引,意在和胃降逆,宣通气机,以利于湿浊透化。

【临床运用】本证湿浊之邪较甚,一般的化湿剂难以取效,须投以疏利透达之剂,以开达膜原湿热秽浊之邪。但上述两方药力峻猛,且药性偏于温燥,一旦湿开热透,应中病即止,若热势转盛,即应转手清化,慎勿过剂使用,以免助热劫津而酿生他变。

3. 湿困中焦

【证候】身热不扬,脘痞腹胀,恶心呕吐,口不渴,或渴而不欲饮,或渴喜热饮,大便溏泄,小便混浊,苔白腻,脉濡缓。

【病机】本证多因湿热病邪真犯中焦,或膜原湿浊传于脾胃,形成湿浊偏盛,困阻中焦,脾胃气机升降失司所致。湿中蕴热,热为湿遏则身热不扬。脾胃受湿邪所困,脾胃升降功能失常,则见脘痞腹胀,大便溏泄。湿为阴邪,湿浊偏重,阻滞于内,故口不渴。若湿阻清阳,津失上承,则口渴,但渴不欲饮或渴喜热饮。湿邪困中,脾胃气机失畅,浊气上逆则恶心呕吐。湿邪下趋,泌别失职,则现小便混浊。苔白腻,脉濡缓,为湿邪偏重的征象。

【治法】芳香化浊,燥湿理气

【方药】雷氏芳香化浊法(《时病论》)。

藿香叶一钱　佩兰叶一钱　陈广皮一钱五分　制半夏一钱五分　大腹皮一钱(酒洗)　厚朴八分(姜汁炒)

加鲜荷叶三钱为引。

方中藿香、佩兰芳化湿浊;陈皮、半夏、大腹皮、厚朴燥湿理气,降逆止呕。佐以鲜荷叶透热升清化浊。全方具有芳香化浊,燥湿理气的功效。

【临床运用】本证与湿遏卫气证相似,其区别在于本证已无恶寒,以中焦脾胃见证为主。本证与湿热蕴阻中焦证的主要区别是尚未见发热,小便短赤,苔黄腻等化热之象。本证因湿浊偏盛,湿中蕴热,治疗当先化浊燥湿,而后清热。不可早投寒凉而致湿浊闭郁、气机阻滞。亦不可过早投以健脾益气之品,恐其恋邪不解。

如湿邪已有化热之象,见口微渴,小便黄赤,苔微黄腻者,可加入竹叶、栀子、黄芩、滑石、生甘草以增泄热之力。如胸闷脘痞较甚,可加枳壳、郁金、苏梗等理气之品消痞除胀。如湿浊蒙上,见神识如蒙,头胀,呕恶,渴不多饮,治宜芳香化浊、辟秽开窍,方用苏合香丸。

4. 湿阻肠道,传导失司

【证候】少腹硬满,大便不通,神识如蒙,苔垢腻。

【病机】本证因湿热浊邪郁结肠道,闭阻气机,传导失司所致。湿热久羁,肠道气机闭阻,故见少腹硬满,大便不通,苔垢腻。湿邪弥漫而上逆,则见神识如蒙。本证见于湿温病邪在气分,蕴蓄不解而成结,虽属湿重热轻之证,但一般不见于病之早期。

【治法】宣通气机,清化湿浊

【方药】宣清导浊汤(《温病条辨》)。

猪苓五钱　茯苓五钱　寒水石六钱　晚蚕砂四钱　皂荚子三钱(去皮)

水五杯,煮取二杯,先服一杯,不知再服。

方中晚蚕砂清化湿浊,皂荚子化湿除秽,宣通气机。猪苓、茯苓、寒水石利湿清热。浊化热清,气机宣通,则大便自通,诸症皆可缓解。

【临床运用】本证应注意与阳明腑实证加以鉴别:本证为湿浊郁阻肠道,腹满多无按痛,且舌苔垢腻;而阳明腑实证多腹部硬满而拒按,苔多黄厚而焦燥。

若肠腑湿浊较重,少腹胀满拘急,可加杏仁、瓜蒌仁、槟榔等肃肺气以畅腑气;若神志昏蒙较甚,可加服苏合香丸以开窍醒神。本证大便不通非热结肠道所致,故不宜苦寒攻下。

5. 湿浊上蒙,泌别失职

【证候】热蒸头胀,呕逆神迷,小便不通,渴不多饮,舌苔白腻。

【病机】本证乃湿浊久困,蒙上流下,清窍蒙蔽,泌别失职所致。如薛生白说:"湿多热少则蒙上流下"。湿热郁蒸于上,清阳受阻,清窍被蒙则见热蒸头胀,神迷不清。湿阻中焦,脾胃气机升降失司,则见呕逆。湿浊流下,泌别失司,故小便不通。渴不多饮,舌苔白腻系湿遏气机,湿重于热之征象。

【治法】先予芳香开窍,继进淡渗利湿。

【方药】芳香开窍用苏合香丸,淡渗利湿用茯苓皮汤。

苏合香丸(《太平惠民和剂局方》)

白术 青木香 乌犀屑 香附子(炒去毛) 朱砂 诃黎勒 白檀香 安息香(别为末,用无灰酒熬膏) 沉香 麝香(研) 丁香 荜茇 龙脑(研) 苏合香油(入安息香膏内) 熏陆香(即乳香,别研)

上药除苏合香油外,均研成极细粉末和匀,然后将苏合香油用白蜜适量(微温)调匀拌入药粉内,加炼蜜制成药丸。

茯苓皮汤(《温病条辨》)

茯苓皮五钱 生苡仁五钱 猪苓三钱 大腹皮三钱 白通草三钱 淡竹叶二钱

水八杯,煮取三杯,分三次服。

苏合香丸有芳香开闭、通窍醒神之功。茯苓皮汤中有茯苓皮、猪苓、薏苡仁、通草等淡渗利湿之品,佐以淡竹叶利湿泄热、大腹皮理气化湿。全方能淡渗利湿,使湿邪随小便而解,湿浊得下,则不致上蒙。

【临床运用】神迷、小便不通均属危急之症,如见本证,以二方同时使用为妥,必要时还可采用中西医结合的措施进行治疗。

(二)湿热并重

1. 湿热困阻中焦

【证候】发热汗出不解,口渴不欲多饮,脘痞呕恶,心中烦闷,便溏色黄,小便短赤,苔黄腻,脉濡数。

【病机】本证为湿热俱盛,互结中焦,脾胃升降失常所致。里热渐盛,热蒸湿动,则发热汗出,但湿性黏腻,不易速祛,故发热汗出不解。热盛津伤,则口渴,但因湿邪内留,故渴不欲多饮。湿热中阻,脾胃气机受困,浊气不得下降,故脘痞呕恶。湿热扰心则心中烦闷。脾受湿困,升清失常,湿浊下迫,小肠泌别失司,故便溏色黄,小便短赤。苔黄腻,脉濡数皆为湿热俱盛之征象。

【治法】辛开苦降,清热燥湿。

【方药】王氏连朴饮(《霍乱论》)。

川连一钱(姜汁炒) 制厚朴二钱 石菖蒲一钱 制半夏一钱(醋炒) 淡豆豉三钱 炒山栀三

钱　芦根二两

本证为湿温病湿热并重的代表证型,如若徒清热则易碍湿,徒化湿则易助热,故治疗必须两相兼顾。方中黄连、山栀清泄里热,厚朴、半夏燥湿化浊,淡豆豉配合山栀清宣郁热,菖蒲芳香化浊,芦根清利湿热,生津止渴。

【临床运用】本证是从湿困中焦证进一步发展而来,其鉴别点在于本证具有发热,口渴,小便短赤,苔黄等明显的化热之象。

临证运用时,若湿热较重,可酌加黄芩、滑石、通草、猪苓等以增强清热利湿之功。若呕恶较甚者,可加姜汁、竹茹降逆止呕。如湿热互结,中焦痞塞不通者,可用吴鞠通《温病条辨》半夏泻心汤去人参、干姜、甘草、大枣加枳实、生姜方(半夏、生姜、黄连、黄芩、枳实)。若津伤较甚,可加芦根等生津之品。

2. 湿热蕴毒

【证候】发热口渴,胸闷腹胀,肢酸倦怠,咽喉肿痛,小便黄赤,或身目发黄,苔黄而腻,脉滑数。

【病机】本证为湿热交蒸,酝酿成毒,充斥气分所致。湿热俱盛蒸腾于内,伤津耗液,则发热口渴。热毒上壅则咽喉肿痛。湿热蕴结下焦,则小便黄赤。湿热中阻,气机不展则胸闷腹胀,肢酸倦怠。湿热蕴蒸于肝胆,胆汁外溢于肌肤则见身目发黄。苔黄而腻,脉滑数为湿热蕴阻之征象。

【治法】清热化湿,解毒利咽。

【方药】甘露消毒丹(《温热经纬》)。

飞滑石十五两　绵茵陈十一两　淡黄芩十两　石菖蒲六两　川贝母　木通各五两　藿香　射干　连翘　薄荷　白豆蔻各四两

各药晒燥,生研极细(见火则药性变热),每服三钱,开水调服,日二次。或以神曲糊丸,如弹子大,开水化服亦可。

方中黄芩、连翘、薄荷清热透邪。射干、贝母解毒利咽,散结消肿。藿香、蔻仁、石菖蒲芳香化浊,宣上畅中。茵陈、滑石、木通利湿泄热以导邪下行。王孟英称本方为"治湿温时疫之主方"。

【临床运用】本证与湿热困阻中焦证的区别在于有"蕴毒"的表现,其"毒"的特征主要体现为咽喉肿痛,小便黄赤和身目发黄。

临床见湿热蕴毒证,标志湿热较盛,每有并发症发生,应密切观察病情的变化,必要时采取中西医结合的方法进行治疗。若黄疸明显者,本方可减去贝母、薄荷,加大黄通便,清热排毒退黄。如咽喉肿痛较明显者,可加白僵蚕、银花、桔梗等清热利咽消肿止痛。

3. 湿热酿痰,蒙蔽心包

【证候】身热不退,朝轻暮重,神识昏蒙,似清似昧,或时清时昧,时或谵语,舌苔黄腻,脉濡滑而数。

【病机】本证为气分湿热酿蒸成痰,痰浊蒙蔽心包所致。心包受湿热痰浊所蒙,心神受其蔽扰,则见神识昏蒙,似清似昧,或时清时昧,时或谵语。湿热蕴蒸,故身热不退,朝轻暮重。舌苔黄腻,脉濡滑而数为湿热并重之征象。

【治法】清热化湿,豁痰开窍。

【方药】菖蒲郁金汤合苏合香丸(方见本章)或至宝丹(方见风温章)。

菖蒲郁金汤（《温病全书》）

鲜石菖蒲三钱　广郁金三钱　炒栀子三钱　青连翘二钱　灯心二钱　鲜竹叶三钱　丹皮二钱　淡竹沥五钱（冲）　细木通一钱半　玉枢丹五分（冲）

方中菖蒲、郁金、竹沥、玉枢丹化湿豁痰、开窍醒神。山栀、丹皮、连翘、竹叶清泄湿中之蕴热。木通、灯心导湿热下行。

【临床运用】湿热酿痰蒙蔽心包与热闭心包，均以神志异常为主症，但两者的证候性质完全不同。前者为湿热酿痰，包络受其蒙蔽，病在气分，以神志昏蒙为特征，舌苔黄腻；后者为热邪内陷心包，闭阻机窍，病在营分，以神昏谵语或昏愦不语为特征，并伴舌謇肢厥，舌质红绛。临证应当注意鉴别。

在临床运用时，可据痰湿、痰热的偏重程度，配合使用芳香开窍的成药。若痰热较重，邪热炽盛，可加服至宝丹，以清心化痰开窍。若湿浊偏盛而热势不著，可送服苏合香丸化湿辟秽、芳香开窍。

（三）热重于湿

【证候】高热汗出，面赤气粗，口渴欲饮，脘痞身重，苔黄微腻，脉滑数。

【病机】本证为阳明热炽，兼太阴脾湿的热重湿轻之候。高热汗出，面赤气粗，口渴欲饮，为阳明气分热炽津伤之象。身重脘痞为太阴脾湿内阻所致。苔黄微腻，脉滑数，为热重于湿的征象。

【治法】清泄阳明胃热，兼化太阴脾湿。

【方药】白虎加苍术汤（方见暑温章）。

【临床运用】本证为湿温病热重于湿的代表证型。方中以白虎汤清泄阳明胃热，苍术燥太阴脾湿。其临床运用可参见暑温章"暑湿困阻中焦"证。

（四）化燥入血

【证候】身灼热，心烦躁扰，发斑，或上窍出血，或便下鲜血，舌绛而干。

【病机】本证为湿热化燥，深入血分，动血伤阴所致。湿热化燥，深入血分，血热炽盛，故见身灼热，舌绛而干。血热扰心，则心烦躁扰。血热迫血妄行则上下窍道出血或发斑，临证尤以便下鲜血为多见。

【治法】凉血止血。

【方药】犀角地黄汤（方见春温章）。

邪入血分，病势危急，应及时投以凉血解毒之剂以救治。正如薛生白所说："大进凉血解毒之剂，以救阴而泄邪，邪解而血自止矣"。运用犀角地黄汤进行治疗，正是取其凉血清热解毒之功，以达止血目的。

【临床运用】湿温病以脾胃为病变中心，当邪热化燥入血后，最易损伤肠络而致便下鲜血。临证应与内伤杂病中脾不统血之便血作鉴别。此证便血以鲜血为主，若热毒炽盛，还可见上窍出血，脾不统血之出血以黑便为主。在临床上对此类患者应注意进行大便隐血检查，以及时发现肠道出血，从而可及早采取相应治疗措施。如血热亢盛，迫血妄行，也可引起其他部位的出血，若出血过多，应密切观察血压的变化，以防气随血脱之危象的发生。

如有明显出血，可适当加入紫珠草、地榆炭、侧柏炭、茜草根、参三七等以助止血之效。若兼身灼热，烦躁不安，小便短赤，可加山栀、醋炒大黄、黄连等清泄热毒。若兼腹痛，可重用白芍缓急止痛。若兼神志躁扰昏狂，舌质黑而短缩，皮肤斑点紫黑，可加入人中黄、桃仁、丹参、紫珠草，并送服安宫牛黄丸,以清热凉血化瘀、开窍醒神。

如若便血不止,骤然热退身凉,面色苍白、汗出肢厥、舌淡无华、脉微细欲绝者,为气随血脱之危象,应急予独参汤、参附汤或四逆加人参汤频频送服,以益气固脱。待元气来复,虚脱危象解除后,再予温阳健脾,养血止血之法治之,可选用黄土汤(《金匮要略》方:甘草、干地黄、白术、炮附子、阿胶、黄芩、灶中黄土)加减,以温阳健脾,养血止血。必要时,采取中西医结合的方法治之。

(五)湿从寒化

【证候】脘腹胀满,大便不爽,或溏泻,食少无味,苔白腻,或白腻而滑,脉缓。

【病机】本证多由脾阳素虚或病中过用寒凉,湿邪久羁从寒而化所致,病机为湿郁伤阳,从寒而化,困阻中焦。病位仍以中焦脾胃为主,气机升降失司为其主要病理变化。寒湿困中,脾胃升降失司,气机运行不畅,则脘腹胀满。脾阳不升,湿浊下流则大便不爽或溏泄。脾失健运,胃气不降,则食少无味。苔白腻,或白腻而滑,脉缓为寒湿困脾的征象。

【治法】温运脾阳,燥湿理气。

【方药】四加减正气散或五加减正气散。

四加减正气散(《温病条辨》)

藿香梗三钱　厚朴二钱　茯苓三钱　广皮一钱五分　草果一钱　楂肉五钱(炒)　神曲二钱

水五杯,煮二杯,渣再煮一杯,三次服。

五加减正气散(《温病条辨》)

藿香梗二钱　广皮一钱五分　茯苓块三钱　厚朴二钱　大腹皮一钱五分　谷芽一钱　苍术二钱

水五杯,煮二杯,日再服。

以上两方均为吴鞠通《温病条辨》所创,是五首加减正气散中的两首,均以藿香梗、厚朴、陈皮、茯苓为主药,理气燥湿,温运脾阳。四加减正气散加草果苦温燥湿化浊;加楂肉、神曲健脾开胃。五加减正气散则以苍术、大腹皮温运燥湿,理气畅中;谷芽升脾和胃。

【临床运用】两方功效虽相近,但四加减正气散长于温运脾阳、燥湿化浊,适用于寒湿困脾而苔白腻或白滑,脉缓较明显者;五加减正气散则长于健脾化湿,理气畅中,适用于胸脘痞闷,便溏,腹胀较明显者。

(六)后期证治

1. 湿胜阳微

【证候】身冷,汗泄,胸痞,口渴,苔白腻,舌淡,脉细缓。

【病机】本证为湿温病后期,湿从寒化,寒湿损伤脾肾阳气所致,又称"湿盛阳微"。此属湿温之变证,多因素体中阳不足,湿从寒化更伤其阳,日久脾虚及肾,亦可因清热化湿不得法,伤及阳气而引起。阳气虚衰,寒从中生,故身冷,舌淡,脉细缓。阳虚卫外不固,故汗泄。阳虚气化失职,津不上承,故口渴,但不欲饮,或喜热饮。寒湿内阻则见苔白腻、胸痞等症。

【治法】补气扶阳,运脾逐湿。

【方药】扶阳逐湿汤或真武汤。

扶阳逐湿汤(《湿热病篇》)

人参　白术　附子　茯苓　益智仁

本方出自薛生白《湿热病篇》,但原无方名和剂量。方中以人参、附子、益智仁补气温阳,以扶脾肾阳气之虚衰;白术、茯苓健脾助运,以化内阻之湿。

真武汤（《伤寒论》）

茯苓三两　芍药三两　生姜三两（切）　白术二两　附子一枚（炮，去皮，破八片）

本方为温肾利水之剂。方中附子温补肾阳，化气利水；茯苓、白术健脾渗湿利水；生姜助附子行散溢于肌表之湿；白芍和里益阴。全方既能温阳又能利水。

【临床运用】以上二方作用和组成大致相同，前者亦是从后者化裁而来。相比较而言，真武汤温阳利水作用较强，若肾阳衰微，水湿内盛较甚者，出现形寒神疲，心悸气短，头目昏眩，小便不利，甚或面浮肢肿，宜选用真武汤。

2. 余邪未净

【证候】身热已退，脘中微闷，知饥不食，苔薄腻。

【病机】本证多见于湿温后期，为余邪未净，胃气未舒，脾气未醒所致。湿热已退，故不热。余湿未净，故脘中微闷，苔薄腻。脾气未醒，胃气未舒，则知饥不食。

【治法】轻清芳化，涤除余邪。

【方药】薛氏五叶芦根汤（《湿热病篇》）。

藿香叶　薄荷叶　鲜荷叶　枇杷叶　佩兰叶　芦尖　冬瓜仁

方中藿香叶、佩兰叶、鲜荷叶芳香化湿，醒脾舒胃；薄荷叶、枇杷叶轻宣肺气，流气化湿；芦根、冬瓜仁清化未尽余湿。正如薛生白所说"此湿热已解，余邪蒙蔽清阳，胃气不舒，宜用极轻清之品，以宣上焦阳气。若投味重之剂，是与病情不相涉矣。"

【临床运用】若因余湿较甚，致困倦乏力，可酌用苍术、白术燥湿运脾。若知饥不食，食入欲吐者，可加谷芽、山楂、厚朴花健脾助运。若兼大便溏薄，可加苡仁、茯苓淡渗利湿。

（赖明生　刘兰林）

网上更多……

👤 学习提要　　👥 名词术语　　👫 知识导图　　⚥ 名家医案　　⬇ 微视频

📶 知识拓展　　📝 自测题　　🌐 教学 PPT

第十二章

伏 暑

第一节

概 述

伏暑是感受暑热或暑湿病邪，伏藏体内，发于秋冬季节的急性外感热病。临床上以发病急骤，病情深重，病势缠绵为特征。往往起病即有高热、心烦、口渴、脘痞、苔腻等暑湿郁蒸气分，或高热、烦躁、口干不甚渴饮、舌绛苔少等热炽营分见证。因其病势较重，所以部分患者病程中可见出血、斑疹、昏痉、尿闭、厥脱等危重证候，有的患者虽经救治仍可留有瘫痪、震颤等后遗症。由于本病发病季节有秋冬迟早之不同，加之初起即有明显的里热证，因而又有"晚发"、"伏暑晚发"、"伏暑秋发"、"冬月伏暑"、"伏暑伤寒"等名称。如吴坤安云："晚发者，长夏暑湿之邪留伏于里，至秋新邪引动而发也。"传统认为本病是夏季感受暑邪内伏，至秋冬为当令之邪引发的一种伏气温病。

《素问·生气通天论》载："夏伤于暑，秋必痎疟。"所说虽不是专指伏暑，但为夏暑秋发为病的最早记载和理论依据。此后，对伏暑的病因病机、临床表现和治疗方法等代有所论。宋《太平惠民和剂局方·卷二》有"黄龙圆治丈夫妇人伏暑，发热作渴，呕吐恶心，黄连一味为丸""水浸丹治伏暑伤冷，冷热不调，霍乱吐利，口干烦渴等，巴豆一味腊丸"的记载。其所称的"伏暑"是感受暑热之意，指病因及临床症状而非指伏暑的病名。但对后世关于伏暑病名的确立奠定了重要的基础。明·李梴《医学入门》也有类似上述的论述："伏暑，即冒暑久而藏伏三焦肠胃之间。热伤气而不伤形，旬日莫觉，变出寒热不定，霍乱吐泻，膨胀中满，疟痢烦渴，腹痛下血等症。"对伏暑的邪伏部位、病机和临床表现进行论述，并初步提出了伏暑之名。明·王肯堂"暑邪久伏而发者，名曰伏暑"之语出，因其对伏暑的概念表述较为明确，后人多认为伏暑的病名正式确立于王肯堂的《证治准绳》。

清代，许多温病学家对伏暑的因证脉治有了更加深入的研究，如周扬俊的《温热暑疫全书》、俞根初的《通俗伤寒论》、吴鞠通的《温病条辨》、吴坤安的《伤寒指掌》、陆子贤的《六因条辨》等书，都设专章讨论伏暑的因、证、脉、治等内容，从而使伏暑在理论和治疗方面渐臻完善。如吴鞠通《温病条辨》所说："长夏受暑，过暑而发，名曰伏暑"，并研制"银翘散去牛蒡、玄参加杏仁、滑石"等方。

根据伏暑的发病季节及临床表现特征,西医学中发生于秋冬季的肾综合征出血热、散发性脑炎、钩端螺旋体病、重型流感等病,可参考本病进行辨证论治。此外,临床各科中的消化系统、血液系统及神经系统疾病,也可参考本病相关证候进行辨证治疗。

第二节

病 因 病 机

伏暑的病因是暑湿或暑热病邪。传统认为,本病的发生是由于夏月感受暑湿或暑热病邪,郁伏于体内,未即时发病,至深秋或冬月,由当令时邪触动诱发而成。可见,伏暑的外因为感受暑热或暑湿之邪,伏于体内;诱发因素是秋冬时令之邪。所以根据本病的特征,将其归属于伏气温病的范畴。

感受暑热或暑湿之邪是否发病,主要取决于正邪两方面因素。若正盛邪轻,邪不敌正,邪退而不病;若正虚邪重,或正盛邪实,均可感邪即病;若邪气较微,正气尚盛,邪微不足以致害,正气不足以抗邪外出,邪气得以潜藏隐伏,随着时日的迁延,病邪不断耗伤正气,加上外界气候变化对人体的影响,或劳倦伤气等因素,使正邪双方逐渐发生变化,甚至失去平衡,导致病变发生。如吴鞠通《温病条辨》认为伏暑的发病机制为:"长夏盛暑,气壮者不受也;稍弱者,但头晕片刻,或半日而已;次则即病;其不即病而内舍于骨髓,外舍于分肉之间者,气虚者也。盖气虚不能传送暑邪外出,必待秋凉金气相搏而后出也……其有气虚甚者,虽金风亦不能击之使出,必待深秋大凉初冬微寒相逼而出,故犹为重也。"由上可见,暑湿病邪因气虚而侵入人体,隐伏不发,进而耗损正气,降低了人体的防御机能,待秋、冬寒凉之气激发而致伏暑发病。

因感邪性质及邪伏部位不同,伏暑发病初起主要有两种类型,若为夏季感受暑湿病邪,郁伏于气分,其病变以暑湿内郁气分为重心;若为感受暑湿病邪,伏而化热,郁伏于营分,其病变以热炽营分为重心。一般而言,病发于气分,病情较轻;发于营分,病情较重。如俞根初《通俗伤寒论》所论:"夏伤于暑,被湿所遏而蕴伏,至深秋霜降及立冬前后,为外寒搏动而触发。邪在膜原而在气分者,病轻而浅;邪舍于营而在血分者,病深而重。"此外,前贤还认为,伏暑病情的轻重与病发时间的迟早亦有一定的关系,如吴鞠通认为:"霜未降而发者少轻,霜既降而发者则重,冬日发者尤重。"

伏暑初起表现为卫气同病者,先多见郁阻少阳,进而暑湿困阻脾胃,或与胃肠积滞交结,阻于肠道。由于暑与湿有轻重的不同,以及胃阳、脾气强弱之差异,故病程的演变尚可转化为不同的证候类型,其证治与暑湿或湿温相关证治相同,正如吴鞠通《温病条辨》所说:"伏暑、暑温、湿温,证本一源,前后互参,不可偏执。"亦可化燥伤阴而深入营血。初起卫营同病者,表证解除后,可发展为营分证、血分证,或表现为心营热盛,下移小肠,或邪热深入血分,出现热闭心包,血络瘀滞。不论是暑湿内郁气分还是暑热内舍营分,在病变早期或病程中均可骤然耗伤正气,导致阴伤尿少、尿闭之气阴欲脱证,后期可使肾气大伤,下元亏虚,固摄失职。少数患者可因痰瘀阻络,肾气难复而留有瘫痪、痴呆、震颤等终身后遗症。

第三节

辨 证 论 治

一、辨治要点

（一）辨病依据

1. 发病季节在深秋或冬季，即寒露前后到大寒前后，为 10 月至次年 1 月。

2. 起病急骤，病情较重，初起即见里热证。暑湿发于气分者，起病即见高热、心烦、口渴、脘痞、舌苔腻等；暑热内伏营分者，起病即见高热、心烦、舌绛少苔，或斑疹隐隐。两种发病类型均兼有恶寒等时邪诱发的卫分表证，病势缠绵，病程较长。初起即见里热症候是伏暑诊断及鉴别诊断的重要临床依据。

3. 部分患者可迅速出现尿少、尿闭、出血、发斑、神昏、抽搐、厥脱等危重证候。邪退后可见多尿、遗尿等肾虚之象。

（二）辨证要点

1. 辨伏邪之暑湿暑热 伏暑是夏季感受的暑邪内伏逾时而发，起病之初即有暑湿与暑热之别。若见高热、心烦、口渴、脘痞、舌红苔腻者，为暑湿伏邪外发之象。还须进一步辨别暑与湿的侧重及其病机变化。若见高热、心烦、口干不甚渴饮、舌绛少苔者，即为暑热伏邪外发之象。同时应注意辨明是否有入血动血、热瘀搏结、闭窍动风、伤阴耗气等病理变化。

2. 辨时邪之寒热属性 伏暑发病皆由秋冬时令之邪诱发，深秋冬日多见风寒之邪，但亦可见风热病邪，素体阴虚火旺之人，更易感受风热之邪，故对外邪性质，必须详加分辨。

3. 辨病发之在气在营 伏暑的发病部位有在气、在营之别，而暑湿伏邪发于气分，其病位又有少阳、脾胃、肠腑等不同。暑热伏邪发于营分，病位可涉及心包、小肠、肝、肾及全身脉络。

4. 辨病机之不同传变 伏暑初起虽为表里同病，表解之后即见里热证。暑湿郁阻气分者，常病及少阳胆腑，出现寒热如疟，天明得汗出稍解但胸腹灼热不除；暑湿之邪又易与肠中积滞相搏结，表现为大便溏而不爽；暑湿郁阻中焦，可表现为热重湿轻或湿热并重等证。暑热内郁营分者，易见营热阴伤、痰瘀阻络、热盛迫血、热瘀交结等证，最终导致脏腑衰竭，肾气大伤，或正气外脱之险证。故临证要察微知著，提高警惕。

（三）治则治法

1. 治则 本病初起为表里同病，故其初起治则为疏表清里，重在清泄伏邪。

2. 治法 对本病初起的治疗，要针对暑邪郁发的部位和病邪性质而治，如发于气分兼表者，宜解表清暑化湿；发于营分兼表，当解表清营。表证解除后，邪在气分，暑湿郁于少阳，宜清泄少阳，分消湿热。暑湿在气分诸证，其治疗大法与暑温夹湿、湿温之气分证治基本相同，可互相参照。而邪在营血者，其治疗又大体与暑温邪入营血的证治相同。

本病多有小便改变及出血、斑疹的发生。小便短少不利者，可见于气、营、血各阶段，若为气分热结阴伤，治当滋阴生津，泻火解毒；若为心营邪热下移小肠，治当清心凉营，导热通腑；若因热瘀内阻肾络而见尿闭者，急予凉血化瘀，泄浊解毒。小便频数量多者，可见于本病后期，乃病变过程中肾气受损所致,治当益肾缩尿。其斑疹乃血分热瘀交结,脉络损伤,迫血妄行所致,治当凉血化瘀。如邪热瘀滞较甚,或大量出血,可导致脏腑衰竭,出现气阴两脱或阳气外脱,则应益气养阴或回阳固脱。必要时,中西医结合,积极予以救治。

本病部分患者于大病瘥后,可能留有震颤、瘫痪等后遗症,可参考暑温后遗症及春温"虚风内动"等证的治疗予以调治。

(四)治疗禁忌

1. 暑湿夹滞,阻结肠道之大便不爽,不可大剂苦寒攻下,治宜轻法频下,清热化湿,导滞通下。

2. 热结阴伤之小便不利,禁用淡渗之品,吴氏指出,"温病小便不利者,淡渗不可与之,忌五苓、八正辈。"治宜甘苦合化,泻火养阴生津。

二、主要证治

(一)伏暑初发

1. 卫气同病

【证候】发热恶寒,头痛,周身酸痛,无汗或少汗,心烦口渴,小便短赤,脘痞,舌苔腻,脉濡数。

【病机】本证为伏暑初起发于气分,里有暑湿而外有表邪,表里同病之证。外邪束表,卫气郁闭,故见发热恶寒,头痛,周身酸痛,无汗或少汗;暑热内郁,则见心烦口渴,小便短赤,脉数;湿邪困阻气机,湿郁热蒸,则见脘痞,舌苔腻,脉濡。

【治法】疏表透邪,清暑化湿。

【方药】银翘散去牛蒡子、玄参加杏仁、滑石方或黄连香薷饮。

银翘散去牛蒡子、玄参加杏仁、滑石方(《温病条辨》)

即于银翘散(方见风温章)内去牛蒡子、玄参,加杏仁六钱,飞滑石一两

服如银翘散法。

《温病条辨》谓:"太阴伏暑,舌白口渴,无汗者,银翘散去牛蒡子、元参加杏仁、滑石主之。"本方用银翘散轻透表邪,因有湿邪内阻,故去牛蒡子、玄参之润,加杏仁开肺利气,气化湿亦化,更加滑石清利膀胱,分利暑湿从小便而去,使表里之邪各得分解。

黄连香薷饮(《类证活人书》)

香薷一两半　扁豆　厚朴各二两　黄连二两

本方由香薷饮加黄连而成,又名四物香薷饮,方中用香薷、扁豆、厚朴解表散寒,涤暑化湿;黄连清热除烦。诸药相合具有清暑化湿,解表散寒之功,可使在表之寒邪与在里之暑湿各得分解。

上述二方均有疏表透邪,清暑化湿之功,适用于伏暑初发,卫气同病之证,但银翘散去牛蒡子、玄参加杏仁、滑石方适用于暑湿郁阻气分,兼有风热外袭之证,而黄连香薷饮则适用于表寒外束,暑湿内蕴,而暑热较甚者。

【临床运用】本证与秋冬季节外感风寒引起的伤寒、感冒均有卫表见症,初起有相似之处,但风寒在表以恶寒发热、头痛、无汗等表证为特征,无暑湿在里之口渴、心烦、脘痞、苔腻等症。再伏暑与春温初起时皆可见卫气同病,但春温为郁热在里,而伏暑为暑湿内蕴,其次发病季节也有明显区别,春温发于春季,而伏暑发生于秋冬季节。

临床运用时尚可加黄连、栀子等加强银翘散之清解暑热之功,加滑石、通草、竹叶等加强黄连

香薷饮之清暑利湿之效。如胸闷,加郁金、豆豉;呕而痰多,加半夏、茯苓、桔梗;小便短赤,加淡竹叶、薏苡仁、白通草;咳嗽痰多,加象贝母;湿阻较重而见苔腻,脘痞,呕恶或便溏甚者,加藿香、佩兰、荷叶、滑石;暑热较重而见高热,烦渴,尿赤,舌红者,加寒水石、银花、荷叶、竹叶、石膏等。

2. 卫营同病

【证候】发热,微恶风寒,头痛,无汗或少汗,心烦不寐,口干但不甚渴饮,或见斑点隐隐,舌绛少苔,脉浮细数。

【病机】本证为暑热内郁营分,兼风热郁表,卫营同病之候。风热袭表,肺卫失宣,故见发热,微恶风寒,头痛,无汗或少汗;暑热燔灼心营,故见心烦不寐,口干不甚渴饮,斑点隐隐,舌绛少苔;脉浮而细数,是营阴受损又兼有表邪之征。

【治法】清营泄热,辛凉透表。

【方药】银翘散加生地、丹皮、赤芍、麦冬方(《温病条辨》)。

即于银翘散(方见风温章)内,加生地六钱,丹皮四钱,赤芍四钱,麦冬六钱。

《温病条辨》谓:"太阴伏暑,舌赤口渴,无汗者,银翘散加生地、丹皮、赤芍、麦冬主之。"方用银翘散辛凉透表,疏散卫表之风热;加生地、麦冬凉营滋阴;丹皮、赤芍清营泄热,亦可凉血化瘀,防止瘀血阻滞营络。全方共奏解表清营泄热之功。

【临床运用】本证与前证相比较,表证虽同而里证不同,前者为暑湿郁蒸,热在气分,故有口渴苔腻;本证为暑热郁伏,热在营分,故口干无苔。一为气分兼表,一为营分兼表。

若要加强本方清暑泄热之力,可酌加黄连、栀子;暑热燔灼心营,营阴受损较重者,可合用清营汤加减治疗。若营阴素亏,汗源匮乏致无汗或少汗者,可酌加玉竹、玄参等生津养液以滋作汗之源。

(二) 气分证治

1. 暑湿郁阻少阳

【证候】寒热如疟,身热午后较甚,入暮尤剧,天明得汗出诸证稍减,但胸腹灼热不除,口渴心烦,脘痞,舌苔黄白而腻,脉弦数。

【病机】本证为暑湿郁阻少阳气分之证。邪阻少阳,枢机不利,故寒热往来如疟,脉弦数;暑热内蒸则口渴心烦;湿邪内阻,气机郁滞则脘痞苔腻。湿为阴邪,阴邪旺于阴分,午后暮夜属阴,邪正交争加剧,故身热午后较甚,入暮尤剧;热为湿遏,不易外透,至天明阳气渐旺之时,气机一时伸展,腠理开泄而得以汗出,则诸症减轻;但因湿邪郁遏,邪气不得尽解,故胸腹灼热不除。

【治法】清泄少阳,分消湿热。

【方药】蒿芩清胆汤(《重订通俗伤寒论》)。

青蒿钱半至二钱　青子芩钱半至三钱　淡竹茹三钱　仙半夏钱半　枳壳钱半　陈皮钱半　赤苓三钱　碧玉散三钱(包)

本证邪留少阳,枢机不利,既有胆热炽盛,又有暑湿内蕴,故用蒿芩清胆汤清泄少阳胆热,疏利枢机,兼以化痰利湿。方中青蒿、黄芩清泄少阳,和解枢机;竹茹、半夏、枳壳、陈皮辛开湿郁,理气和胃,降逆化湿;赤苓、碧玉散清利湿热,导邪下行,给暑湿以出路。诸药合用,暑湿得化,胆热得清,枢机和解,而诸症可愈。

【临床运用】本证寒热虽类似疟疾,但疟疾得汗出之后则热退,且呈周期性发作,而本证则是暑热蒸迫外泄,却又被湿邪所困,故天明得汗诸症稍减,但胸腹灼热不能尽除。

本证邪留少阳,其病机虽也属半表半里,但与伤寒少阳证不同,本证兼有痰湿,故见脘痞苔腻等症,而伤寒邪在少阳,为胆热炽盛,并无痰湿之象。

如湿邪较重,可加大豆黄卷、白蔻仁、薏苡仁、通草等以芳化利湿;呕恶明显,可加黄连、苏叶和胃止呕;暑热较重者,可加栀子、银花、荷叶等清泄暑热。

2. 暑湿夹滞,阻结肠道

【证候】身热稽留,胸腹灼热,呕恶,便溏不爽,色黄如酱,苔黄垢腻,脉濡数。

【病机】本证由暑湿郁蒸气分,与积滞互结阻于肠道所致。暑湿郁蒸于内,故身热稽留,胸腹灼热;湿热郁阻气机,胃气上逆,故见恶心呕吐;暑湿积滞阻结肠道,传导失司,故便溏不爽,色黄如酱,且大多气味臭秽,肛门有灼热感;苔黄垢腻、脉濡数,均为暑湿积滞于里之象。

【治法】导滞通下,清热化湿。

【方药】枳实导滞汤(《重订通俗伤寒论》)。

小枳实二钱　生大黄钱半(酒洗)　山楂三钱　槟榔钱半　川朴钱半　川连六分　六曲三钱　连翘钱半　紫草三钱　木通八分　甘草五分

本证暑湿夹滞,阻结肠道,非通导不能祛其滞;暑湿内蒸,胶着难解,又非清化不能除其湿。方中大黄、枳实、厚朴、槟榔通腑泄热,理气化湿,推荡积滞;山楂、六曲消导化滞,理气和中;黄连、连翘、紫草清热解毒,木通利湿清热,甘草调和诸药。

【临床运用】本证与前证其病邪性质均为暑湿之邪,病变均属气分,但病变重心不同,前证病位在少阳,本证病位在肠道。

本证之便溏不爽,色黄如酱,其气腥臭,肛门有灼热感,其病机为暑湿夹滞,阻结肠道,与肠胃虚寒之泄泻,下利清谷不同,与协热下利之葛根芩连汤证亦不同。

本证为暑湿夹滞之证,非阳明腑实,故不宜用三承气汤苦寒峻下或咸寒软坚。若误投承气类大剂攻下,不仅难以清化暑湿,且徒伤正气。又因本证为暑湿夹滞胶结肠道,每须连续攻下,多次清利,其邪始尽。正如俞根初《通俗伤寒论》云:"每有迟一二日,热复作,苔复黄腻,伏邪层出不穷。往往经屡次缓下,再次清利,伏邪殆尽。"说明对此证使用下法,应宜轻、宜缓,宜频,即所谓"轻法频下",不宜峻下猛攻。临床运用轻下之剂往往至热退苔净,便硬成形,湿热积滞尽去方止。正如叶天士《温热论》所云:"伤寒邪热在里,劫烁津液,下之宜猛;此多湿邪内搏,下之宜轻。伤寒大便溏为邪已尽,不可再下;湿温病大便溏为邪未尽,必大便硬,慎不可再攻也,以粪燥为无湿矣。"如暑热较重,可加用鱼腥草注射液、双黄连注射液等清热解毒之剂静脉滴注,以加强清暑泄热的功效。

3. 热结阴伤

【证候】高热不退,灼热无汗,口渴饮冷,心烦躁扰,小便短少不利,舌红,苔黄燥苍老,脉细数。

【病机】本证为阳明实热亢盛,化火灼津,阴液亏损,虚实夹杂之证。暑热内燔则见高热不退;火热炽盛,阴津大伤,津伤无源作汗为溺,则无汗,小便短少不利;津伤引水自救,则口渴喜冷饮;火热上扰神明,则心烦躁扰;舌红苔黄燥苍老,脉细数为暑热燔灼气分,阴液大伤之征。

【治法】清热泄火,甘苦化阴。

【方药】冬地三黄汤(《温病条辨》)。

麦冬八钱　黄连一钱　苇根汁半酒杯(冲)　元参四钱　黄柏一钱　银花露半酒杯(冲)　细生地

四钱　黄芩一钱　生甘草三钱

水八杯,煮取三杯,分三次服,以小便得利为度。

方中黄连、黄芩、黄柏三黄苦寒清泄郁热;生地、麦冬、玄参甘寒生津养液;花露、苇根汁甘凉滋润,清肺养液;甘草配生地等养阴药以化阴生津,共奏甘苦合化,养阴清热之效。

【临床运用】本证与阳明热炽之白虎汤证相似,但白虎汤证为热壅阳明气分,正邪剧争,迫津外泄,是以高热不退,汗出不止,口渴饮冷,脉洪大有力为主的实热证,无本证阴津亏虚诸症。

本证小便短赤为热盛津伤,化源不足所致,不可误认为水湿内停,膀胱气化失司而用淡渗通利之品。吴鞠通强调:"大凡小便不通,有责之膀胱不开者,有责之上游结热者,有责之肺气不化者。温热之小便不通,无膀胱不开证,皆上游热结,与肺气不化而然也。小肠火腑,故以三黄苦药通之;热结则液干,故以甘药润之;金受火刑,化气维艰,故倍用麦冬以化之。"同时又云:"温病小便不利者,淡渗不可与也,忌五苓、八正辈。"由此可见,温病小便不利首宜辨清其病机是湿阻还是阴伤,对温热病热结阴伤之小便不利的治疗,禁用淡渗法,忌五苓、八正散之类,也不可纯用苦寒,避免化燥伤阴。冬地三黄汤用药以甘寒为主,占十之八九,苦寒为辅,占十之一二,临证当注意其用药比例。

临床如见神昏谵语者,可加水牛角、连翘、竹叶卷心以清心泄热,亦可加用醒脑静注射液或清开灵注射液静脉点滴;如小便短少而兼有瘀热结于下焦,可加大黄、芒硝、桃仁通腑化瘀;阴液亏耗严重者,可加用生脉注射液静脉点滴;热盛动风而痉厥者,加羚羊角、钩藤、菊花以凉肝息风。

(三)营血分证治

1. 热在心营,下移小肠

【证候】身热夜甚,心烦不寐,口干但不甚渴饮,小便短赤热痛,舌绛,脉细数。

【病机】本证是由心营热甚,下移小肠所致,因此同时兼有心营热甚和小肠热结的表现。热在心营,灼伤营阴,则见身热夜甚,口干但不甚渴饮,舌绛,脉细数等典型的营分证表现;营热扰及心神则见心烦不寐;心与小肠相表里,心营之热循经下移小肠,则见小便短赤热痛。

【治法】清心凉营,清泄火腑。

【方药】导赤清心汤(《重订通俗伤寒论》)。

鲜生地六钱　辰茯神二钱　细木通五分　原麦冬一钱(辰砂染)　粉丹皮二钱　益元散三钱(包煎)　淡竹叶钱半　莲子心三十支　辰砂染灯心二十支　莹白童便一杯(冲)

本方由导赤散加麦冬、莲子心、粉丹皮、茯神、灯心、童便、益元散而成。方中生地、丹皮清泄营热;朱茯神、麦冬、莲子心、朱砂染灯心清心宁神;再用木通、淡竹叶、益元散、童便清导小肠之热,泄热下行。本方凉营、清心、导热并施,使心营之热得清,火腑之热得解,正合王纶所说"治暑之法,清心利小便最好"的治疗大法。

【临床运用】本证的热入心营,与邪入营分同时兼有热闭心包的热入心营不同,本证是以营分证为主,其所谓的心的病变,是指心火下移小肠导致的小便短赤热痛的症状,虽然也有营热扰心的心烦不寐,但与热闭心包时出现的神昏谵语不同。

导赤清心汤与导赤承气汤(方见春温章)均为导赤散加减的方剂,临证均可见身热、小便短赤热痛等小肠热盛证。但导赤清心汤证为心营之热下移小肠,病位在营分,必有身热夜甚,心烦谵语,舌绛等热灼营阴的表现,治宜清心凉营,清泄火腑,属脏腑合治法。而导赤承气汤证是阳明腑实兼有小肠热盛,病位在气分,必有潮热谵语,便秘等阳明腑实的表现,治宜攻下腑实,清泄火腑,属二肠同治法。

临床若见神昏谵语,舌謇肢厥者,为邪入心包,可加用安宫牛黄丸或紫雪丹,或急用醒脑静注射液、清开灵注射液静脉点滴以开窍醒神;若心营火毒较重者,可酌加水牛角、玄参、赤芍、黄连等,以增强清心凉营泄热之力;若兼有阳明腑实证者,可配合大黄攻下泄热。

2. 热闭心包,血络瘀滞

【证候】身热夜甚,神昏肢厥,口干而漱水不欲咽,斑点显露,斑色瘀紫,舌绛无苔,望之若干,扪之尚润,或紫晦而润。

【病机】本证为血分热瘀闭塞心包,阻滞脉络之证。邪热深入血分则身热夜甚;瘀热阻闭心包,故神昏肢厥;热瘀交结,损伤脉络,迫血妄行则斑点逐渐增多;瘀血阻滞脉络,则见口干而漱水不欲咽,斑色瘀紫,舌深绛或紫晦。

【治法】凉血化瘀,开窍通络。

【方药】犀地清络饮或犀珀至宝丹。

犀地清络饮(《重订通俗伤寒论》)

犀角汁四匙(冲)　粉丹皮二钱　青连翘一钱半(带心)　淡竹沥两瓢(和匀)　鲜生地八钱　生赤芍钱半　原桃仁九粒(去皮)　生姜汁二滴(同冲)

先用鲜茅根一两,灯心五分,煎汤代水,鲜石菖蒲汁两匙冲。

清·何秀山《重订通俗伤寒论》中认为:"热陷包络神昏,非痰迷心窍,即瘀塞心孔,必用轻清灵通之品,始能开窍而透络。"故用凉血散血之代表方犀角地黄汤为基础方,加桃仁、茅根凉营活血化瘀,滋阴通络;用连翘、灯心清心透热;菖蒲、竹沥、生姜三汁涤痰开窍,共奏清心凉血,化瘀通络之效(用水牛角代犀角,下同)。

犀珀至宝丹(《重订广温热论》)

白犀角　羚羊角　广郁金　琥珀　炒川甲　连翘心　石菖蒲　蟾酥　飞辰砂　真玳瑁　当门子　血竭　藏红花　桂枝尖　粉丹皮

上药研细,猪心血为丸,金箔为衣,成人每服一丸,小儿每服半丸。

本方以犀角、玳瑁、连翘、蟾酥清热泻火解毒,羚羊角凉肝息风,琥珀、金箔、辰砂重镇安神,郁金、菖蒲、当门子开窍醒神,穿山甲、血竭、红花、丹皮、桂枝化瘀通络,猪心血入心养心,全方共奏凉血化瘀,开窍通络之功。何廉臣认为"本丹大剂通瘀,直达心窍,又能上清脑络,下降浊阴,专治一切时邪内陷血分,瘀塞心房,不省人事,昏厥如尸,目瞪口呆,四肢厥冷等症……用之得当,奏功极速。"

【临床运用】本证与一般的热闭心包证不同,本证是由瘀血与邪热互结导致的热闭心包证,因此临床可见斑疹、口干漱水不欲咽、舌深绛或紫晦等瘀血征象。

本方与导赤清心汤均治伏暑邪入营血证,但导赤清心汤病在心营,兼小肠热盛,治宜清心营,泻火腑;本方病在心包,兼瘀血阻络,其病较为深重,治宜开心窍,通络瘀。

本证还应与下焦蓄血证相鉴别,二证均可见神志异常,但下焦蓄血证为瘀热蓄结,症见神志如狂或发狂,少腹坚满,大便色黑,治宜通瘀破结,方用桃仁承气汤或抵挡汤;而本证为热闭心包,血络瘀滞,症见神昏谵语,斑疹显露等症,治宜开心窍,通瘀滞,方用犀地清络饮。

临床若见神昏谵语明显者,可加用安宫牛黄丸或紫雪丹,亦可加用醒脑静注射液或清开灵注射液静脉点滴;若并见汗出不止,肢冷,脉虚数等气阴两脱证者,可配合生脉散以益气敛阴固脱;

若见热瘀甚者,可配合丹参注射液静脉点滴。

3．热瘀气脱

【证候】身热面赤,皮肤、黏膜瘀斑,心烦躁扰,四肢厥冷,大汗淋漓,舌绛而暗,脉虚数。

【病机】本证是由于暑热内郁血分,瘀热互结,而导致气阴两脱证。暑入血分,煎熬血液成瘀,瘀热互结,损伤血络,迫血妄行,故见身热面赤,皮肤、黏膜瘀斑,舌绛且暗;瘀热上扰心神,则见心烦躁扰;瘀热内阻,气血运行不畅,脏腑失养而致气阴外脱,故见四肢厥冷,大汗淋漓,脉虚数。进一步加重可出现身热骤降,冷汗淋漓,脉微细欲绝等阳气外脱之象。

【治法】急宜凉血化瘀,益气养阴固脱。

【方药】犀角地黄汤(见春温章)合生脉散(见风温章)加味。

【临床运用】本证病情危重,可采用中西医结合方法及时抢救,临床可配合应用生脉注射液静脉滴注;若见四肢厥冷,冷汗淋漓,神疲倦卧,面色青灰,唇青舌暗,脉微细欲绝者,属瘀热内阻,阳气外脱之证,治疗急宜益气回阳固脱,兼以化瘀通络,临床可用四逆加人参汤(炙甘草、干姜、制附片、红参)加丹参、桃仁等,并可同时配合参附注射液静脉点滴。

(四)肾气亏损,固摄失职

【证候】尿频尿多,甚或遗尿,口渴引饮,腰酸膝软,头晕耳鸣,舌淡,脉沉弱。

【病机】本证为伏暑后期,邪热已退,肾虚不固之证。暑邪伤肾,固摄失司,膀胱失约,故见尿频尿多,甚或遗尿;肾阳虚弱,气化失司,津不上承,故口渴引饮;腰为肾之府,肾气亏虚则腰酸膝软;肾主骨生髓,肾开窍于耳,肾虚不能上奉脑髓、清窍,故头晕耳鸣;舌淡、脉虚弱为肾虚之象。

【治法】温阳化气,益肾缩尿。

【方药】右归丸合缩泉丸加减。

右归丸(《景岳全书》)

大怀熟地八两　山药四两(炒)　山茱萸三两(微炒)　枸杞四两(微炒)　鹿角胶四两(炒珠)　菟丝子四两(制)　杜仲四两(姜汤炒)　当归三两(便溏勿用)　肉桂二两(渐可加至四两)　制附子二两(渐可加至五六两)

先将熟地蒸烂杵膏,加炼蜜为丸,如梧桐子大。每服百余丸,食前用滚汤或淡盐汤送下。或丸如弹子大,每嚼服二三丸,以滚白汤送下。

右归丸为金匮肾气丸去茯苓、泽泻、丹皮,加鹿角胶、菟丝子、当归、枸杞、杜仲而成。方中熟地、山药、山茱萸、枸杞滋补肾阴,肉桂、附子温复肾阳,鹿角胶、菟丝子、杜仲、当归强肾填精。诸药相合,共奏温补肾阳之功。

缩泉丸(《魏氏家藏方》)

天台乌药(细锉)　益智仁(大者,去皮,炒)各等分

上为末,别用山药炒黄为末,打糊为丸,如梧桐子大,晒干。每服五十丸,嚼茴香数十粒,盐汤或盐酒下。

缩泉丸取其固肾缩泉之意。方用益智仁温补脾肾,固精气,缩小便;乌药调气散寒,除膀胱肾间冷气,止小便频数;山药健脾补肾,固涩精气。与右归丸配合,治暑邪伤肾,肾气不固,肾虚不能气化致尿频尿多者。

【临床运用】以上两方均可改丸剂为汤剂,证情急者用汤剂,证情稳定后可改用丸剂以巩固疗效。临床应用时可根据病情需要加重附子、肉桂用量。若大便溏薄者则去当归。伏暑亦有因

余邪未尽致肾气未复,尿频尿多者,此时可用"通因通用"法,方用五苓散利尿祛邪,邪去肾气自复,小便得以恢复正常。

（刘春红　鲁玉辉）

网上更多……

👤 学习提要　　📇 名词术语　　👥 知识导图　　⚥ 名家医案　　📥 微视频

🖥 知识拓展　　📝 自测题　　🌐 教学 PPT

第十三章

秋　燥

第一节

概　述

秋燥是秋季感受燥热病邪所引起的外感热病,初起邪在肺卫,即有咽干、鼻燥、咳嗽少痰、皮肤干燥等津液干燥见症,病程中阴液耗损较显著。本病病势轻浅,一般很少传入营血分,病程较短,易于痊愈。本病多发生于秋季燥气主令之时,尤以秋分后至小雪前为多见;地势高,气候干燥的西北地区、内蒙古地区较为多见。

燥邪为六淫之一,《黄帝内经》中即有:"清气大来,燥之胜也","岁金太过,燥气流行""木不及,燥乃大行"等记述,说明燥气的形成与岁运及时令有关。《黄帝内经》中所说的"燥胜则干""燥者濡之",即指出了其致病的特点和治疗原则,而"燥化于天,治以辛寒,佐以苦甘"等,则为燥病确立了治疗大法。金元时期刘河间在《素问玄机原病式》指出:"诸涩枯涸,干劲皲揭,皆属于燥"对燥邪的致病特点作了进一步的发挥,补充了《黄帝内经》病机十九条的不足。当时的医家朱丹溪以四物汤加减,李东垣从养荣血、补肝肾、润肠液等方面立法制方论治燥邪为病,但所论的范围大多限于津血干枯的内燥证。自明代李梴指出燥有内、外之分后,引起了医家们对外感燥邪致病的重视。到清代,医家对内燥和外燥病的认识渐趋明确:内燥多指内伤津血干枯之证,外燥系秋季外感时令之气而致。首创秋燥病名的医家是清初喻嘉言,其在《医门法律》"秋燥论"篇专论燥邪为病,他指出:《黄帝内经》所述"秋伤于湿"当为"秋伤于燥",并对内伤之燥、外感之燥,作了比较系统的论述,指明秋燥为感受秋季燥热病邪而致,多犯上焦肺系,还创立了名方清燥救肺汤,主要用于秋燥病的治疗。关于燥邪的阴阳寒热属性,历来有不同看法,如喻嘉言认为燥属火热,而沈目南则认为燥属次寒。吴鞠通以胜复气化理论来区分燥邪的寒热属性;俞根初、王孟英、费晋卿等医家以秋季气候的温凉之别作为划分温燥和凉燥的根据。这些认识,尤其是俞氏的分类法对临床产生了重要的影响,现在通常都认为秋燥病有温燥与凉燥之别。由于凉燥不属于温病范畴,故本章主要论温燥。

现代医学中发于秋季的上呼吸道感染、急性支气管炎及某些肺部感染等疾病,可参考本病辨证施治。

118

第二节

病 因 病 机

秋燥为病，外因是感受秋季燥热病邪。秋季气候有偏温偏凉的不同，俞根初说："秋深初凉，西风肃杀，感之者多病风燥，此属凉燥……若久晴无雨，秋阳以曝，感之者多病温燥，此属燥热"。可见，燥热病邪是在初秋天热干燥的气候条件下形成的。秋季燥气当令，且初秋承夏之后，大多夏火余气未尽，常见久晴无雨，秋阳以曝，故易于形成燥热病邪。燥热病邪易伤人津液，若遇人体肺卫不固，或素体阴液不足，或夏季汗多津气受伤，摄护失慎，身体防御能力减弱，则每易感受燥热病邪而发为秋燥。

秋日燥金主令，而肺亦属燥金，故燥热病邪由口鼻而入，必先犯于肺。秋燥初起，首犯肺卫，与风温初起临床表现相似，唯因燥邪有伤津的特性，所以同时伴有津液干燥见症。肺卫之邪不解，可化热入里，使津伤更加显著，此时其病变重心在肺，并可涉及胃、肠等。在肺主要产生肺燥阴伤的病变，除可导致肺之宣肃功能失常外，如肺热伤络，还可见伤络咳血；如传入胃肠，则可导致肺胃阴伤、肺燥肠热、肺燥肠闭或阴伤腑实等病变。后期邪少虚多，一般表现为肺胃阴伤。亦有少数病情严重而化火传入营血，导致气血两燔证。如深入下焦者，则可以伤及肝肾之阴，导致水不涵木、虚风内动等证。秋燥较其他温病，病情较轻而易治愈，如初起治疗得当，体质亦较强，大多病在卫、气分阶段即可告愈，一般不进入营血，亦不至发展到下焦肝肾阴伤的严重程度。

第三节

辨 证 论 治

一、辨治要点

（一）辨病依据

1. 有一定的季节性，多发生于秋令燥热偏盛时节。

2. 典型的临床特征是初起除具有肺卫见证外，必伴有口、鼻、唇、咽等津液干燥征象。

3. 本病重心在肺，病情较为轻浅，一般较少传变。以伤肺胃之阴者为多，较少传入下焦。

（二）辨证要点

1. 辨燥邪的寒热属性　燥邪的性质有寒热之分。一凉一温，病初邪在肺卫时即有明显区别。临床辨证时，可从发病时气候的温热寒凉、发热恶寒的孰重孰轻、口渴与否、痰质的稀稠、舌质的变化等方面加以分析辨别。一般来说，温燥恶寒较轻，并在短时间内随汗出而消失，鼻中有燥热感，痰稠而黏，口渴，舌边尖红赤，津液的损伤程度较凉燥为甚；凉燥恶寒较重，持续时间亦较长，鼻鸣而塞，或流清涕，痰质清稀，口不渴，舌质正常。由于凉燥之邪化热入里后的证候表现与温燥基本相同，故辨燥邪的寒热属性主要是在秋燥发病的初起阶段。

2. 审燥热的所在部位　秋燥的病机变化以肺经为重点，但燥热传入气分之后，病变部位又可涉及胃、肠等脏腑,因而出现不同的证候类型,亦当加以区别。病变以肺为主者,以燥热炽盛、肺津受损为主要表现,或可因燥热伤络而见咳血。若肺经燥热下移大肠,则见大便泄泻;或肺不布津于肠而见大便秘结,其中既有肺与胃肠同病者,亦有以肠为主者。若燥热聚于上焦,上干头目清窍,则可致清窍干燥之症。所以,应当根据其临床特点详细分辨燥热所伤的部位分而治之。

3. 察燥热阴伤的轻重主次 燥热病邪易于损伤津液,故秋燥以津液的干燥征象为特征。但在秋燥病的不同阶段,燥热和阴伤在程度上有主次之分,一般病程的初、中期以燥热偏盛为主,津伤为次,或燥热阴伤并重,后期则主要表现为阴津的耗伤,临床辨别时主要根据病程及兼证进行鉴别。同时,在病程的不同时期阴伤亦有轻重之别,在疾病初期即有津液干燥的病机变化,邪愈传里则阴伤愈重,加之病变脏腑与病机的差异,致使不同证候类型的阴伤程度有一定区别。燥热在肺者,相对津伤较轻;燥邪入胃,则可致肺胃之阴两伤;若燥邪久羁而传入下焦,则可耗伤肝肾之阴。由于燥热阴伤的轻重主次直接影响着治法的确立,故应注意辨别。

(三)治则治法

1. 治则 润燥祛邪。因燥邪易伤津液,故《素问·至真要大论》提出"燥者濡之";同时,燥热致病还会引起邪热亢盛,因此在滋润的基础上,尚须予以清泄热邪。

2. 治法 在不同的病程阶段,还应视其病位所在灵活选择治法。初起阶段邪在肺卫,治以辛凉甘润为先。病至中期,病邪已进入气分,燥热已炽,津伤尤甚,宜清养并施,即在泻肺、清胃、通腑之时,注重养阴增液。少数病例因燥热化火,内陷营血者,治宜清营凉血,与其他温邪深入营血病证的治疗基本相同。病至后期则以甘寒滋养肺胃津液为主。

古方书记载"上燥治气,中燥增液,下燥治血",可作为秋燥初、中、末三期治疗大法的概括。所谓"上燥治气",乃是燥邪上受,首犯肺卫,肺主气,肺津为燥邪所伤,则肺气宣肃失司,治宜辛以宣肺透邪,润以制燥保肺。"治气"即为"治肺"。故何廉臣所谓之"上燥治气,吴氏桑杏汤主之",以及叶天士所说的"燥自上伤,是肺气受病,当以辛凉甘润之方,气燥自平而愈",皆有助于对"上燥治气"这一治疗原则的理解。"中燥增液",则指燥热病邪由上焦而至中焦,损伤肺胃津液,治当甘凉濡润,以复其津。"下燥治血",乃指少数病例,若最终演变为燥热损伤下焦肝肾精血者,治用甘咸柔润,以补肾填精,故"治血"之意实指滋补肾阴。

(四)治疗禁忌

秋燥的治疗"宜柔润,忌苦燥"。苦燥伤阴,而燥证最喜柔润,即使初起,亦须用甘润之品,而在病程中慎用苦寒性燥之品。正如汪瑟庵在《温病条辨》按语中所说:"燥证路径无多,故方法甚简。始用辛凉,继用甘凉,与温热相似。但温热传至中焦,间有当用寒苦者;燥证则惟喜柔润,最忌苦燥,断无用之之理矣。"由于燥热病邪的性质有其特殊性,虽近于火,而又不同于火,故治疗时尤须掌握其用药的分寸。具体来讲,一般温病在化热化火之后,常用苦寒清热泻火之法,而燥证的治疗独喜柔润,最忌苦燥伤阴。因此,治火之法可以用苦寒,治燥则必用甘寒。火郁发之,燥胜润之;火邪炎上可以直折,燥伤津液则必濡养。

二、主要证治

(一)邪犯肺卫

【证候】发热,微恶风寒,少汗,头痛,干咳无痰或少痰而黏稠,甚则咳声嘶哑,咽干鼻燥,口微渴,舌边尖红,苔薄白而燥,脉右寸数大。

【病机】本证见于秋燥初起,为燥热病邪侵袭肺卫所致。邪犯于卫,卫气被郁,开合失司则发热,微恶风寒,少汗;燥热上扰,经气不利,则头痛;肺失宣降,则咳嗽等,证候与风温初起相同。燥热损伤肺胃津液,则咳嗽少痰而黏稠,咽干鼻燥,口渴,系与风温初起不同之处。舌边尖红,苔薄白而燥,脉右寸数大,均为燥热伤于肺卫之象。

【治法】辛凉甘润,清透肺卫。

【方药】桑杏汤(《温病条辨》)。

桑叶一钱 杏仁一钱五分 沙参二钱 象贝一钱 香豉一钱 栀皮一钱 梨皮一钱

水二杯,煮取一杯,顿服之,重者再作服(轻药不得重用,重用必过病所。再一次煮成三杯,其二三次之气味必变,药之气味俱轻故也)。

本证为燥热犯于肺卫,不可用辛温之品,又不可纯用辛凉,根据温者清之、燥者润之的治则,选用桑杏汤辛凉甘润,清透肺卫,使透邪不伤津,润燥不碍表。方中以桑叶、豆豉、栀子皮透散表热;沙参、梨皮润肺生津;杏仁、贝母降气化痰;诸药合之,可使热散而津不伤,津复而肺气平,共凑疏表润燥之功。

【临床运用】本证当与风温初起,邪袭肺卫证相鉴别。风温初起与本证均有发热恶寒,咳嗽口渴,脉浮数等肺卫见症。但秋燥发于秋季,初起必伴有口、鼻、唇、咽及皮肤等处干燥表现,病程中易致肺燥阴伤、肺络受损,少见营血或下焦证候,病情一般较风温为轻。而风温多发于春冬二季,初起虽然肺卫证候明显,但津气干燥见证不突出,病程中易于出现逆传心营之变。

临床运用时,本证所用贝母以川贝为宜,因川贝以润燥止咳为主,而浙贝以化痰止咳见长,故本证宜用川贝,而不宜浙贝;若热象不显著者可去栀子;咳甚胸痛者加橘络、瓜蒌皮通络止痛;咳伤肺络、痰中带血加藕节、白茅根、茜草、侧柏叶、旱莲草凉血止血;若咽喉红肿干痛,加牛蒡子、马勃、玄参、桔梗、生甘草清利咽喉;干咳少痰者,加海蛤壳、瓜蒌皮、枇杷叶润肺化痰;表热较重,加金银花、连翘清透表热。

(二)邪在气分

1. 燥干清窍

【证候】发热,口渴,耳鸣,目赤,龈肿,咽痛,苔薄黄而干,脉数。

【病机】本证为上焦气分燥热化火上扰清窍所致。发热,口渴为气分燥热伤津之象;燥热循胆经上犯则耳鸣,循肝经上犯则目赤,循阳明经上犯则龈肿,扰于肺胃之门户则咽喉肿痛,均是燥火上炎所致清窍不利的表现;苔薄黄而干,脉数是燥热之象。

【治法】清宣气热,润燥利窍。

【方药】翘荷汤(《温病条辨》)。

薄荷一钱五分 连翘一钱五分 生甘草一钱 黑栀皮一钱五分 桔梗二钱 绿豆皮二钱

水二杯,煮取一杯,顿服之。日服二剂,甚者日三。

叶天士说:"燥火上郁,龈肿咽痛,当辛凉清上"。薄荷辛凉宣透,清头目,利诸窍。连翘、黑栀皮、绿豆皮微苦微辛,清燥泻火。桔梗、生甘草解毒利咽。共凑辛凉宣郁散火之功。

【临床运用】本证病位偏于上,属于清窍被燥热所扰,用药以轻见胜,禁用苦重之品。耳鸣者,加羚羊角、苦丁茶,以清泻少阳;目赤者,加鲜菊花、苦丁茶、夏枯草,以清泄肝火;咽痛者,加牛蒡子、僵蚕,增解毒利咽泻火之功。本方为辛凉泻火之轻剂,故在疾病过程中,若见口鼻干燥、咽痛、鼻痛者,应加麦冬、沙参,以滋阴润燥。

2. 燥热伤肺

【证候】身热,口渴,心烦,干咳无痰或痰少而黏,甚则痰中带血丝,气逆而喘,胸满胁痛,咽干鼻燥,倦怠少气,舌红,苔薄白而燥或薄黄而燥,脉数。

【病机】本证为肺燥化火,热伤气阴之证。气分燥热炽盛,则身热;燥热耗伤气阴,则口渴,心烦,倦怠少气;肺津被灼,津失输布,则干咳无痰或痰少而黏,咽干鼻燥;燥伤肺络,则咳嗽痰中带血丝;燥热伤肺,失于宣降,则气逆而喘;肺气不畅,壅滞络脉,则胸满胁痛;舌边尖红赤,苔薄或白或黄而干燥,脉数皆为燥热之象。

【治法】清泄肺热,养阴润燥

【方药】清燥救肺汤(《医门法律》)。

煅石膏二钱五分　冬桑叶三钱　甘草一钱　人参七分　胡麻仁一钱(炒研)　真阿胶八分　麦冬一钱二分(去心)　杏仁七分(去皮,麸炒)　枇杷叶一片(去毛,蜜炙)

水一碗,煮六分,频频二三次温服。

叶天士说:"当以辛凉甘润之方,气燥自平而愈。"本证为燥热化火,伤及肺之气阴。肺气阴受伤,既不能用辛香之品,以防耗气,亦不可用苦寒泻火之品,以防伤津。治疗当以清肺润燥为主,方用清燥救肺汤。方中以石膏、桑叶、甘草辛凉泻火;人参、胡麻仁、阿胶、麦冬甘润养阴,佐杏仁、枇杷叶宣降肺气。诸药合用,共奏清泄肺热,养阴润燥之功。

【临床运用】若表邪未尽者,酌加连翘、牛蒡子等以透邪外出,并去阿胶防止恋邪碍表;身热明显者,加薄荷汁;痰多者,可加川贝、瓜蒌、竹沥以化痰;气喘者加苏子、葶苈子;痰中带血者,可加侧柏叶、白茅根、仙鹤草等以凉血止血;胸胁满痛甚者,酌加丝瓜络、橘络、郁金等和络止痛;胸闷者,加梨汁、郁金汁;呕逆者,加鲜莱菔汁、竹茹。

3. 肺燥肠热,络伤咳血

【证候】初起喉痒干咳,继则因咳甚而痰黏带血,胸胁疼痛,腹部灼热,大便泄泻,舌红,苔薄黄干燥,脉数。

【病机】本证为肺中燥热移肠所致的肺与大肠同病之证。秋燥初起,燥热在肺,则喉痒干咳。继而燥热化火,肺络受伤,则痰黏带血而胸胁作痛。肺与大肠相表里,肺中燥热之邪下移大肠,正如喻嘉言所说"肺热不宣,急奔大肠"。故见腹部灼热如焚而大便泄泻。此种泄泻,多是水泄如注,肛门灼热,甚或腹痛泄泻,泻必艰涩难行,似痢非痢。《素问·至真要大论》云:"暴注下迫,皆属于热",此属热利,与虚寒下利而无热象者迥不相同。舌红,苔薄黄而干,脉数,为气分燥热之象。

【治法】清热止血,润肺清肠。

【方药】阿胶黄芩汤(《重订通俗伤寒论》)。

陈阿胶　青子芩各三钱　甜杏仁　生桑皮各二钱　生白芍一钱　生甘草八分　鲜车前草　甘蔗梢各五钱

先用生糯米一两,开水泡取汁出,代水煎药。

本证是肺燥肠热而致咳血泄泻,治当清热以止血,清肠以止泻。肺与大肠同治,方用阿胶黄芩汤,以甜杏仁、桑皮、甘蔗梢润肺生津而止咳,阿胶养血以止血,芍药合甘草酸甘化阴,且能缓急止痛,再配黄芩苦寒以清肺与大肠之热而坚阴,车前草导热下行,又能清肠止泻。

【临床运用】本证的咳血是由于燥热伤及肺络所致,出血量少(为痰中带血),并非邪热迫血妄行而引起的咯血,故治宜养血止血,不宜纯用炭类止血药。咳甚痰多者加枇杷叶、冬瓜仁、竹沥、贝母。出血较多者加白茅根、京墨、侧柏叶、焦山栀等。胸胁痛甚者加郁金汁、丝瓜络、鲜橘叶。

4. 肺燥肠闭

【证候】身热,咳嗽不爽而多痰,胸腹胀满,便秘,舌红而干。

【病机】本证为肺有燥热,液亏肠闭,肺与大肠同病之证。气分燥热,则身热;表证虽解,但肺受燥热所伤,气机失于宣畅,则咳而不爽;肺失输布,津液停聚则多痰;肺不布津,大肠失于濡润,传导失常,则糟粕停聚于内而为便秘腹胀。舌红而干为燥热之象。

【治法】肃肺化痰,润肠通便。

【方药】五仁橘皮汤(《重订通俗伤寒论》)。

甜杏仁三钱(研细)　松子仁三钱　郁李净仁四钱(杵)　原桃仁二钱(杵)　柏子仁二钱(杵)　广橘皮一钱半(蜜炙)

本证之便秘是因肺燥而影响及肠,肠中津液匮乏所致,张石顽云:"燥于下必乘大肠",此证燥于上而及于下,故咳嗽、便秘并见。从病机发展分析,便秘因肺燥而成,而便秘腑气不降,又加重肺气郁闭,故治疗当以通便为先,腑气降则利于肺气下行。另一方面,此证腑气不通并非为热邪结于肠腑,而是气不下行,肠中干涩所成,通腑不宜苦寒攻下,如承气汤之类,只能以辛润之品,导气润肠,以畅气通便。

方中松子仁、郁李仁、桃仁、柏子仁均为富有油脂而具有润燥滑肠之功。甜杏仁既润肺化痰,又可宣开肺气,滑肠通便。橘皮能化痰行气除胀,且助运行,使诸仁润而不滞。所以用蜜炙,亦取其润而不燥之意。全方意取肃肺润肠,因肺与大肠相表里,肠润便通则肺气易降,肺气降则大便亦易于通下。何秀山云:"杏仁配橘皮,以通大肠气闭;桃仁合橘皮以通小肠血秘,气血通润,肠自滑流矣,故以为君。郁李仁得橘皮,善解气与水互结,洗涤肠中之垢腻,以滑大肠,故以为臣,佐以松柏幽幽,幽通则大便自通,此为润燥滑肠,体虚便闭之良方"。

【临床运用】本证与前证肺燥肠热皆为肺肠同病,但前者为燥热化火,故上伤肺络而干咳出血,下逼肠液而便泻稀水;本证乃燥热气结,气结则津液不布,故上为液聚而痰多,下为津枯而肠闭。本证与阳明腑实证皆有大便秘结,但彼为胃肠邪热与肠中糟粕相结,故无咳嗽痰多等肺系见证;本证为肺不布津而肠中液亏,故无日晡潮热,谵语神昏,腹部硬满作痛,苔黄而燥或焦黑等邪热与糟粕结聚之证。

若欲增其润肠之功者,可加瓜蒌仁、火麻仁;欲急下者,可加玄明粉、白蜜;欲开肺气,恢复肺之输布津液者,可加前胡、紫菀;夹滞者,可加枳实导滞丸(绢布包同煎);夹痰者,可加礞石滚痰丸(绢布包同煎);夹饮者,可加控涎丹;夹火者,可加当归芦荟丸。

5. 腑实阴伤

【证候】便秘,腹胀,口干唇燥,潮热,或见神昏谵语,苔黑干燥,脉沉细。

【病机】本证为燥热内结阳明,津伤肠燥所致。阳明热结津伤,则潮热、便秘、腹胀;津液耗伤则口干唇燥;腑实太盛,上扰神明则见神昏谵语;热结阳明,津液被灼,则舌苔黑而干燥,脉见沉细。

【治法】滋阴通下。

【方药】调胃承气汤(方见风温章)加鲜首乌、鲜生地、鲜石斛。

本证既为燥热内结,当攻下以泻实;津液受伤,又当滋养阴液以润燥。选用调胃承气汤攻下腑实以去燥热。攻下虽有存阴之意,然阴亏已甚,亟待复阴,故加鲜首乌、鲜生地、鲜石斛甘寒多汁之品,所以用鲜品者,因鲜药多汁液,滋液作用较强。通下能存阴,滋液亦有助于通下。

【临床运用】本证虽可见神昏谵语,但多为一过性发作,较热闭心包的神志异常为轻,且有腑实表现,临床应仔细鉴别。本证与前证均有大便秘结,然病机不同:前证为肺不能布津于大肠,肠中失润而致便秘,并无谵语及苔黑而干燥等热盛见症;本证为燥热结滞致腑实阴伤,而无咳嗽多痰等肺经见证。

6.肺胃阴伤

【证候】身热已退,或身有微热,干咳或痰少,口、鼻、咽、唇干燥乏津,口渴,舌干红少苔,脉细数。

【病机】本证为燥热渐退而肺胃津液损伤未复之象。邪热消退则身热已退;退而未尽则身有微热,脉数;肺阴耗伤则干咳不已,痰少;肺胃阴伤则口、鼻、咽、唇干燥乏津,口渴;由于邪去而肺胃津伤,则舌质多为光红而少苔,脉象多细。

【治法】甘凉滋润,清养肺胃。

【方药】沙参麦冬汤(方见风温章),五汁饮。

五汁饮(《温病条辨》)

梨汁　荸荠汁　鲜苇根汁　麦冬汁　藕汁(或用蔗浆)

临时斟酌多少,和匀凉服。不甚喜凉者,重汤炖温服。

本证外邪已解,燥热不甚,以津伤为主,故治疗重在滋养肺胃津液,方用沙参麦冬汤。方中以沙参、麦冬、花粉、玉竹滋养肺胃之阴,扁豆、甘草益气培中,和养胃气,配以桑叶轻宣燥热。诸药合用共奏清养肺胃,生津润燥之功。五汁饮甘寒生津润燥作用更强。

【临床运用】本证邪少虚多,以燥伤肺胃之津为主,故治疗切忌苦寒。如吴鞠通所说:"温病燥热,欲解燥者,先滋其干,不可纯用苦寒也,服之反燥甚。"此正说明苦寒之品不仅不能退虚热,反有苦燥劫津之弊。本证还应与燥热伤肺证加以区别:燥热伤肺虽阴伤但燥热正盛,以清燥救肺汤清肺润燥;本证以津伤为主,燥热已轻,以沙参麦冬汤重在滋养肺胃之阴,兼清燥热。若兼肠燥便秘者,可加鲜生地、鲜何首乌、鲜石斛、火麻仁以润肠通便。如身热较甚,干咳较多,可加用银花、连翘、杏仁、枇杷叶、川贝母清解余热,润肺止咳。

(三)气营(血)两燔

【证候】身热,口渴,烦躁不安,甚或吐血、咯血、衄血,斑点隐隐或紫赤显露,舌绛,苔黄燥,脉数。

【病机】此为气分燥热未解,深入营血,而成气营(血)两燔之证。身热,口渴,苔黄为气分热盛津伤之象。舌绛,烦躁不安以及吐血、衄血、斑疹,均为热炽营血,热扰心神,血络受损之征。本证热邪不单纯在气,又不单纯在血,其病机是气分、营(血)分热势均盛。

【治法】气营(血)两清。

【方药】加减玉女煎(方见春温章)。

【临床运用】若吐血、咯血、衄血,斑疹显露者为热毒炽盛,血脉逆乱,宜加丹皮、赤芍、紫草等凉血化瘀,或以化斑汤为主方治疗。甚者神昏、谵语,吐血、衄血严重,应以清瘟败毒饮加减治疗。

(四)燥伤真阴

【证候】昼凉夜热,口渴,或干咳,或不咳,甚则痉厥,舌干绛,脉虚。

【病机】此为病在下焦,燥热耗伤真阴,邪少虚多之证。燥热未净,真阴已伤,故见昼凉夜热。肾阴耗伤,津液不能上承,故口渴,肾水不能上沃肺金,故干咳。水不涵木,虚风内动,故见痉厥。舌干绛,脉虚皆为真阴耗伤之象。

【治法】滋养肝肾,潜镇虚风。

【方药】三甲复脉汤(方见春温章)或小复脉汤。

小复脉汤(《温热经纬》)

麦冬一两　枸杞子一两　炙甘草二两　鲜竹叶十五瓣　北枣肉两枚

为细末,每服五钱。粳米汤盏半,煎至一盏温服。不能服者,帛渍点口中。如加人参更妙。

方中麦冬、炙甘草、枸杞子滋补心肾;枣肉、粳米润养心肺而下滋肾水,以使心肾相交。鲜竹叶凉心益气,且能轻泄余热。故本方用于身热不甚,日久不退,心悸,舌干绛,脉虚软或结代等燥热劫伤心肾真阴,邪少虚多之证较为适宜。临证之际,若加人参,则其复脉之功更著。

【临床运用】秋燥病邪内传营血或深陷下焦者,一般较为少见。但若病情已至于此,则当随证转手以治之。正如叶天士所说:"秋燥一证,气分先受,治肺为急,若绵延数十日之久,病必入血分,又非轻浮肺药可治,须审体质证端。古谓治病当活泼泼地,如盘走珠耳。"若余热未清,夜热较甚,可加青蒿、地骨皮、白薇等;干咳日久,可加杏仁、枇杷叶、川贝母润肺止咳;兼见乏力气短者,加用太子参、沙参等。如虚风内动之证明显者,可用大定风珠。

(郑旭锐　杨洪霞)

网上更多……

👤 学习提要　　👤 名词术语　　👥 知识导图　　⚥ 名家医案　　⬇ 微视频

🖥 知识拓展　　📝 自测题　　🅔 教学PPT

第十四章

大 头 瘟

概　述

大头瘟是感受风热时毒引起的以头面部焮赤肿痛为特征的一种急性外感热病。多发生于冬春季节。由于本病除全身症状外,有明显的局部肿毒特征,故古代医家将其纳入温毒范畴,尚有"大头病"、"大头伤寒"、"大头天行""大头风"、"虾蟆温"等不同命名。

本病的记载多见于唐代以后。隋代巢元方《诸病源候论》的丹毒病诸候、肿病诸候以及唐代孙思邈《千金翼方》疮痈卷中所叙述的丹毒,与本病有相似之处。金代刘河间首次在《素问病机气宜保命集》中设"大头病"专节。俞震在《古今医案按》中有李东垣制普济消毒饮,广施其方而全活甚众的记载。明代陶华《伤寒全生集》中认为本病的病因"一曰时毒,一曰疫毒,盖天行疫毒之气,人感之而为大头伤风也",治宜"退热消毒"。张介宾《景岳全书·杂证谟·瘟疫》把本病划归为温疫范畴,始提出病名"大头瘟",认为系"天行邪毒客于三阳之经"所致,强调"表里虚实之辨"。吴鞠通《温病条辨》将本病归于"温毒"范畴,并谓本病"俗名大头温、虾蟆温"。

本病近代较少发生流行。西医学中的颜面丹毒、流行性腮腺炎与本病有相似之处,但不尽相同,可参照本病辨证施治。

第二节

病 因 病 机

风热时毒是本病的致病因素,其既有风热病邪致病特性,又有温毒病邪的致病特征。其致病时既发展迅速,又易致局部肿毒的表现。每当冬春之季,气候过暖之时,适逢人体正气不足,即易感邪而发病。

风热时毒自口鼻而入,邪毒内袭,致卫气同病。卫受邪郁,故先有短暂的憎寒发热,进而热毒蒸迫肺胃,出现壮热烦躁,口渴引饮,咽喉肿痛等气分里热炽盛的表现。同时,邪毒攻窜头面,搏结脉络,而致头面红肿疼痛,甚则溃烂。如《诸病源候论·诸肿候》说:"肿之生也,皆由风邪、寒热、毒气客于经络,使血涩不通,壅结皆成肿也。"本病以邪在肺胃气分为主,若邪毒内陷亦可深入营血,出现动血耗血等病理变化,但临床很少见。因此本病预后较好。

第三节 辨 证 论 治

一、辨治要点

(一)辨病依据

1. 本病多发生于冬春两季,气候过暖之时。

2. 起病急骤,病程中肿毒特征突出。初起憎寒发热,伴有头面焮赤肿痛,继则热毒蒸迫肺胃,出现典型的肿毒表现。咽喉疼痛,但不破溃糜烂;头面红肿热痛,皮肤发硬,表面光滑,界限清楚。多由鼻旁、面颊肿起,向眼、耳、面部蔓延,甚至波及头皮,或出现水疱。

3. 病变过程以气分阶段为主,肺胃病变为中心,热毒蒸迫为基本病机变化,很少深入下焦营血。

(二)辨证要点

1. **辨肿痛部位** 《伤寒全生集·辨大头伤风》指出:"盖此毒先肿鼻,次肿于耳,从耳至头上络脑后结块。"本病若鼻额先肿,继而面目肿甚者,则属阳明;若发于耳之上下前后并头目者,则属少阳;若发于前额、头顶及脑后项下者,则属太阳;若发于头、耳、目、鼻者,则属三阳俱病。

2. **辨肿痛特征** 若头面红肿较轻者,为毒犯肺卫;若头面红肿热痛,肿处发硬者,属毒壅肺胃;若肿痛伴有疱疹糜烂者,为夹湿毒秽浊。

3. **辨病程阶段** 伴恶寒发热者,病在卫分;伴高热烦渴者,病在气分;伴神昏谵语、肌肤发斑者,为热入营血。

(三)治则治法

1. **治则** 疏风清热,解毒消肿,内外合治。

2. **治法** 邪在肺卫者,治以疏风透邪为主,兼以解毒消肿;若毒壅肺胃气分者,治以清热解毒为主,兼以疏风散邪;若局部红肿明显,宜清瘟败毒,散结消肿;后期胃阴耗伤,则宜滋养胃阴为主。此外还可酌情配合通腑、凉膈、清心、凉血、养阴等治法。外治根据肿毒的表现而分别采用清热解毒、化瘀消肿止痛、生肌敛疮等方药外敷。通过内外合治,提高疗效,缩短病程。

(四)治疗禁忌

1. **禁用辛温之品** 防其助热伤阴,故宜禁用。

2. **勿过用寒凉** 寒凉太过,易致凉遏冰伏,使邪毒壅结不解。且寒凉之品多具沉降之性,过用有药过病所之弊,反增治疗难度。故本病治疗当于清凉之中参以疏解透邪之品,以防引邪深入。

二、主要证治

(一)邪毒犯卫

【证候】恶寒发热,热势不甚,无汗或少汗,头痛,头面轻度红肿,周身酸楚,目赤,咽痛,口渴,舌苔薄黄,脉浮数。

【病机】本证为风热时毒初犯肺卫之证。邪袭卫表,肺卫失司则恶寒发热,全身酸楚,无汗或少汗;风热上扰经气不利,则头痛;热毒上攻则头面轻度红肿,目赤,咽痛;热毒伤津则口渴;苔薄黄,脉浮数为热毒犯卫,渐欲入里之征。

【治法】疏风清热,宣肺利咽。

【方药】内服葱豉桔梗汤,外敷如意金黄散。

葱豉桔梗汤(《重订通俗伤寒论》)

鲜葱白三枚至五枚　淡豆豉三钱至五钱　苦桔梗一钱至一钱半　苏薄荷一钱至一钱半　焦山栀二钱至三钱　青连翘一钱半至二钱　生甘草六分至八分　鲜淡竹叶三十片

方中葱白通阳散表;豆豉、薄荷疏风透邪;山栀、连翘、淡竹叶清泄热毒;桔梗、甘草宣肺利咽。诸药合用,共奏疏风清热,宣肺利咽之效。

如意金黄散(《外科正宗》又名金黄散)

天花粉十斤(上白)　黄柏(色重者)　大黄　姜黄　白芷各五斤　紫厚朴　陈皮　甘草　苍术　天南星各二斤

为细末,随证调敷。凡遇红赤肿痛,发热未成脓者,及夏月时俱用茶清汤同蜜调敷。

方中天花粉、黄柏、大黄清热泻火解毒,姜黄、白芷活血疏风止痛,南星、厚朴、陈皮、甘草、苍术行气化痰。共奏清热解毒,散瘀消肿之效。

【临床运用】临证时常加入蝉蜕、牛蒡子、银花、大青叶,以增疏风清热解毒之力。口渴明显者,加生地、玄参,以清热生津利咽。无汗者加荆芥,以增疏风透邪之效。

(二)毒炽肺胃

【证候】壮热口渴,烦躁不安,头面焮肿疼痛,咽痛加剧,舌红苔黄,脉数实。

【病机】此为卫分证已解,热毒充斥气分,毒侵肺胃,上攻头面所致。气分热毒炽盛,充斥肺胃则壮热口渴,烦躁不安,咽痛加剧;风热时毒上窜,壅结头面脉络则头面焮赤肿痛;舌红苔黄,脉数实,皆为里热炽盛之征象。

【治法】清热解毒,疏风消肿。

【方药】内服普济消毒饮,外敷三黄二香散。

普济消毒饮(《东垣试效方》)

黄芩(酒炒)　黄连(酒炒)各五钱　陈皮(去白)　甘草(生用)　玄参　柴胡　桔梗各二钱　连翘　板蓝根　马勃　牛蒡子　薄荷各一钱　僵蚕　升麻各七分

上药为末,汤调,时时服之,或蜜拌为丸,嚼化。

普济消毒饮是治疗大头瘟的著名方剂。方中黄芩、黄连苦寒直折气分火热,并有清热解毒之效;薄荷、牛蒡子、僵蚕透泄肺胃热毒;合连翘、板蓝根、马勃以利咽消肿止痛;合升麻、柴胡、桔梗载诸药上行,升散透邪;玄参咸寒滋阴降火,又能制约诸药之燥;橘红疏利中焦;甘草和中,并配桔梗清热利咽。

三黄二香散(《温病条辨》)

黄连一两　黄柏一两　生大黄一两　乳香五钱　没药五钱

研极细末,初用细茶汁调敷,干则易之。继则用香油调敷。

方中黄连、黄柏、生大黄泻火解毒,乳香、没药活血散瘀,消肿止痛。共奏清火解毒,消肿止痛之效。

【临床运用】吴鞠通《温病条辨》指出:"……大头温、虾蟆温者,普济消毒饮去柴胡、升麻主之,初起一二日,再去芩、连,三四日加之佳。"并认为:"其方之妙,妙在以凉膈散为主,而加入清气之马勃、僵蚕、银花,得轻可去实之妙;再加玄参、牛蒡、板蓝根,败毒而利肺气,补肾水以上济邪火;去柴胡、升麻者,以升腾飞越太过之病,不当再用升也……去黄芩、黄连者,芩连里药也,病初起未至中焦,不得先用里药,故犯中焦也。"强调头面红肿热痛,热毒极重者,去升麻、柴胡为宜,防其升散之弊。初起里热不盛者,可去黄芩、黄连,防其凉遏冰伏。上述见解,可供临床参考。

头面红肿明显者,加夏枯草、菊花等以清上犯之热毒。局部肿胀紫赤者,加丹皮、桃仁、红花以凉血活血消肿。

(三)毒壅肺胃,热结肠腑

【证候】身热如焚,气粗而促,烦躁口渴,咽痛,目赤,头面及两耳上下前后焮赤肿痛,大便秘结,小便热赤短少,舌赤苔黄,脉数。

【病机】本证为毒壅肺胃,热结肠腑之肺胃肠腑同病之候。肺热壅盛则身热气粗而促;胃热津伤则烦热口渴,小便热赤短少;毒壅肠腑则大便秘结;热毒上攻头面则头面焮赤肿痛,咽痛,目赤;舌赤苔黄、脉数为热毒壅盛之象。

【治法】清透热毒,通腑泄热。

【方药】通圣消毒散(《通俗伤寒论》)。

荆芥 防风 川芎 白芷各一钱 银花 连翘 牛蒡 薄荷 焦栀 滑石各二钱 风化硝 酒炒生锦纹 苦桔梗 生甘草各五分

先用犀角尖一钱(水牛角代)、大青叶五钱、鲜葱白三枚、淡香豉四钱、活水芦笋二两、鲜紫背浮萍三钱,用蜡雪水煎汤代水,重则日服二剂,夜服一剂。

方中荆芥、防风、薄荷、葱白、豆豉、浮萍、桔梗透泄肺胃热毒;栀子、大青叶、银花、连翘、牛蒡子清解肺胃热毒;川芎、白芷活血散结,消肿止痛;大黄、芒硝通腑泄热;滑石、芦根导热毒随小便而出;犀角清营凉血解毒,诸药共奏分消表里上下热毒的作用。

【临床运用】口渴甚者,加花粉、麦冬生津止渴;咽喉疼痛较重者,加玄参、马勃、僵蚕清热利咽;头面红肿明显者加夏枯草、菊花清上犯之热;头面肿胀紫赤者,加丹皮、紫草、桃仁等凉血通络;脸上燎疱宛如火烫,痛不可忍,或溃破流水者,用黄连、石膏、紫草、紫花地丁、土茯苓、薏仁清热除湿解毒。邪热炽盛,昏迷谵语者,可参照风温章治疗。

(四)胃阴耗伤

【证候】身热已退,头面焮肿消失,口渴欲饮,不欲食,咽干,目干涩,唇干红,舌红少津,无苔或少苔,脉细数。

【病机】本证多见于后期,为邪热已解,胃阴耗伤之候。肺胃热毒已解则身热已退,面赤红肿消失。胃津已伤则口渴欲饮;胃阴不足则不欲饮食;胃阴耗伤,阴津不能上荣则咽干,目涩,唇干红;舌干少津、无苔或少苔,脉细数为胃阴耗损之征。

【治法】滋养胃阴。

【方药】七鲜育阴汤(《重订通俗伤寒论》)。

鲜生地五钱 鲜石斛四钱 鲜茅根五钱 鲜稻穗二支 鲜雅梨汁 鲜蔗汁各两瓢(冲) 鲜枇杷叶三钱(去毛,炒香)

　　方中生地、石斛、茅根、梨汁、蔗汁甘寒生津,滋养胃液;鲜稻穗养胃气;枇杷叶和降胃气。诸药合用,使胃阴得复,胃气和降,自能进食。方中鲜稻穗可用谷芽代替。

　　【临床运用】余热未净者,加玉竹、桑叶以清泄邪热;胃阴耗伤严重者,加北沙参、麦冬以滋养胃阴;并可加少量砂仁以振奋胃气,以期阳生阴长。

（贾志新　叶菁）

网上更多……

👤 学习提要　　👥 名词术语　　👥 知识导图　　⚥ 名家医案　　⬇ 微视频

🖥 知识拓展　　📝 自测题　　e 教学PPT

第十五章

烂 喉 痧

第一节　　概　　述

　　烂喉痧是外感温热时毒引起的一种急性外感热病,属于温毒范畴。临床以发热,咽喉红肿疼痛甚或糜烂,肌肤丹痧密布为主要特征,多发于冬春季节。本病因其有咽喉溃烂,肌肤丹痧,故名"烂喉痧";因其肌肤发生的痧疹赤若涂丹,又称为"烂喉丹痧";因其具有传染性,能引起流行,故又名"疫喉痧"、"疫喉"、"疫毒痧"、"疫疹"、"疫痧"、"时喉痧"等。

　　本病名在清代前的著作中未见记载。汉代张仲景《金匮要略》和隋代巢元方《诸病源候论》所载之"阳毒"以及唐代孙思邈《千金翼方》所列之"丹胗"类似本病。但首次较为可靠的病例记录则见于清代叶天士《临证指南医案·疫门》,如记录的"喉痛,丹疹,舌如硃,神躁,暮昏"等表现与本病酷似。此外,清代金保三较为真实地记录了本病在我国流行的情况及临床特征,如《烂喉丹痧辑要》中记载:"雍正癸丑年间以来,有烂喉痧一证,发于冬春之际,不分老幼,遍相传染。发则壮热烦渴,痧密肌红,宛如锦纹,咽喉疼痛肿烂,一团火热内炽"。其后,随着本病不断发生大规模的流行,有关本病的专著相继问世,如陈耕道的《疫痧草》、夏春农的《疫喉浅论》等,丰富了烂喉痧的病因病机及辨治方面的内容。

　　本病即西医学所称的猩红热。其他一些出疹性疾病,其临床特征与本病相似者,可参考本病进行辨证论治。

第二节　　病　因　病　机

　　本病的致病因素为温热时毒,多发生于气候反常的冬春季节,当人体正气不足,则易感邪而发病。

　　温热时毒自口鼻而入,首犯肺胃,咽喉为肺胃之门户,皮毛和肌肉又为肺胃所主,肺气不宣,卫受郁阻,则短暂发热恶寒,咽喉红肿疼痛甚或溃烂,肌肤丹痧隐隐。旋即气营(血)两燔,热毒燔于气分,上攻咽喉,则见壮热烦渴,咽喉糜烂;毒燔营血,则见丹痧密布,舌红绛起刺。如热毒充斥,耗伤正气,灼津成痰,痰热互结,陷入心包,内闭机窍,则见高热、神昏、肢厥、舌绛、丹痧紫黑等险恶之症,甚至造成内闭外脱等危候。末期余毒伤阴,可见低热,咽痛,舌红少苔等,经有效治疗及调护,病可痊愈。

第三节　辨 证 论 治

一、辨治要点

(一)辨病依据

1. 发生于冬春两季。

2. 有与烂喉痧患者接触的病史,要考虑本病的可能。

3. 有典型的临床症状。急性发热,咽喉肿痛糜烂,有白膜,擦之即去,肌肤发出丹痧,呈猩红色,舌红绛起刺状若杨梅。但近年来本病发病的临床症状并不十分典型,应防止误诊。

4. 病变过程以毒壅气分、气营(血)两燔证型为多见,病重者可出现内闭心包或内闭外脱等危重证候。

(二)辨证要点

1. **辨病期**　由于温热时毒致病迅速,又具有攻窜、壅滞之性,初病即见卫气营同病、气营两燔或气营血俱燔等复杂证型,因此其卫气营血各期的界限不甚清晰,故临床常分为初、中、末三期辨治。初期,以卫气同病为主要特征;中期,以气血两燔,或气营血俱燔为特征;末期,以余毒伤阴为特征。其中中期热毒极盛时期,病情最为严重,可出现热毒内陷心包甚至内闭外脱等险恶证候。

2. **辨顺逆**　因本病病情凶险,变化迅速,因此必须掌握治疗的主动权,及时把握病情,判断预后,推断顺逆。临床当从察痧、视喉、观神、切脉、察呼吸、观热势六个方面予以辨识:凡痧疹颗粒分明,颜色红活,咽喉糜烂浅表,神情清爽,随着痧疹的出齐而身热渐趋正常,呼吸亦归平稳,脉浮数有力者,系正气较盛,热毒易于透达,属于顺证。若痧疹稠密重叠,颜色赤紫,或急隐急现,咽喉糜烂较甚,呼吸不利,神昏谵语,体温骤降,脉细数无力者,则为正不胜邪,邪毒内陷,属于逆证。

(三)治则治法

(1)**治则**　以清泄热毒为基本治疗原则。

(2)**治法**　初期邪偏卫表,治以辛凉透邪,兼清气营;中期注重泄火解毒,气营(血)两清,若见毒陷心包或内闭外脱者,当急予清心开窍或开闭固脱之法;末期治宜清泄余毒,滋阴生津。针对咽喉红肿糜烂,还要配合清热消肿或祛腐生新之方药外敷,内外合治,以求速效。

(四)治疗禁忌

1. 初期禁纯用辛温升散之品,以防助热伤阴,加重病情。

2. 禁过用寒凉,以免疹闭邪陷。

3. 禁早用滋补,防其滋腻敛邪。

二、主要证治

（一）毒侵肺卫

【证候】初起憎寒发热,继则壮热烦渴,咽喉红肿疼痛,甚或溃烂,肌肤丹痧隐约可见,舌红、或有珠状突起,苔白,脉浮数。

【病机】本证为热毒初袭卫表,内侵肺胃所致。卫受邪郁,邪正相争则憎寒发热,苔白,脉浮数。旋即气分热毒偏盛致壮热烦渴,舌红,或有珠状突起,脉数;毒侵肺胃,循经上攻则咽喉红肿疼痛,甚则糜烂。热毒内逼营分,走窜血络,外发肌肤则丹痧隐约可见。

【治法】透表泄热,清咽解毒。

【方药】内服清咽栀豉汤,外用玉钥匙吹喉。

清咽栀豉汤（《疫喉浅论》）

生山栀三钱　香豆豉三钱　金银花三钱　苏薄荷一钱　牛蒡子三钱　粉甘草一钱　蝉衣八分　白僵蚕二钱　乌犀角八分（水牛角代,磨汁）　连翘壳三钱　苦桔梗一钱五分　马勃一钱五分　芦根一两　灯心二十寸　竹叶一钱

水二盅,煎八分服。

方中以豆豉、薄荷、牛蒡、蝉衣、桔梗等宣肺透表;银花、连翘、山栀等泄热解毒;马勃、僵蚕、甘草解毒利咽;芦根养阴清热,合灯心、竹叶以清心利小便;犀角（水牛角）以凉营解毒。

玉钥匙（《三因极一病证方论》）

焰硝一两半　硼砂半两　脑子（冰片,一字）　白僵蚕一分

上为末,研匀,以竹管吹半钱许入喉中。

方中焰硝软坚散结解毒,硼砂清热化痰,冰片开结散郁,清热止痛防腐,白僵蚕祛风散结。本散为喉科的外治药,具有清热退肿之功,适于喉痧初起,咽喉红肿尚未糜烂者。

【临床运用】

烂喉痧初起的治疗,首重清透,使邪从汗解,热随汗泄,如近代名医丁甘仁提出了治疗烂喉丹痧"以畅汗为第一要义"的治疗思想。本证虽属卫气营同病,但以卫气为主,故治疗当以透泄为要,不可滥用寒凉或清营凉血之品,否则易致凉遏冰伏,引邪深入。若表郁较重者,可酌加荆芥、防风等以辛散表邪;若痰多呕吐者,去甘草加橘红、郁金;若咽喉肿痛明显者,可加入挂金灯、橄榄、土牛膝根等清热利咽之品。

（二）毒壅气分

【症状】壮热,口渴,烦躁,咽喉红肿糜烂,肌肤丹痧显露,舌红赤有珠,苔黄燥,脉洪数。

【病机】本证为表邪已解,热毒炽盛,壅结气分所致。气分热盛则壮热烦渴;热毒壅结,膜败肉腐则咽喉红肿糜烂;热毒内窜血络则肌肤丹痧显露;舌红赤有珠、苔黄燥、脉洪数为气分热毒炽盛的征象。

【治法】清气解毒,利咽退疹。

【方药】内服余氏清心凉膈散,外用锡类散。

余氏清心凉膈散（《温热经纬》）

连翘三钱　黄芩三钱（酒炒）　山栀三钱　薄荷一钱　石膏六钱　桔梗一钱　甘草一钱　竹叶七片

本方即凉膈散去芒硝、大黄加石膏、桔梗而成,具有清气泄热,解毒利咽之效。方中连翘、黄

芩、山栀、竹叶清泄气分邪热;薄荷、桔梗、甘草轻宣上焦气机,并利咽解毒;生石膏大清气分之炽热。总之,本证以气分为主,病位偏上,故以轻清为宜,透泄郁热为要。

锡类散(方出《金匮翼》,名见《温热经纬》)

象牙屑三分(焙)　珍珠三分(制)　青黛六分(飞)　冰片三厘　壁钱二十枚(用泥壁上者)　西牛黄五厘　焙指甲五厘

为细末,密装瓷瓶内,勿使泄气,每用少许吹于患处。

本方具有清热解毒,祛腐生肌作用,适于咽喉肿痛、溃破糜烂者。

【临床运用】丹痧显露,舌赤有珠,为气分热毒走窜血络所致,可加入生地、丹皮、赤芍、紫草等清热凉血之品。若兼大便秘结者,可加大黄、芒硝,以通腑泄热。若气分热毒炽盛者,可加银花、大青叶等以增清热解毒之功。若发热较著者,可配合鱼腥草注射液、双黄连粉针剂或穿琥宁注射液静滴。

(三) 毒燔气营(血)

【症状】咽喉红肿糜烂,甚则气道阻塞,音哑气急,丹痧密布,红晕如斑,赤紫成片,壮热,汗多,口渴,烦躁,舌绛干燥,遍起芒刺,状如杨梅,脉细数。

【证候分析】本证系邪毒进一步化火,燔灼气营(血)所致。气分热盛,则见壮热,汗多,口渴,烦躁等;热毒化火,上攻咽喉,则咽喉红肿糜烂,甚至阻塞气道;血热炽盛,则见丹痧密布,红晕如斑;热灼营阴,则舌绛干燥,遍起芒刺,状如杨梅,脉细数。

【治法】气营(血)两清,解毒救阴。

【方药】内服凉营清气汤,外用珠黄散吹喉。

凉营清气汤(《丁甘仁医案·喉痧证治概要》)

犀角尖五分(水牛角代,磨冲)　鲜石斛八钱　黑山栀二钱　牡丹皮二钱　鲜生地八钱　薄荷叶八分　川雅连五分　京赤芍二钱　京玄参三钱　生石膏八钱　生甘草八分　连翘壳三钱　鲜竹叶三十片　茅芦根各一两(去节心)　金汁一两(冲)

方中栀子、薄荷、连翘壳、川连、生石膏清透气分邪热;玄参、石斛、竹叶、芦根、茅根甘寒生津养阴;犀角(水牛角代)、丹皮、生地、赤芍、金汁清营凉血解毒,甘草调和诸药。本方有玉女煎、凉膈散、犀角地黄汤诸方合用之意,共奏两清气营(血),解毒生津之效。

珠黄散(《中国医学大辞典》引《太平惠民和剂局方》)

珍珠三钱(豆腐制)　西牛黄一钱

上为极细末,无声为度,密贮勿泄气。每用少许吹入患处。

本方功能清热解毒止痛,治咽喉红肿,单双乳蛾,溃烂疼痛。

【临床运用】如痰多加竹沥一两冲服,珠黄散每日服二分。如兼热毒内陷心包,症见灼热昏谵,遍身紫赤,肢凉脉沉,甚或内闭外脱,症见丹痧突然隐没,沉昏如迷,肢体厥冷,气息微弱,脉沉伏等,酌用前述开窍诸法。

(四) 余毒未尽,肺胃阴伤

【症状】咽喉腐烂渐减,但仍疼痛,壮热已除,惟午后仍低热,口干唇燥,皮肤干燥脱屑,舌红而干,脉象细数。

【证候分析】本证见于烂喉痧之恢复期,侧重于阴津亏损。此时邪毒已退故壮热消除,余毒未净,肺胃阴液未复则午后低热持续,咽喉糜烂减轻;肺胃阴伤则口干唇燥、皮肤干燥脱屑;脉细数,舌红而干等,均属阴津耗损征象。

【治法】滋阴生津,兼清余热。

【方药】清咽养营汤(《疫喉浅论》)。

西洋参三钱　大生地三钱　抱木茯神三钱　大麦冬三钱　大白芍二钱　嘉定花粉四钱　天门冬二钱　拣玄参四钱　肥知母三钱　炙甘草一钱

水四盅,煎六分,兑蔗浆一盅,温服。

本方以西洋参、天冬、增液汤甘寒养阴,白芍、甘草酸甘化阴;知母、花粉清余热,养阴液;茯神宁心安神。重在养阴生津,兼以泄除余毒,使病渐痊愈。

【临床运用】余毒较著,低热,咽痛明显者,可加水牛角、青蒿、银花等以清热解毒、透泄邪热。若兼腰痛、尿血为阴伤动血者,可加女贞子、旱莲草、白茅根、小蓟等以滋养凉血。若四肢酸痛,甚至关节难于屈伸者,可加丝瓜络、川牛膝、赤芍、桃仁等以化瘀通络。

(贾志新　展照双)

网上更多……

👤 学习提要　　👤 名词术语　　👥 知识导图　　⚥ 名家医案　　⬇ 微视频

📶 知识拓展　　✎ 自测题　　🅔 教学 PPT

第十六章

疫 疹ⓔ

疟 疾 ⓔ

霍　乱ⓔ

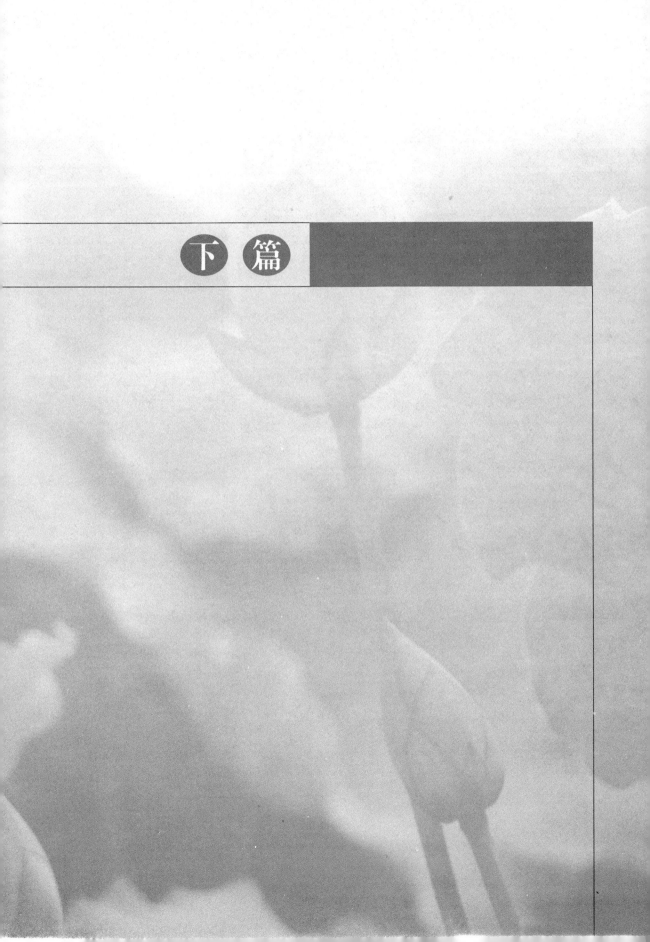

下篇

第十九章

叶天士《温热论》选

　　叶天士,名桂,字天士,号香岩,晚年号上津老人,生于康熙六年(1667年),殁于乾隆十一年(1746年),祖籍安徽歙县,先世迁吴,世居吴县(今苏州市)阊门外下塘上津桥畔。叶氏少承家学,祖父叶紫帆、父叶阳生都精通医术,尤其以儿科闻名。叶氏12岁开始从父学医,14岁时其父去世后,随其父的门人朱君学习医术,信守"三人行必有我师"的古训,虚心求教,"师门深广",从12岁到18岁仅仅6年,除继家学外,先后登门求教过的名医就有17人。叶天士不仅精于内科,而且精于儿科、妇科、外科,最擅长治疗时疫和痧痘等证。在医疗实践中敢于创新,注重取舍,故史书称他"治方不执成见"。叶氏一生治学严谨,对诊疗技术精益求精,能博采众长,融会贯通,自成一家。对自己的后代要求甚严,在遗嘱中告诫其子:"医可为而不可为,必天资颖悟,读万卷书,而后可借术以济世也,不然鲜有不杀人者,是以药饵为刀刃也。吾死,子孙慎勿轻言医。"

　　叶氏一生平易近人,诊务十分繁忙,无暇著作,现流传的10余种著作系其门人或后人整理而成,而其中不乏伪托叶氏之名者。一般认为《临证指南医案》《温热论》《幼科要略》《叶氏医案存真》《眉寿堂方案选存》《叶氏医案未刻本》《叶天士晚年方案真本》等比较能真实地反映出叶氏的学术思想和诊疗经验。

　　《温热论》据传是叶氏门人顾景文根据其师口授之语记录而成。该篇文辞简要,论述精辟,甚切实际,在外感热病的辨证论治方面起到承前启后的作用。其主要内容概括为以下几方面:第一,阐明了温病的发生发展规律,指出了温病的病因、感邪途径及传变形式,并进一步明确了温病与伤寒的区别。第二,创立了卫气营血辨证论治理论体系,明确了温病的证治规律。第三,丰富和发展了温病诊断学的内容,如辨舌、验齿、辨斑疹白痦等。第四,论述了妇人温病的证治特点,丰富了中医妇科学的内容。

　　本篇著作世传有两种版本,一是载于华岫云《临证指南医案》中的《温热论》(首刊于乾隆四十二年),称为"华本";一是收于唐大烈《吴医汇讲》中的《温证论治》(首刊于乾隆五十七年),称为"唐本"。两本内容基本相同,但文字稍有出入。自本篇问世后,对其作注释者不下10余家;华岫云、章虚谷、王孟英等均对原文作了注释;尔后,注释本篇的还有凌嘉六、宋佑甫、周学海、陈光淞、吴锡璜、金寿山、杨达夫等。1964年起《温热论》作为原著列入全国高等中医院校统编教材《温病学》中。

　　本教材以"华本"为据,将内容稍作归类,原文后括号内数字为《温热论》原文顺序编号。

一、温病大纲

【原文】1.温邪上受,首先犯肺,逆传心包。肺主气属卫,心主血属营,辨营卫气血

虽与伤寒同,若论治法则与伤寒大异也。(1)

【提要】温病证治总纲。

【释义】本条概括了温病的病因、感邪途径、发病部位、传变趋势以及温病与伤寒治法的不同。

叶氏提出温病的病因是"温邪",突出其温热的特性,明确了温邪是所有温病病因的总称,包括了风热病邪、暑热病邪、湿热病邪、燥热病邪、"伏寒化温"的温热病邪、疠气、温毒等。温病的感邪途径是"上受",即温邪由口鼻而侵入人体。肺开窍于鼻,通乎天气,口气通于胃,肺胃经脉相连,温邪从口鼻而入,首先侵犯肺卫,肺居上焦,故曰上受。

"首先犯肺",指出温病的发病部位在肺卫。因肺外合皮毛,与卫气相通,主一身之表,故温邪从口鼻而入先犯肺卫,初起见肺卫表证。如吴鞠通说"凡病温者,始于上焦,在手太阴"。当然"首先犯肺"主要是指风温、秋燥等发病而言,而春温、暑温、伏暑、湿温等发病部位则各有不同。

温病邪在肺卫,病情轻浅,及时而正确的诊治,即可外解;若手太阴肺之邪热不解,传至阳明气分,称为"顺传";肺卫邪热不经气分直接内陷心营,而出现神昏谵语等危重证候,称为"逆传"。逆传是相对顺传而言,在于突出"温邪"传变迅速,病情急剧转变,病势重险。

叶氏应用《黄帝内经》营卫气血生成的先后、分布部位的浅深、活动范围以及生理机能等理论,探讨卫气营血在病理上所反映出的病位浅深、病情轻重及病程先后等病变过程。以上焦肺与心包为例,"肺主气属卫,心主血属营",分析了卫、气、营、血的病理变化,创立了反映病变浅深轻重的四个阶段的证候类型,形成了温病独特的辨证纲领。

伤寒与温病同属外感热病,其病理传变规律均为由表入里、由浅入深。但是,伤寒与温病是两类不同性质的外感热病,有着各自不同的病理过程,故治疗法则大不相同。伤寒初起寒邪束表,治宜辛温解表;邪在少阳多见胆经枢机不利,治宜和解表里;里结阳明为燥屎内结于肠腑,治宜急下存阴;病程中易伤阳气,病至后期多见虚寒证,每需补益脾肾阳气。温病初起邪犯肺卫,治宜辛凉解表;邪在少阳多见三焦气化失司,治宜分消上下;里结阳明,除了阳明热结外,还有湿热积滞胶结肠腑,治宜轻法频下;病程中易伤津液,病至后期多见虚热证,需要滋养肺胃或肝肾之阴。故叶氏说"若论治法则与伤寒大异也"。

【原文】2.大凡看法,卫之后方言气,营之后方言血。在卫汗之可也,到气才可清气,入营犹可透热转气,如犀角、玄参、羚羊角等物,入血就恐耗血动血,直须凉血散血,如生地、丹皮、阿胶、赤芍等物。否则前后不循缓急之法,虑其动手便错,反致慌张矣。(8)

【提要】温病卫气营血病机的浅深层次及其治疗大法。

【释义】一般说来,温病初起邪在卫分,病情轻浅;表邪入里气分热炽,病情较重;热入营分,病情更重;邪陷血分,病情最为深重。"卫之后方言气,营之后方言血",提示卫气营血的病理变化能反映温病发展过程中的病位浅深、病情轻重,对指导临床的治疗和判断预后均有重要的指导意义。

叶氏根据卫气营血不同阶段病变机制和证候表现,提出各自的治疗大法。"在卫汗之可也",强调邪在卫分,治宜辛凉解表。正如华岫云言"辛凉开肺便是汗剂,非如伤寒之用麻桂辛温也"。"到气才可清气"指表邪入里,气分热炽,治宜清气泄热。邪热初入气分,用轻清宣透之品;里热炽盛,用辛寒清气之品;热郁化火、热毒深重,用苦寒泻火之药,促使邪热外透。叶氏用"才可"二字,强调清气之品不可早投滥用,以防寒凉过早,凉遏邪热不解。"入营犹可透热转气"指邪热入营分的治疗仍然强调透邪外达,治宜凉营泄热的同时,佐以轻清透泄之品,使营分邪热转出气分而解。如犀角(今以水牛角代之)、玄参、羚羊角等凉营泄热药中配合银花、连翘、竹叶等清泄之品,促使营分邪热外透气分而解。"入血就恐耗血动血,直须凉血散血",针对血分证血热、耗血、瘀血、出血的病机,治宜凉血养阴,活血止血,药用犀角、丹皮等清解血分热毒;生地、阿胶等滋养阴血;丹皮、赤芍等消散瘀血以止血,并可防止凉血之品寒遏血行。

二、邪在肺卫

【原文】3. 盖伤寒之邪留恋在表,然后化热入里,温邪则热变最速,未传心包,邪尚在肺,肺主气,其合皮毛,故云在表。在表初用辛凉轻剂。夹风则加入薄荷、牛蒡之属,夹湿加芦根、滑石之流。或透风于热外,或渗湿于热下,不与热相搏,势必孤矣。(2)

【提要】温病与伤寒传变的区别以及温邪在表夹风、夹湿的不同治法。

【释义】伤寒由外感寒邪所致,初起寒邪束表,郁遏卫阳而呈现表寒见症,必待寒郁化热后逐渐内传阳明而成里热证候,化热传变的过程相对较长。温病为外感温邪所致,初起温邪袭表,肺卫失宣而见肺卫表热证,热邪枭张,传变迅速,肺卫邪热每易逆传心包,或内陷营分,或深入血分而致病情骤然加剧,故曰"热变最速"。因此,温病与伤寒的病情演变有明显区别。

温邪虽传变迅速,但邪从口鼻而入,初起多有肺卫过程。温邪在表,治宜辛凉宣透,轻清疏泄,用辛凉轻剂。温邪每易兼夹风邪或湿邪为患,治疗夹风者,在辛凉轻剂中可加入薄荷、牛蒡等辛散之品,使风从外解,热易清除;治疗夹湿者,在辛凉轻剂中加入芦根、滑石等甘淡渗湿之品,使湿从下泄,不与热合,分而解之。

【原文】4. 不尔,风夹温热而燥生,清窍必干,为水主之气不能上荣,两阳相劫也。湿与温合,蒸郁而蒙蔽于上,清窍为之壅塞,浊邪害清也。其病有类伤寒,其验之之法,伤寒多有变证,温热虽久,在一经不移,以此为辨。(3)

【提要】阐明温热夹风、夹湿的证候特点,以及温热夹湿与伤寒的鉴别要点。

【释义】风与温热都属阳邪,两阳相合,风火交炽,势必耗劫津液,津伤邪炽,无津上荣,必然会出现口鼻咽等头面清窍干燥之象。湿为阴邪,温为阳邪,湿与热合,湿热交蒸,蒙蔽于上,清阳之气被其阻遏,必然出现耳聋、鼻塞、头目昏胀,甚或神识昏蒙等清窍壅塞见症,揭示了温热夹风与夹湿致病的不同病机特点和辨证要点。

温热夹湿证初起与伤寒类似,如吴鞠通在《温病条辨》中说湿温"头痛恶寒,身重疼痛,有似伤寒",但两者的传变各有特点。叶氏认为"伤寒多有变证",初起邪气留恋在表,然后化热入里,传入少阳、阳明,或传入三阴,随着病程的传变,病证的性质发生从表寒到里热到虚寒的变化。温热夹湿证,湿邪淹滞黏腻,病位以中焦脾胃为主,病程中湿热缠绵交蒸于中焦,上蒙下流,弥漫三焦,流连气分不解的时间较长,相对来说传变较慢,变化较少,故"温热虽久,在一经不移"。叶氏此处的"温热",显然是指温热夹湿而言,并非单纯的温热。

三、流连气分

【原文】5. 若其邪始终在气分流连者,可冀其战汗透邪,法宜益胃,令邪与汗并,热达腠开,邪从汗出。解后胃气空虚,当肤冷一昼夜,待气还自温暖如常矣。盖战汗而解,邪退正虚,阳从汗泄,故渐肤冷,未必即成脱证。此时宜令病者,安舒静卧,以养阳气来复,旁人切勿惊惶,频频呼唤,扰其元神,使其烦躁。但诊其脉,若虚软和缓,虽倦卧不语,汗出肤冷,却非脱证;若脉急疾,躁扰不卧,肤冷汗出,便为气脱之证矣。更有邪盛正虚,不能一战而解,停一二日再战汗而愈者,不可不知。(6)

【提要】温邪流连气分的治法;战汗形成的机制、临床特点、护理措施、预后及与脱证的鉴别等。

【释义】温邪始终流连于气分者,说明机体正气尚未虚衰,邪正相持于气分,可希望通过"益胃"法,宣通气机,补足津液,借战汗来透达邪热外解。所谓"益胃",即以轻清宣透之品,疏通气机,并灌溉汤液,促使正气来复,热达于外,腠开汗泄,邪随汗解。正如王孟英所说:"益胃者,在疏瀹其枢机,灌溉汤水,俾邪气松达与汗偕行。"

温病中出现战汗是正气驱邪外出的佳兆,临床见全身战栗,甚或肢冷脉伏,继而身热大汗。战汗的转归有三:其一,战而汗解者,脉静身凉,倦卧不语,这是大汗之后,卫阳外泄,肌肤一时失却温养所致,虽"肤冷一昼夜",一俟阳气恢复,肌肤即可温暖如常。此时,应保持环境安静,让患者安舒静卧,以养阳气来复,切不可见其倦卧不语,误认为"脱证",以致惊慌失措,频频呼唤,反扰其元神,不利于机体恢复。其二,战汗后脉象急疾,或沉伏,或散大,或虚而结代,神志不清,躁扰不卧,肤冷汗出者,为正气外脱,邪热内陷,预后不良。其三,临床上还可见一次战汗后病邪不能尽解,须一二日后再次战汗而痊愈的情况,其原因主要是邪盛而正气相对不足,一次战汗不足以驱逐全部病邪,往往须停一二日,待正气渐复后再作战汗而获愈。

【原文】6.再论气病有不传血分,而邪留三焦,亦如伤寒中少阳病也。彼则和解表里之半,此则分消上下之势,随证变法,如近时杏、朴、苓等类,或如温胆汤之走泄。因其仍在气分,犹可望其战汗之门户,转疟之机括。(7)

【提要】邪留三焦的治疗和转归。

【释义】温邪久羁气分,不内传营血分,多见邪留三焦。三焦属手少阳,总司人体气化功能,是气血津液之通道。若邪热留滞三焦,气机郁滞,水道不利,常形成温热夹痰湿之证。

邪留三焦与伤寒少阳病均属半表半里之证,但伤寒为邪郁足少阳胆经,枢机不利,症见寒热往来,胸胁苦满,心烦喜呕,默默不欲食,口苦咽干,目眩等,治宜小柴胡汤和解表里;邪留三焦为湿热阻遏三焦,气化失司,症见寒热起伏,胸满腹胀,溲短,苔腻等,治宜分消走泄,宣通三焦,用杏仁、厚朴、茯苓,或用温胆汤宣通三焦气机、化痰清热利湿,此即"分消上下之势"。邪留三焦者应辨清热与湿的孰轻孰重,邪滞上中下三焦的部位,"随证变法"。

邪留三焦外解的途径有:治疗得法,气机宣通,痰湿得化,邪气分消而愈;也可通过战汗,令邪与汗并,战汗驱邪而出;或通过转为寒热往来的如疟状,逐渐达邪外出而愈。

四、里结阳明

【原文】7.再论三焦不得从外解,必致成里结。里结于何,在阳明胃与肠也。亦须用下法,不可以气血之分,就不可下也。但伤寒邪热在里,劫烁津液,下之宜猛;此多湿邪内搏,下之宜轻。伤寒大便溏为邪已尽,不可再下;湿温病大便溏为邪未尽,必大便硬,慎不可再攻也,以粪燥为无湿矣。(10)

【提要】湿热里结的病位和治法,湿热病与伤寒运用下法的区别。

【释义】湿热邪留三焦,经分消上下,泄化痰湿,随证变法治疗仍不能外解者,可里结于阳明胃和肠,形成湿热积滞胶结于胃肠之证,治疗也须运用下法。

伤寒阳明里结证为里热炽盛,劫烁津液,燥屎搏结于肠腑,临床以大便秘结为特征,故下之宜猛,以期急下存阴。湿温病里结阳明多系湿热与积滞胶结肠腑,临床以大便溏而不爽,色黄如酱,其气臭秽等为主要表现,故下之宜轻宜缓,反复导滞通便,才能祛除胶结于肠中的湿滞。伤寒里结由燥热所致,攻下后见大便溏软为燥结已去,腑实已通,不可再用攻下法;湿温病里结为湿热积滞胶结肠腑,轻法频下后须见大便成形方为湿热积滞已尽,即叶氏所谓"以粪燥为无湿矣",慎不可再用下法。

【原文】8.再人之体,脘在腹上,其地位处于中,按之痛,或自痛,或痞胀,当用苦泄,以其入腹近也。必验之于舌:或黄或浊,可与小陷胸汤或泻心汤,随证治之;或白不燥,或黄白相兼,或灰白不渴,慎不可乱投苦泄。其中有外邪未解,里先结者,或邪郁未伸,或素属中冷者,虽有脘中痞闷,宜从开泄,宣通气滞,以达归于肺,如近俗之杏、蔻、橘、桔等,是轻苦微辛,具流动之品可耳。(11)

【提要】湿热痰浊结于胃脘的主症、治法,及不同类型痞证的证治鉴别。

【释义】胃脘居于上腹部,位处中焦,若胃脘按之疼痛,或自痛,或痞满胀痛,当用苦泄之法治疗,因其入腹已近,以泄为顺。但脘痞疼痛的原因有多种,叶氏认为可依据舌苔变化来鉴别寒热虚实的不同,即"必验之于舌"。

临床见舌苔黄浊者,为湿热痰浊互结之证,当用苦泄法,即辛开苦降以清热化痰祛湿,可用小陷胸汤或泻心汤等。若舌苔白而不燥者,为痰湿阻于胸脘,邪尚未化热;若舌苔黄白相兼者,为邪热已入里而表邪未解;若舌苔灰白且不渴者,为阴邪壅滞,阳气不化,或素禀中冷。后三类证候,虽见胃脘痞胀,不可轻投苦泄,宜用开泄法,即以轻苦微辛,流通气机之品,开泄上焦,宣通中焦,药如杏仁、蔻仁、橘皮、桔梗之类。至于"宣通气滞,以达归于肺",乃强调湿热互结胃脘,宣通气机的重要性。因肺主一身之气,能通调水道,肺气得宣,气机得畅,湿浊自去,痞闷自消,即所谓气化则湿化。

【原文】9.再前云舌黄或浊,须要有地之黄。若光滑者,乃无形湿热中有虚象,大忌前法。其脐以上为大腹,或满或胀或痛,此必邪已入里矣,表证必无,或十只存一。亦要验之于舌,或黄甚,或如沉香色,或如灰黄色,或老黄色,或中有断纹,皆当下之,如小承气汤,用槟榔、青皮、枳实、玄明粉、生首乌等。若未见此等舌,不宜用此等法,恐其中有湿聚太阴为满,或寒湿错杂为痛,或气壅为胀,又当以别法治之。(12)

【提要】痞证用苦泄法和腑实证用下法的辨舌要点。

【释义】前条提出湿热痰浊结滞胃脘之痞证见舌苔黄浊,此种黄浊苔"须要有地之黄",即苔黄而腻浊,紧贴舌面刮之不去。若舌苔黄而光滑,松浮无根,刮之即去者,则是湿热内阻而中气已虚,大忌单用苦泄,以免更伤中气。

脐上大腹部位见胀满疼痛,是邪已入里,表证已解或仅存十之一二,此时也要依据舌苔的特点来分辨其因:若见舌苔黄甚,或如沉香色,或如灰黄色,或老黄色,或中有断纹,为里结阳明之征象,宜用小承气汤苦寒攻下,或选用槟榔、青皮、枳实、玄明粉、生首乌等导滞通腑之品。若虽腹满胀痛,未见上述种种舌苔表现,则说明病变非阳明腑实证,其中可能有因太阴脾湿未化,或寒湿内阻,气机壅滞等引起,当以其他方法辨证施治。切忌妄用攻下,造成脾胃阳气大伤,反生其他变证。

五、邪入营血

【原文】11.前言辛凉散风,甘淡驱湿,若病仍不解,是渐欲入营也。营分受热,则血液受劫,心神不安,夜甚无寐,或斑点隐隐,即撤去气药。如从风热陷入者,用犀角、竹叶之属;如从湿热陷入者,犀角、花露之品,参入凉血清热方中。若加烦躁,大便不通,金汁亦可加入,老年或平素有寒者,以人中黄代之,急急透斑为要。(4)

【提要】温病邪入营分证治。

【释义】温邪在肺卫时,夹风者治以辛凉散风、夹湿者治以甘淡驱湿,病仍不解,则有可能邪热传入心营而致病情发生急剧变化。究其原因,多是邪热炽盛,或正气抗邪能力不足,或药轻不能胜邪,而致病邪进一步深入营分。热入营分必定会灼伤阴血;营气通于心,营热内扰,必定扰乱心神,心神不安而夜甚无寐;营热窜扰血络,则见斑点隐隐等。

热入营分的治疗,叶氏提出"即撤去气药",强调治疗的重心应转移到清营泄热透邪方面来,根据陷入营分的温邪性质而随症加减。营分热盛,以犀角(水牛角代)为主药,如风热邪陷营分,加竹叶之类透泄热邪;如湿热化燥陷入营分,加花露之类清泄芳化;若兼见烦躁不安,大便不通,则为热毒壅盛,锢结于内,治宜加入金汁以清火解毒,但因其性极寒凉,老年阳气不足或素体虚寒者当慎用,可用人中黄代之;邪热入营而见斑点隐隐者,病虽深入,但邪热有外泄之势,治疗总以泄热外达为急务,即所谓"急急透斑为要"。

【原文】12.若斑出热不解者,胃津亡也,主以甘寒,重则如玉女煎,轻则如梨皮、蔗浆之类。或其人肾水素亏,虽未及下焦,先自彷徨矣,必验之于舌,如甘寒之中加入咸寒,务在先安未受邪之地,恐其陷入易易耳。(5)

【提要】斑出热不解的病机及治法。

【释义】温病发斑为阳明热毒,内迫营血,且有外透之机的表现。戴天章说:"时疫发斑,邪热出于经脉也,虽不及战汗,亦有外解之机",故斑出之后,热势应逐渐下降。若斑出而热不解者,为邪热消烁胃津,阴津亏耗,不能济火,火旺而热势燎原,即叶氏所谓"胃津亡"的表现,治宜甘寒之剂清热生津。热盛伤津较重者,可用玉女煎之类方药清气凉营,泄热生津;轻者用梨皮、蔗浆之类甘寒滋养胃津。若患者素体肾水不足,邪热最易乘虚深入下焦,劫烁肾阴而加重病情,临床上多见舌质干绛甚则枯萎,治宜在甘寒之中加入咸寒之品兼补肾阴,使肾阴得以充盈而邪热不易下陷,起到未病先防的作用,以"先安未受邪之地"。

六、论湿

【原文】10.且吾吴湿邪害人最广,如面色白者,须要顾其阳气,湿胜则阳微也,法应清凉,然到十分之六七,即不可过于寒凉,恐成功反弃,何以故耶?湿热一去,阳亦衰微也;面色苍者,须要顾其津液,清凉到十分之六七,往往热减身寒者,不可就云虚寒,而投补剂,恐炉烟虽熄,灰中有火也,须细察精详,方少少与之,慎不可直率而往也。又有酒客里湿素盛,外邪入里,里湿为合。在阳旺之躯,胃湿恒多;在阴盛之体,脾湿亦不少,然其化热则一。热病救阴犹易,通阳最难。救阴不在血,而在津与汗;通阳不在温,而在利小便,然较之杂证,则有不同也。(9)

【提要】湿邪致病的特点及其治疗大法和注意点。

【释义】湿邪致病具有地域性的特点,而湿邪伤人又有"外邪入里,里湿为合"的特点。由于脾为湿土之脏,胃为水谷之海,湿土之气同类相召,故湿热病邪致病多以脾胃为病变中心,且随着人体体质的差异而有不同的病机变化:如在"阳旺之躯",脾气不虚,胃火较旺,水湿易从热化,归于阳明,多见热重于湿之证候,即叶氏所谓"胃湿恒多";在"阴盛之体",脾气亏虚,脾胃运化失职,水湿不化,湿滞太阴,多见湿重于热之证候,即叶氏所谓"脾湿亦不少"。可见,不同体质感受湿热病邪病位有所不同,湿热各有偏重,初起表现亦不相同,但随着病程的发展,湿邪逐渐化热化燥,则是其病机发展的共同趋势,故叶氏说"然其化热则一"。

湿热交蒸于中焦,其病理演变既能化燥伤阴,亦可损伤阳气,往往取决于患者的体质。凡面色㿠白而无华者,多属素体阳气不足,再感湿邪易更伤阳气,后期可致湿胜阳微,治疗时应注意顾护阳气,即使湿渐化热,需用清凉之法,也只能用至十分之六七,以免寒凉过度,重伤阳气,造成湿热虽去而阳气衰亡的恶果。凡面色青苍而形体消瘦者,多属阴虚火旺,再感受湿热病邪,每易湿从燥化热化而更伤阴液,治疗时应注意顾护阴液,用清凉之剂到十分之六七,患者热退身凉后,切不可误认为虚寒证而投温补,须防余邪未尽,而导致"炉灰复燃"。

温邪最易伤津耗液而致阴液亏虚,温病治疗总以清热保津、滋养阴液为基本原则,且清热滋阴之品性偏甘凉,正合"热者寒之","燥者润之"的原则,容易掌握运用,故"热病救阴犹易"。然而,湿热病邪易困遏清阳,阻滞气机,阳气不得宣通,而成气滞阳郁之证,治疗既要分解湿热,又要宣通气机;而化湿之品,多芳香苦燥,可助长热势;清热之药多苦寒,苦寒太过又可凉遏气机,损伤脾气而助湿。因此,临证时要掌握好清热、祛湿、宣通之药的合理配伍,才能达到祛邪不伤正的目的,否则非但邪气不解,反而加重病情,阳气愈加蔽阻不通,故叶氏云"通阳最难"。

温邪入里,热炽伤津,耗伤营血等是温病的病机特点,因此,温病的治疗重心在祛邪以救阴,即在祛邪的同时应顾护阴津,慎发汗,防止汗泄太过损伤阴津。王孟英说:"言救阴须用充液之药,以血非易生之物,而汗需津液以化也",补血药厚重黏腻,用其救阴,不但血不能生,津难得充,反而会恋邪助邪,故叶氏强调温病"救阴不在血,而在津与汗"。湿热蕴滞中焦,阻滞气机,阳气不通,而致脘痞腹胀,甚至肢冷不温等,治宜清热化湿,宣通气机,使湿祛而阳无所困自然宣通;而湿热之邪以小便为其外泄之路,"治湿之法,不利小便非其治也",故叶氏云"通阳不在温,而在利小便",强调淡渗利湿法在祛湿中的重要性。

七、辨舌验齿 ⓔ

八、辨斑疹白㾦 ⓔ

九、论妇人温病 ⓔ

（郑旭锐　马　健）

网上更多……

学习提要　名词术语　知识导图　名家医案　微视频
知识拓展　自测题　教学PPT

第二十章

薛生白《湿热病篇》选

薛雪,字生白,晚年自号一瓢,又号扫叶老人,江苏吴县人。生于清康熙二十年(1681年),卒于乾隆三十五年(1770年),享年90岁。薛氏自幼刻苦攻读,以博学多才闻于世,工画兰,善拳勇,曾举鸿博而拒之,致力于医而精于医学,尤其擅长湿热病的治疗,医著有《医经原旨》《膏丸档子》《薛一瓢疟论》《扫叶庄医案》等,以《湿热病篇》名传于世。

《湿热病篇》约成书于1770年之前,初刊于1831年。本篇以自述自注的形式,全面论述外感湿热病发生发展规律和辨证治疗,为后世将温病明确区分为温热、湿热两大类奠定了理论基础,起到了承上启下的作用。其详论湿热病的病因及发病机制,辨析湿热病的病理演变规律,完善了湿热病三焦辨证体系,对后世辨治湿热病产生了重要影响,被列为医家必读之本。所以李清俊在《南病别鉴》序中说:"薛氏《湿热论》……其见之也确,其言之也详,其治之各得其宜,可为后世法,莫能出其范围者。"

此篇著作版本有多种,编次、条文互有出入。舒松摩重刻李言恭著《医师秘籍》首载本篇,名为《薛生白湿热条辨》,载有前35条,江白仙《温热病指南集》与吴子音《温热赘言》中均采集20条,又增补11条为31条本,王孟英《温热经纬》乃收录吴人陈秋坨抄本为46条本,认为是全豹之作,王氏名之为《薛生白湿热病篇》。另外,本篇在章虚谷《医门棒喝》、宋佑甫《南病别鉴》、《陈修园医书七十二种》、《王旭高医书六种》、《中西医劝读十二种》、《感证集腋》等书中均有收载而编次互异。本教材根据《温热经纬》所辑,选取与湿热病三焦辨证相关条文予以归类叙述。

一、湿热病提纲

【原文】1. 湿热证,始恶寒,后但热不寒,汗出胸痞,舌白,口渴不引饮。(1)

自注:此条乃湿热证之提纲也。湿热病属阳明太阴经者居多,中气实则病在阳明,中气虚则病在太阴。病在二经之表者,多兼少阳三焦,病在二经之里者,每兼厥阴风木。以少阳厥阴同司相火,阳明太阴湿热内郁,郁甚则少火皆成壮火,而表里上下充斥肆逆,故是证最易耳聋、干呕、发痉、发厥。而提纲中不言及者,因以上诸证,皆湿热证兼见之变局,而非湿热病必见之正局也。始恶寒者,阳为湿遏而恶寒,终非若寒伤于表之恶寒,后但热不寒,则郁而成热,反恶热矣。热盛阳明则汗出,湿蔽清阳则胸痞,湿邪内盛则舌白,湿热交蒸则舌黄,热则液不升而口渴,湿则饮内留而不引饮。然所云表者,乃太阴阳明之表,而非太阳之表。太阴之表四肢也,阳明也;阳明之表肌肉也,胸中也。故胸痞为湿热必有之证,四肢倦怠,肌肉烦疼,亦必并见。其所以不干太阳者,以太阳为寒水之腑,主一身之表,风寒必自表入,故属太阳。湿热之邪,从表伤者,十之一二,由口鼻入者,十之八九。阳明为水谷之海,太阴为湿土之脏,故多阳明太阴受病。膜原者,外通肌肉,内近胃腑,即三焦之门户,实一身之半表半里也。邪由上受,直趋中道,故病多归膜原。要之湿热之病,不独与伤寒不同,且与温病大异。温病乃少阴太阳同病,湿热乃阳明太阴同病也。而提纲中不言及脉者,以湿热之证,脉无定体,或洪或缓,或伏或细,各随证见,不拘一格,故难以一定之脉,拘定后人眼目也。

湿热之证,阳明必兼太阴者,徒知脏腑相连,湿土同气,而不知当与温病之必兼少阴比例。少阴不藏,木火内燔,风邪外袭,表里相应,故为温病。太阴内伤,湿饮停聚,客邪再至,内外相引,故病湿热。此皆先有内伤,再感客邪,非由腑及脏之谓。若湿热之证,不夹内伤,中气实者,其病必微,或有先因于湿,再因饥劳而病者,亦属内伤夹湿,标本同病。然劳倦伤脾为不足,湿饮停聚为有余,所以内伤外感孰多孰少,孰实孰虚, 又在临证时权衡矣。

【提要】湿热病提纲。

【释义】湿热病的病因:湿热病邪。湿热病邪一年四季均可形成,但以长夏尤为多见,因夏秋气候炎热,雨水较多,天暑下迫,地湿上蒸之际,容易形成湿热病邪;东南沿海地区,临海傍水,气候温暖潮湿,湿气偏重,故湿邪致病较多。湿热之邪伤人,多从口鼻而入,"从表伤者十之一二,由口鼻入者十之八九"。

湿热病的发病特点:内外湿邪相引为患。薛氏强调"太阴内伤,湿饮停聚,客邪再至,内外相引,故病湿热。"恣食生冷、肥甘厚味、饥劳失度等均可伤及脾胃,脾胃失职,湿自内生,则容易感受湿热病邪而为病。

湿热病病位:以中焦脾胃为病变中心。脾为湿土之脏,胃为水谷之海,湿性属土,同气相求,内外相引,故湿热病邪易犯阳明、太阴。在病程中湿热交蒸而自始至终都有轻重不等的胸闷,脘痞,呕恶,腹泻等脾胃气机阻滞的症状。湿热为患,素体中阳偏盛者,病位多在胃,多表现为热重于湿的证候;素体中阳不足者,病位多在脾,多表现为湿重于热,正如薛氏所说"中气实则病在阳明,中气虚则病在太阴"。若感受湿热秽浊之气较甚,则"邪由上受,直趋中道,故病归膜原",临床可见寒热往来,寒甚热微,舌苔白腻如积粉等湿浊郁伏膜原的症状。

湿热病病机演变的一般规律:初期,湿困太阴、阳明之表;继则邪传中焦,湿热困阻脾胃,郁滞气机;亦可传入手少阳三焦或足少阳胆经,出现湿热困阻胆腑、三焦之候,导致干呕、耳聋等病证;湿热交蒸于中焦脾胃可传入手足厥阴经,出现湿浊蒙蔽心包证、湿滞肝经动风证,导致发痉、发厥。

湿热病初起证候:始恶寒,后但热不寒,汗出胸痞,舌白,口渴不引饮,表明湿热病初起湿邪较盛。始恶寒为湿困肌表,阳为湿遏;后但热不寒系湿郁化热,邪在气分;汗出为湿热郁蒸之象;胸痞为湿蔽清阳,气机阻滞所致;舌白为湿邪内盛的表现;口渴不引饮为湿热内阻,津不上承的表现;脉或洪或缓或伏或细说明湿热病变过程中,证候演变较为复杂,故脉象不定。此外,湿邪困阻肌表,还可见四肢倦怠,肌肉烦疼等临床表现。湿热病表证与伤寒表证均可有恶寒发热等表证的表现,但两者在病位和病变性质方面有一定的差异,伤寒表证为太阳之表,病位在皮毛,病变性质为寒邪束表,经气郁滞,腠理闭塞,故头痛,身痛,无汗,脉浮紧等症状较为显著;湿热病表证为太阴阳明之表,病位在四肢、胸中,病变性质为湿邪困阻,气机不畅,故四肢倦怠,肌肉烦疼,胸痞等症状较为明显。

薛氏认为"湿热之病,不独与伤寒不同,且与温病大异。"这里所说的"温病"主要是指伏气温病的春温。春温为少阴太阳同病,由邪伏少阴,少阴之水不足而厥阴风火内盛,又感受外邪,邪犯太阳之表而发病。湿热病则是太阴阳明同病,即湿热之邪犯于脾胃而发病。所以在临床上的表现两者虽都有发热恶寒,但春温病初起里热亢盛,湿热病初起则表湿困遏症状明显,所以并不难区别。薛氏通过对温、湿的辨异,使湿热病自成体系,从而为温病证治明确分为温热、湿热两大类奠定了基础。

二、湿在上焦

【原文】2. 湿热证,恶寒无汗,身重头痛,湿在表分。宜藿香、香薷、羌活、苍术皮、薄荷、牛蒡子等味。头不痛者,去羌活。(2)

自注:身重恶寒,湿遏卫阳之表证。头痛必挟风邪,故加羌活,不独胜湿,且以祛风。此条乃阴湿伤表之候。

【提要】"阴湿"伤表证治。

【释义】"阴湿"即湿未化热之意。湿邪伤表,卫阳郁闭则见恶寒,无汗;湿遏气机则见身重头痛。因湿未化热,病位在表,里湿不著,故治宜芳香辛散,宣化湿邪。药用藿香、苍术皮、香薷等芳香辛散之品,佐以羌活祛风胜湿,薄荷、牛蒡宣透卫表。羌活药性温燥,易于助热化燥,头不痛者,说明夹风之象不明显,故去之。

【原文】3. 湿热证,恶寒发热,身重,关节疼痛,湿在肌肉,不为汗解。宜滑石、大豆黄卷、茯苓皮、苍术皮、藿香叶、鲜荷叶、白通草、桔梗等味。不恶寒者,去苍术皮。(3)

自注:此条外候与上条同,惟汗出独异,更加关节疼痛,乃湿邪初犯阳明之表。而即清胃脘之热者,不欲湿邪之郁热上蒸,而欲湿邪之淡渗下走耳。此乃阳湿伤表之候。

【提要】"阳湿"伤表证治。

【释义】"阳湿"与"阴湿"相对而言,指湿已化热,湿热蕴滞于肌表,热象较为明显。其临床表现除了湿滞肌表之恶寒,身重,关节疼痛外,同时见发热,汗出,不为汗解等湿中蕴热之症。治宜宣化湿邪的同时,配合泄热之品,药用藿香、苍术皮芳化辛散为主药,配合滑石、大豆黄卷、茯苓皮、通草、荷叶等渗湿泄热。因蕴热已成,故香薷、羌活等辛温燥烈之品不宜使用,更不可误用辛温发汗。若不恶寒者说明表邪已解,或湿邪化热,热象转甚,故不宜应用苍术。

阴湿伤表与阳湿伤表病位虽同而病性却异。阴湿为湿未化热,临床以恶寒无汗为特点,治宜芳化透邪为主;阳湿为湿中蕴热,临床以恶寒发热,汗出热不解为特点,治宜芳化透散配合淡渗凉泄。

【原文】4. 湿热证,胸痞发热,肌肉微疼,始终无汗者,腠理暑邪内闭。宜六一散一两,薄荷叶三四分,泡汤调下即汗解。(21)

自注:湿病发汗,昔贤有禁。此不微汗之,病必不除。盖既有不可汗之大戒,复有得汗始解之治法,临证者当知所变通矣。

【提要】暑湿郁表证治。

【释义】暑湿郁于肌表而不外得泄,故发热无汗,肌肉微疼;湿热蕴结,气机不宣,故胸痞不适。治宜疏解肌表,清利湿热为主,药用薄荷、六一散。取滑石解肌清热、滑窍利湿,甘草清热和中,薄荷透解风热。薛氏提出泡汤调服,以取其轻清宣透之妙,达到轻可去实的目的。其原理有二:一为薄荷不宜久煎,泡汤服有利于保持药性;二为本证属病变早期,且病势较轻,治疗时药力不宜过猛,采用泡服之法,以轻宣透邪。

湿热病初起禁辛温峻汗,若误用有伤阴助热之弊,治宜开泄腠理,微汗而解。湿温初起的表证乃脾胃之表,治宜表里双解,非单纯发汗可解,"临证者当知所变通矣"。

【原文】5.湿热证,初起壮热口渴,脘闷懊忱,眼欲闭,时谵语,浊邪蒙闭上焦。宜涌泄,用枳壳、桔梗、淡豆豉、生山栀,无汗者加葛根。(31)

自注:此与第九条宜参看,彼属余邪,法当轻散;此则浊邪蒙闭上焦,故懊忱脘闷。眼欲闭者,肺气不舒也。时谵语者,邪郁心包也。若投轻剂,病必不除。《经》曰:"高者越之。"用栀豉汤涌泄之剂,引胃脘之阳而开心胸之表,邪从吐散。

【提要】湿热浊邪蒙蔽上焦的证治。

【释义】湿热病见壮热口渴,为热炽在气分;脘闷懊忱,为湿郁上焦胸膈,气机不畅;眼欲闭,时谵语,为湿热浊邪上蒙清阳,扰及神明。故本证属湿热浊邪蒙蔽上焦气分,治宜清宣上焦气机,透化湿热之邪,药用枳壳、桔梗、淡豆豉、生山栀等轻开上焦之气,使气化则湿亦化。若佐以石菖蒲、郁金等则更为对证,无汗加葛根,不如藿香为优。

本证治疗选用方药乃仿栀子豉汤之意,并无涌泄之作用,况且本证为无形邪热在上焦,不比上焦痰涎、宿食可吐而去之,谓本法为"涌泄",似不妥当。

三、湿在中焦

【原文】6.湿热证,寒热如疟,湿热阻遏膜原。宜柴胡、厚朴、槟榔、草果、藿香、苍术、半夏、干菖蒲、六一散等味。(8)

自注:疟由暑热内伏,秋凉外束而成。若夏月腠理大开,毛窍疏通,安得成疟。而寒热有定期,如疟证发作者,以膜原为阳明之半表半里,热湿阻遏,则营卫气争,证虽如疟,不得与疟同治,故仿又可达原饮之例。盖一由外凉束,一由内湿阻也。

【提要】湿热阻遏膜原证治。

【释义】湿热邪伏膜原,病在半表半里,故常见恶寒发热交替,或寒热起伏似疟状,并伴见脘腹痞闷,苔白腻甚至满布垢浊而舌质红绛或紫绛等湿热秽浊郁闭之象。治宜疏利透达膜原之邪,用药仿吴又可"达原饮"。以柴胡和解枢机,透邪外达;苍术、厚朴、草果、槟榔、半夏理气燥湿;藿香、菖蒲芳化湿浊;六一散清利湿热。本方清热之力较弱而燥湿之性较强,用于寒甚热微之证较为适宜。

【原文】7.湿热证,舌遍体白,口渴,湿滞阳明。宜用辛开,如厚朴、草果、半夏、干菖蒲等味。(12)

自注:此湿邪极盛之候。口渴乃液不上升,非有热也。辛泄太过即可变而为热,而此时湿邪尚未蕴热,故重用辛开,使上焦得通,津液得下也。

【提要】湿浊阻滞中焦脾胃证治。

【释义】本证湿浊阻于中焦脾胃,且以湿在太阴脾为主,因无下利之症,故称之为"湿滞阳明"。湿邪极盛而尚未化热,则舌遍体白,即舌上满布白腻之苔;湿浊阻遏,津液不升则口渴;本证尚可有脘痞,呕恶,腹胀等湿浊内阻见症。治宜辛开理气,燥化湿浊。药用厚朴、草果、半夏、干菖蒲等辛开之品使上焦得通,津液得以上输下布。

【原文】8.湿热证,初起发热,汗出胸痞,口渴舌白,湿伏中焦。宜藿梗、蔻仁、杏仁、

枳壳、桔梗、郁金、苍术、厚朴、草果、半夏、干菖蒲、佩兰叶、六一散等味。(10)

自注:浊邪上干则胸闷,胃液不升则口渴。病在中焦气分,故多开中焦气分之药。此条多有夹食者,其舌根见黄色,宜加瓜蒌、楂肉、莱菔子。

【提要】湿热阻于中焦,湿重于热证治。

【释义】湿热郁伏中焦,湿热交蒸则虽发热汗出而热不除;湿热上干,影响肺气之宣化,见胸痞;湿浊中阻,津液不得上承则口渴,但多渴不欲饮;湿重于热,故舌苔白。治宜宣气化湿为主,药用杏仁、桔梗、枳壳轻宣肺气,苍术、厚朴、草果、半夏燥湿化浊,郁金、菖蒲、藿梗、佩兰、蔻仁芳香化湿辟秽,六一散清利湿热。

湿热阻于中焦,脾胃运化失常,易于导致饮食停滞,临床可见舌根黄腻,嗳腐吞酸,便溏不爽等湿热积滞胶结于胃肠的表现,治疗可配伍山楂、莱菔子、瓜蒌等消食导滞。

【原文】9. 湿热证,舌根白,舌尖红,湿渐化热,余湿犹滞。宜辛泄佐清热,如蔻仁、半夏、干菖蒲、大豆黄卷、连翘、绿豆衣、六一散等味。(13)

自注:此湿热参半之证。而燥湿之中,即佐清热者,亦所以存阳明之液也。上二条凭验舌以投剂,为临证时要诀。盖舌为心之外候,浊邪上熏心肺,舌苔因而转移。

【提要】湿渐化热,余湿犹滞证治。

【释义】本条薛氏自注为"湿热参半"之证,但舌根白,舌尖红,为湿渐化热,而热势尚不太甚,实际上仍属湿重热轻之证。临床上还可见胸痞,恶心呕吐,身热有汗不解,脉濡数等湿热蕴蒸的症状。治宜清热与化湿并施,以半夏燥湿,蔻仁、干菖蒲芳香化湿,豆卷、绿豆衣、连翘、六一散清热利湿。湿热分解,祛邪以存津液,即所谓"燥湿之中,即佐清热者,亦所以存阳明之液也。"

上三条原文(12)、(10)、(13)同属中焦湿热且湿重于热,而以舌遍体白、舌白及舌根白、舌尖红,作为判断湿热偏胜的指标,"凭验舌以投剂,为临证时要诀",足见验舌对于湿热病辨治的重要性。

【原文】10. 湿热证,初起即胸闷不知人,瞀乱大叫痛,湿热阻闭中上二焦。宜草果、槟榔、鲜菖蒲、芫荽、六一散各重用,或加皂角,地浆水煎。(14)

自注:此条乃湿热俱盛之候。而去湿药多清热药少者,以病邪初起即闭,不得不以辛通开闭为急务,不欲以寒凉凝滞气机也。

【提要】湿热浊邪阻闭中上二焦证治。

【释义】湿热证初起即见胸闷不知人事,神志昏乱而大叫痛,为湿热秽浊之邪阻闭中上二焦,气机逆乱所致,俗称"发痧",起病急骤,病情较重。治宜辛开理气化湿,芳香辟秽解毒。药用草果、槟榔辛开理气,菖蒲、芫荽芳香辟秽,六一散清利湿热,皂角、地浆水辟秽解毒。

【原文】11. 湿热证,壮热口渴,自汗,身重,胸痞,脉洪大而长者,此太阴之湿与阳明之热相合,宜白虎加苍术汤。(37)

自注:热渴自汗,阳明之热也;胸痞身重,太阴之湿兼见矣;脉洪大而长,知湿热滞于阳明之经,故用苍术白虎汤以清热散湿,然乃热多湿少之候。白虎汤仲景用以清阳明无形之燥热也,胃汁枯涸者,加人参以生津,名曰白虎加人参汤;身中素有痹气者,加桂枝以通络,名曰桂枝白虎汤,而其实意在清胃热也。是以后人治暑热伤气身热而渴者,亦用白虎加人参汤;热渴汗泄,肢节烦疼者,亦用白虎加桂枝汤;胸痞身重兼见,则于白虎汤加入苍术以理太阴之湿;寒热往来兼集,则于白虎汤中加入柴胡,以散半表半里之邪。凡此皆热盛阳明,他证兼见,故用白虎清热,而复各随证以加减。苟非热渴汗泄,脉洪大者,白虎便不可投。辨证察脉,最宜详审也。

【提要】热重于湿证治。

【释义】湿热病壮热口渴,自汗,脉洪大而长者,为阳明热盛之象;胸痞,身重,为太阴脾湿未化之征。治宜白虎加苍术汤,清泄阳明胃热,兼化太阴脾湿。薛氏提出"苟非热渴汗泄,脉洪大者,白虎便不可投。"强调白虎汤适用于阳明无形邪热炽盛者。若阳明热盛,兼津气两虚,见身热而渴,背微恶寒者,用白虎加人参汤以清阳明胃热,兼以益气生津;若阳明热盛,兼经脉痹阻,见热渴汗泄,肢节烦疼者,用白虎加桂枝汤以清阳明胃热,兼通络行痹;若阳明热盛,兼表里失和,兼见寒热往来者,用白虎加柴胡汤以清阳明胃热,兼和解表里;临证时灵活加减。

四、湿在下焦

【原文】12. 湿热证,数日后自利,溺赤,口渴,湿流下焦,宜滑石、猪苓、茯苓、泽泻、草薢、通草等味。(11)

自注:下焦属阴,太阴所司。阴道虚故自利,化源滞则溺赤,脾不转津则口渴。总由太阴湿盛故也。湿滞下焦,故独以分利为治,然兼证口渴胸痞,须佐入桔梗、杏仁、大豆黄卷开泄中上,源清则流自洁,不可不知。

湿热之邪不自表而入,故无表里可分,而未尝无三焦可辨,犹之河间治消渴亦分三焦者是也。夫热为天之气,湿为地之气,热得湿而愈炽,湿得热而愈横。湿热两分,其病轻而缓,湿热两合,其病重而速。湿多热少则蒙上流下,当三焦分治,湿热俱多则下闭上壅而三焦俱困矣。犹之伤寒门二阳合病、三阳合病也。盖太阴湿化、三焦火化,有湿无热止能蒙蔽清阳,或阻于上,或阻于中,或阻于下,若湿热一合,则身中少火悉化为壮火,而三焦相火有不起而为虐者哉? 所以上下充斥,内外煎熬,最为酷烈。兼之木火同气,表里分司,再引肝风,痉厥立至。胃中津液几何,其能供此交征乎? 至其所以必属阳明者,以阳明为水谷之海,鼻食气,口食味,悉归阳明。邪从口鼻而入,则阳明为必由之路。其始也,邪入阳明,早已先伤其胃液,其继邪盛三焦,更欲资取于胃液,司命者可不为阳明顾虑哉?

【提要】湿流下焦,泌别失职证治。

【释义】湿热流注下焦,大肠传导失司,则大便下利;膀胱气化失司,泌别失职,则小便短赤。治宜淡渗分利,通调水道。以茯苓、猪苓、泽泻导水下行,通利小便;滑石利水通淋;草薢分利湿浊;通草清热利水。小便通利则便泄自止,湿邪一去则口渴自愈,所谓"治湿不利小便,非其治也。"亦符合"利小便所以实大便"之旨。佐入桔梗、杏仁、大豆黄卷意在宣开上焦肺气,因肺为水之上源,宣开上焦肺气有助于下焦水道的通利,"源清则流自洁"。

薛氏提出"热得湿而愈炽,湿得热而愈横",指出湿热证以湿蕴热蒸为主要病理变化。湿热交蒸有上蒙清窍、下蕴膀胱的特点,湿多热少可蒙上流下,弥漫三焦;湿热俱盛则可下闭上壅而三焦俱困;湿热化燥化火可内陷营血,深入手足厥阴,出现斑疹,窍闭神昏,动风抽搐等重证;湿从热化,亦常可损伤阴液。治宜清热化湿并举,"湿热两分,其病轻而缓,湿热两合,其病重而速"。

"下焦属阴,太阴所司"指出了位于下焦的大小肠、膀胱与太阴脾在生理病理上密切相关。"阴道虚故自利"中的"阴道虚"主要是指肠道的功能失调,湿胜则濡泄,并非指虚证。"湿热之邪不自表而入,故无表里之分"强调湿热之邪多从口鼻而入,初起多湿热困阻卫气分,不单纯为表证或里证,故曰"无表里之分"。

【原文】13. 湿热证,四五日,忽大汗出,手足冷,脉细如丝或绝,口渴,茎痛,而起坐自如,神清语亮。乃汗出过多,卫外之阳暂亡,湿热之邪仍结,一时表里不通,脉故伏,非真阳外脱也。宜五苓散去术加滑石、酒炒川连、生地、芪皮等味。(29)

自注:此条脉证,全似亡阳之候,独于举动神气得其真情。噫!此医之所以贵识见也。

【提要】湿热蕴阻下焦,卫阳暂亡证治。

【释义】湿热病见大汗出,手足冷,脉细如丝或绝之症,证似阴盛阳亡之象。但阴盛者,必神倦欲寐,或有郑声,而本证患者起坐自如,神清语亮,为湿热蕴结下焦,表里阳气不能交通,汗出过多致卫阳暂亡之象;口渴,茎痛,则为湿热阻于下焦,阴液耗伤之征。治宜清热利湿,兼以固表、滋阴,药用四苓加滑石、黄连,清热利湿,通利小便;芪皮固护卫气;生地滋养阴液。

五、善后调理

【原文】14. 湿热证,数日后脘中微闷,知饥不食,湿邪蒙绕三焦。宜藿香叶、薄荷叶、鲜荷叶、枇杷叶、佩兰叶、芦尖、冬瓜仁等味。(9)

自注:此湿热已解,余邪蒙蔽清阳,胃气不舒。宜用极轻清之品,以宣上焦阳气。若投味重之剂,是与病情不相涉矣。

【提要】湿热病后期余湿未尽,胃气未醒证治。

【释义】湿热病后期余湿蒙蔽清阳,胃气不舒,可见脘中微闷,知饥不食等症。治宜轻宣芳化,清泄湿热,醒脾舒胃,用薛氏五叶芦根汤。以枇杷叶清宣肺气,薄荷叶、鲜荷叶清泄余热,藿香叶、佩兰叶芳香化湿,醒脾舒胃,芦尖、冬瓜仁淡渗利湿。不可使用浓浊味厚质重之品,恐腻滞不化,反生变证。

【原文】15. 湿热证,十余日,大势已退,惟口渴,汗出,骨节痛,余邪留滞经络。宜元米汤泡于术,隔一宿,去术煎饮。(19)

自注:病后湿邪未尽,阴液先伤,故口渴身痛。此时救液则助湿,治湿则劫阴。宗仲景麻沸汤之法,取气不取味,走阳不走阴,佐以元米汤养阴逐湿,两擅其长。

【提要】湿热病后期余邪留滞经络证治。

【释义】湿热病后期,患者热退神清,但仍有骨节痛,口渴,汗出等临床表现,此乃湿热损伤阴液,余湿留滞经络所致。治用元米汤泡于术,养阴而不碍湿,化湿而不伤阴。于术用汤泡而不用煎,是取其气而不取其味,亦轻可去实之意。若湿滞经络较甚,骨节疼痛明显,可酌情加入防己、薏苡仁、络石藤、丝瓜络、秦艽等化湿通络之品。

【原文】16. 湿热证,按法治之,数日后,或吐下一时并至者,中气亏损,升降悖逆,宜生谷芽、莲心、扁豆、米仁、半夏、甘草、茯苓等味,甚则用理中法。(22)

自注:升降悖逆,法当和中,犹之霍乱之用六和汤也。若太阴悉甚,中气不支,非理中不可。

【提要】湿热病后期中气亏损,升降悖逆证治。

【释义】湿热病后期中气亏损,脾失升运,胃失和降,可出现吐下一时并至,治宜轻补中虚,降逆和胃,以莲心、扁豆、甘草健脾,生谷芽、半夏和胃降逆,米仁、茯苓利湿。吐泻之属脾胃虚寒甚者,可用理中汤温中散寒。

【原文】17. 湿热证,按法治之,诸证皆退,惟目瞑则惊悸梦惕,余邪内留,胆气未舒,宜酒浸郁李仁、姜汁炒枣仁、猪胆皮等味。(27)

自注:滑可去着,郁李仁性最滑脱,古人治惊后肝系滞而不下,始终目不瞑者,用之以下肝系而去滞。此证借用,良由湿热之邪留于胆中,胆为清虚之府,藏而不泻,是以病去而内留之邪不去,寐则阳气行于阴,胆热内扰,肝魂不安,用郁李仁以泄邪而以酒行之,酒气独归胆也。枣仁之酸,入肝安神,而以姜汁制,安神而又兼散邪也。

【提要】湿热病后期胆热内扰,神魂不安证治。

【释义】湿热证后期出现目瞑则惊悸梦惕等症,为胆热内扰,神魂不安所致,治宜清泄胆经余邪,安神定惊,用酒浸郁李仁泄邪下行,"酒气独归胆",故用酒制;姜汁炒枣仁,以安神定惊;猪胆皮清泄肝胆余邪,并防姜、枣过于温散。

【原文】18.湿热证,曾开泄下夺,恶候皆平,独神思不清,倦语不思食,溺数,唇齿干。胃气不输,肺气不布,元神大亏,宜人参、麦冬、石斛、木瓜、生甘草、生谷芽、鲜莲子等味。(28)

自注:开泄下夺,恶候皆平,正亦大伤,故见证多气虚之象。理合清补元气,若用腻滞阴药,去生便远。

【提要】湿热病后期肺胃气阴两虚证治。

【释义】湿热病后期,神思不清,倦语,为元气大伤,气虚未复之象;不思饮食说明胃之气阴亏虚;溺数为肺阴不足,肺气不得通畅所致;唇齿干乃胃津不得上承。证属肺胃气阴两虚,治宜"清补"元气。以人参益气生津;麦冬、石斛、木瓜、甘草酸甘化阴,滋养肺胃阴液;生谷芽、鲜莲子和中醒胃,后世称其为薛氏参麦汤。临床不仅用于热病愈后,对内科杂病的瘥后调养亦每见功效。王旭高曾说:"胃气不输,肺气不布,难用清滋腻浊之药,故此生津和胃之法,清补元气,体气薄弱者,最宜仿此。"

(岳冬辉　杨爱东)

网上更多……

👤学习提要　　📇名词术语　　👥知识导图　　⚤名家医案　　⬇微视频

📶知识拓展　　📝自测题　　🅴教学PPT

第二十一章

吴鞠通《温病条辨》(选)

吴瑭,字佩珩,号鞠通。生于乾隆二十三年(1758年),卒于道光十六年(1836年),江苏淮阴人。吴氏少习儒学,后因家人病温,而其时所遇诸医,皆以伤寒之法治四时杂感,致使患者病势日重,莫可挽救,而慨然弃举子业,发愤习医,专究方术,终成一代医学巨匠。传世著作主要有《温病条辨》《医医病书》《吴鞠通医案》等。

《温病条辨》是作者汇集历代医家精华,并结合自身临床经验,于清嘉庆三年(1798年)著成的一部理、法、方、药具备的温病学著作。全书共6卷,并卷首1卷,计265条,附方208首。该书以三焦为纲,病名为目,重点论述了风温、温热、温疫、温毒、冬温、暑温、伏暑、湿温、秋燥、寒湿以及疟、痢、疸、痹等病证治。书中并附论说若干则,以对三焦分证加以补充。在体裁上采用"自条自辨"的写作方法,逐条叙证,简明扼要,便于记诵,又在每条后自加注释以阐述其未尽之义。

《温病条辨》创立了温病三焦辨证论治体系,并将三焦辨证及卫气营血辨证一炉而冶,相辅而行,完善了温病的辨治体系,丰富了温病的证治内容,具有很高的理论水平和实用价值。该书刊行后流传甚广,版本甚多,一直被奉为学习温病学的必读之书,备受后世医家推崇,被誉为"治温之津梁"。

由于教材篇幅所限,本教材仅节选《温病条辨》部分重要条文45条,按上焦篇、中焦篇、下焦篇和治则与治禁进行归类,提要阐述。原文括号内数字,为《温病条辨》原文条文编号。

一、上焦篇

【原文】1. 温病者:有风温、有温热、有温疫、有温毒、有暑温、有湿温、有秋燥、有冬温、有温疟。(上焦篇1)

此九条,见于王叔和《伤寒例》中居多,叔和又牵引《难经》之文以神其说。按时推病,实有是证,叔和治病时,亦实遇是证。但叔和不能别立治法,而叙于《伤寒例》中,实属蒙混,以《伤寒论》为治外感之妙法。遂将一切外感悉收入《伤寒例》中,而悉以治伤寒之法治之。后人亦不能打破此关,因仍苟简,千余年来,贻患无穷,皆叔和之作俑,无怪见驳于方有执、喻嘉言诸公也。然诸公虽驳叔和,亦未曾另立方法,喻氏虽立治法,仍不能脱却伤寒圈子,弊与叔和无二,以致后人无所遵依。本论详加考核,准古酌今,细立治法,除伤寒宗仲景法外,俾四时杂感,朗若列眉;未始非叔和有以肇其端,东垣、河间、安道、又可、嘉言、天士宏其议,而瑭得以善其后也。

风温者,初春阳气始开,厥阴行令,风夹温也。温热者,春末夏初,阳气弛张,温盛为热也。温疫者,厉气流行,多兼秽浊,家家如是,若役使然也。温毒者,诸温夹毒,秽浊太甚也。暑温者,正夏之时,暑病之偏于热者也。湿温者,长夏初秋,湿中生热,即暑病之偏于湿者也。秋燥者,秋金燥烈之气也。冬温者,冬应寒而反温,阳不潜藏,民病温也。温疟者,阴气先伤,又因于暑,阳气独发也。

按:诸家论温,有顾此失彼之病,故是编首揭诸温之大纲,而名其书曰《温病条辨》。

【提要】温病的概念及范围。

【释义】本条明确提出温病是多种外感热病的总称,包括风温、温热、温疫、温毒、暑温、湿温、秋燥、冬温、温疟九种温病。吴氏所说的风温是指初春之时感受风热之邪,先犯于肺卫,以肺卫表热证为主的温病。温热是指春末夏初之时,阳热之气弛张,气候由温转热,感受温热病邪,以里热证为主的温病,此处所指的温热与春温相类。温疫则是一种可造成延门阖户皆病的传染性疾病,乃感受了兼夹有秽浊的疫疠之气而成,发病后一般病情较急且危重。温毒则是由于温邪之中夹有毒邪,故患病后,可致头面肿大,或咽喉肿痛糜烂,或皮肤红肿发斑等局部热毒见症的温病。暑温、湿温吴氏皆归为暑病。但暑温是盛夏时节感受暑热病邪,初起以暑热盛于阳明的证候为主要表现的温病,湿温则是在夏末秋初的长夏季节,因天暑下迫,地湿上蒸,感受了湿热病邪,初起以湿象偏盛为主要表现的温病。秋燥是感受秋季燥热病邪而致的一种温病。冬温是发生于冬季,感受冬令反常之温气而致的一种温病。温疟是指人体的阴气先已耗伤,在夏季又感受了暑邪,主要表现为阳热亢盛特点的一种疟疾。这九种温病,虽然发生于不同季节,但都具有温热性质,因此都属于温病的范畴。

【原文】2.凡病温者,始于上焦,在手太阴。(上焦篇2)

伤寒由毛窍而入,自下而上,始足太阳。足太阳膀胱属水,寒即水之气,同类相从,故病始于此。古来但言膀胱主表,殆未尽其义。肺者,皮毛之合也,独不主表乎(按人身一脏一腑主表之理,人皆习焉不察。以三才大道言之:天为万物之大表,天属金,人之肺亦属金,肺主皮毛,经曰皮应天,天一生水;地支始于子,而亥为天门,乃贞元之会;人之膀胱为寒水之腑;故俱同天气,而俱主表也)!治法必以仲景六经次传为祖法。温病由口鼻而入,自上而下,鼻通于肺,始手太阴。太阴金也,温者火之气,风者火之母,火未有不克金者,故病始于此,必从河间三焦定论。再寒为阴邪。虽《伤寒论》中亦言中风,此风从西北方来,乃觱发之寒风也,最善收引,阴盛必伤阳,故首郁遏太阳经中之阳气,而为头痛、身热等证。太阳阳腑也,伤寒阴邪也,阴盛伤人之阳也。温为阳邪,此论中亦言伤风,此风从东方来,乃解冻之温风也,最善发泄,阳盛必伤阴,故首郁遏太阴经中之阴气,而为咳嗽、自汗、口渴、头痛、身热、尺热等证。太阴阴脏也,温热阳邪也,阳盛伤人之阴也。阴阳两大法门之辨,可了然于心目间矣。

夫大明生于东,月生于西,举凡万物,莫不由此少阳、少阴之气以为生成,故万物皆可名之曰东西。人乃万物之统领也,得东西之气最全,乃与天地东西之气相应。其病也,亦不能不与天地东西之气相应。东西者,阴阳之道路也。由东而往,为木、为风、为湿、为火、为热,湿土居中,与火交而成暑,火也者,南也。由西而往,为金、为燥、为水、为寒,水也者,北也。水火者,阴阳之征兆也;南北者,阴阳之极致也。天地运行此阴阳以化生万物,故曰天之无恩而大恩生。天地运行之阴阳和平,人生之阴阳亦和平,安有所谓病也哉!天地与人之阴阳,一有所偏,即为病也。偏之浅者病浅,偏之深者病深;偏于火者病温、病热,偏于水者病清、病寒。此水火两大法门之辨,医者不可不知。烛其为水之病也,而温之、热之;烛其为火之病也,而凉之、寒之,各救其偏,以抵于平和而已。非如鉴之空,一尘不染,如衡之平,毫无倚着,不能暗合道妙,岂可各立门户,专主于寒热温凉一家之论而已哉!瑭因辨寒病之原于水,温病之原于火也,而并及之。

【提要】温病发病部位及受邪途径。

【释义】温病的病因是温邪,温邪侵犯人体多从口鼻而入,鼻为肺窍,肺亦外合皮毛,因此温病初起多见邪袭肺卫证,即吴鞠通所说"凡病温者,始于上焦,在手太阴"。应当强调的是,风温、温毒、秋燥、冬温之类温病初起即见肺卫表证,但尚有许多温病并非起于上焦,更不在手太阴肺。因此,温病始于上焦只是较为常见的一种温病起病形式,而非所有的温病皆是如此。

【原文】3. 太阴之为病,脉不缓不紧而动数,或两寸独大,尺肤热,头痛,微恶风寒,身热自汗,口渴,或不渴,而咳,午后热甚者,名曰温病。(上焦篇3)

不缓,则非太阳中风矣;不紧,则非太阳伤寒矣;动数者,风火相煽之象,经谓之躁;两寸独大,火克金也。尺肤热,尺部肌肤热甚,火反克水也。头痛、恶风寒、身热自汗,与太阳中风无异,此处最足以相混,于何辨之?于脉动数,不缓不紧,证有或渴,或咳,尺热、午后热甚辨之。太阳头痛,风寒之邪,循太阳经上至头与项,两项强头痛也。太阴之头痛,肺主天气,天气郁,则头亦痛也,且春气在头,又火炎上也。吴又可谓浮泛太阳经者,臆说也。伤寒之恶寒,太阳属寒水而主表,故恶风寒;温病之恶寒,肺合皮毛而亦主表,故亦恶风寒也。太阳病则周身之阳气郁,故身热;肺主化气,肺病不能化气,气郁则身亦热也。太阳自汗,风疏卫也;太阴自汗,皮毛开也,肺亦主卫。渴,火克金也。咳,肺气郁也。午后热甚,浊邪归下,又火旺时也,又阴受火克之象也。

【提要】温病初起的证候表现。

【释义】手太阴温病主要临床表现为尺肤部发热,头痛,轻微的恶风寒,全身发热,有汗,口渴或不渴,发热在午后较明显等症。以上表现,是温邪外袭卫表,肺卫失宣,开阖失常所致。此处以脉象既不像太阳中风之浮缓,又不像太阳伤寒之浮紧,而是躁动快速,或两手的寸脉较关脉、尺脉明显大而有力,来突出风火相煽之象。强调温病初起表热证的特点。

【原文】4. 太阴风温、温热、温疫、冬温,初起恶风寒者,桂枝汤主之;但热不恶寒而渴者,辛凉平剂银翘散主之。温毒、暑温、湿温、温疟,不在此例。(上焦篇4)

按仲景《伤寒论》原文,太阳病(谓如太阳证,即上文头痛、身热、恶风、自汗也),但恶热不恶寒而渴者,名曰温病,桂枝汤主之。盖温病忌汗,最喜解肌。桂枝本为解肌,且桂枝芳香化浊,芍药收阴敛液,甘草败毒和中,姜、枣调和营卫,温病初起,原可用之。此处却变易前法,恶风寒者主以桂枝,不恶风寒主以辛凉者,非敢擅违古训也。仲景所云不恶风寒者,非全不恶风寒也,其先亦恶风寒,迨既热之后,乃不恶风寒耳,古文简质,且对太阳中风热时亦恶风寒言之,故不暇详耳。盖寒水之病,冬气也,非辛温春夏之气不足以解之,虽曰温病,既恶风寒,明是温自内发,风寒从外搏,成内热外寒之证,故仍旧用桂枝辛温解肌法,俾得微汗,而寒热之邪皆解矣。温热之邪,春夏气也,不恶风寒,则不兼寒风可知,此非辛凉秋金之气不足以解之,桂枝辛温,以之治温,是以火济火也,故改从《黄帝内经》"风淫于内,治以辛凉,佐以苦甘"法。

桂枝汤方

桂枝六钱　芍药三钱(炒)　炙甘草二钱　生姜一片　大枣二枚(去核)

煎法服法,必如《伤寒论》原文而后可,不然,不惟失桂枝汤之妙,反生他变,病必不除。

辛凉平剂银翘散方

连翘一两　银花一两　苦桔梗六钱　薄荷六钱　竹叶四钱　生甘草五钱　芥穗四钱　淡豆豉五钱　牛蒡子六钱

上杵为散,每服六钱,鲜苇根汤煎,香气大出,即取服,勿过煮。肺药取轻清,过煮则味厚而入中焦矣。病重者,约二时一服,日三服,夜一服;轻者三时一服,日二服,夜一服;病不解者,作再服。盖肺位最高,药过重则过病所,少用又有病重药轻之患,故从普济消毒饮时时轻扬法。今人亦间有用辛凉法者,多不见效,盖病大药轻之故,一不见效,随改弦易辙,转去转远,即不更张,缓缓延至数日后,必成中下焦证矣。胸膈闷者,加藿香三钱,郁金三钱,护膻中;渴甚者,加花粉;项肿咽痛者,加马勃、元参;衄者,去芥穗、豆豉,加白茅根三钱,侧柏炭三钱,栀子炭三钱;咳者,加杏仁利肺气;二三日病犹在肺,热渐入里,加细生地、麦冬保津液;再不解,或小便短者,加知母、黄芩、栀子之苦寒,与麦、地之甘寒,合化阴气,而治热淫所胜。

【方论】按温病忌汗,汗之不惟不解,反生他患。盖病在手经,徒伤足太阳无益;病自口鼻吸受而生,徒发其表亦无益也。且汗为心液,心阳受伤,必有神明内乱、谵语癫狂、内闭外脱之变。再,误汗虽曰伤阳,汗乃五液之一,未始不伤阴也。《伤寒论》曰:"尺脉微者为里虚,禁汗",其义可见。其曰伤阳者,特举其伤之重者而言之耳。温病最善伤阴,用药又复伤阴,岂非为贼立帜乎? 此古来用伤寒法治温病之大错也⋯⋯本方谨遵《黄帝内经》"风淫于内,治以辛凉,佐以苦甘;热淫于内,治以咸寒,佐以甘苦"之训。(王安道《溯洄集》亦有温暑当用辛凉不当用辛温之论,谓仲景之书,为即病之伤寒而设,并未尝为不即病之温暑而设。张凤逵集治暑方,亦有暑病首用辛凉、继用甘寒、再用酸泄酸敛,不必用下之论。皆先得我心者。)又宗喻嘉言芳香逐秽之说,用东垣清心凉膈散,辛凉苦甘。病初起,且去入里之黄芩,勿犯中焦;加银花辛凉、芥穗芳香,散热解毒;牛蒡子辛平润肺,解热散结,除风利咽。皆手太阴药也。合而论之,经谓"冬不藏精,春必温病",又谓"藏于精者,春不病温",又谓"病温虚甚死",可见病温者,精气先虚。此方之妙,预护其虚,纯然清肃上焦,不犯中下,无开门揖盗之弊,有轻以去实之能,用之得法,自然奏效。此叶氏立法,所以迥出诸家也。

【提要】本条讨论太阴风温、温热、温疫、冬温等初起邪犯肺卫的治法及治忌。

【释义】风温、温热、温疫、冬温4种温病初起,皆可表现为邪在肺卫。吴鞠通以"恶风寒"和"不恶寒"来区分使用辛温与辛凉之剂。恶风寒较明显者,是表邪偏盛,可借辛温之剂外散表邪,但不可过用辛温峻汗之剂,以免助热化燥。"但热不恶寒而渴",用银翘散辛凉以疏解之。辛凉平剂银翘散是温病初起,邪在肺卫的代表方,是治疗温病上焦证的首方,用药以辛凉为主,稍佐辛温芳香之品,共成辛凉平和之剂。煎服时注意服药量及煎煮时间,"上杵为散,每服六钱,鲜苇根汤煎,香气大出,即取服,勿过煮",体现了吴鞠通"治上焦如羽,非轻不举"的用药原则。吴氏对温病初起忌汗的论述颇为精辟,所谓"忌汗"是指麻桂等辛温开表发汗之品而言,非指桑、菊、薄荷等辛凉透邪之品。

条文中所说的"温毒、暑温、湿温、温疟,不在此例",是强调这些温病初起时多不属邪在肺卫之证,所以不可用银翘散。但其中温毒在初起时也往往可表现为邪在肺卫,此时银翘散也可酌情使用。所以上述各病"不在此例",也不能一概而论。

【原文】5. **太阴风温,但咳,身不甚热,微渴者,辛凉轻剂桑菊饮主之。**(上焦篇6)
咳,热伤肺络也。身不甚热,病不重也。渴而微,热不甚也。恐病轻药重,故另立轻剂方。

辛凉轻剂桑菊饮方

杏仁二钱　连翘一钱五分　薄荷八分　桑叶二钱五分　菊花一钱　苦梗二钱　甘草八分　苇根二钱

水二杯,煮取一杯,日二服。二三日不解,气粗似喘,燥在气分者,加石膏、知母;舌绛暮热,甚燥,邪初入营,加元参二钱、犀角一钱;在血分者,去薄荷、苇根,加麦冬、细生地、玉竹、丹皮各二钱;肺热甚加黄芩;渴者加花粉。

【方论】此辛甘化风、辛凉微苦之方也。盖肺为清虚之脏,微苦则降,辛凉则平,立此方所以避辛温也。今世佥用杏苏散通治四时咳嗽,不知杏苏散辛温,只宜风寒,不宜风温,且有不分表里之弊。此方独取桑叶、菊花者,桑得箕星之精,箕好风,风气通于肝,故桑叶善平肝风;春乃肝令而主风,木旺金衰之候,故抑其有余。桑叶芳香有细毛,横纹最多,故亦走肺络而宣肺气。菊花晚成,芳香味甘,能补金水二脏,故用之以补其不足。风温咳嗽,虽系小病,常见误用辛温重剂销铄肺液,致久嗽成劳者不一而足。圣人不忽于细,必谨于微,医者于此等处,尤当加意也。

【提要】风热犯肺以咳为主症的证治。

【释义】本条强调主症为"但咳",不甚热而口微渴,说明邪热不炽,津伤不重。乃由风热犯肺,肺失宣降所致,病情较轻,可用辛凉轻剂桑菊饮宣肺清热止咳。因其宣表透热的力量逊于"辛凉平剂"的银翘散,但方中杏仁肃降肺气,宣肺止咳作用较优,故称为"辛凉轻剂"。临证如出现呼吸气粗如喘等邪热盛于肺经气分的表现,可加入石膏、知母;如见身热夜甚,舌红绛,口干等热入营分的表现,可加用元参、犀角(水牛角代);如病邪进一步深入到血分,则去原方薄荷、芦根,加入麦冬、细生地、玉竹、丹皮;如肺热较甚,可加入黄芩;如口渴较明显,则加入天花粉。以上加减运用对临床有一定参考意义。

【原文】6. **太阴温病,脉浮洪,舌黄,渴甚,大汗,面赤恶热者,辛凉重剂白虎汤主之。**(上焦篇7)

脉浮洪,邪在肺经气分也。舌黄,热已深。渴甚,津已伤也。大汗,热逼津液也。面赤,火炎上也。恶热,邪欲出而未遂也。辛凉平剂焉能胜任,非虎啸风生,金飚[1]退热,而又能保津液不可,前贤多用之。

辛凉重剂白虎汤方

生石膏一两(研)　知母五钱　生甘草三钱　白粳米一合

水八杯,煮取三杯,分温三服,病退,减后服,不知,再作服。

【提要】邪入气分,肺胃热盛的证治。

【释义】太阴温病脉洪数有力,是邪入气分,里热亢盛的脉象。热盛伤津,故口渴重,舌苔黄;里热蒸迫津液外泄,故大汗出;里热上炎,故满面红赤、不恶寒反恶热;因邪热亢盛,病情重,桑菊饮、银翘散等辛凉轻、平剂已不能胜任,故用清气分大热之重剂白虎汤清热保津。方中石膏辛寒透热解肌,清热降火;知母滋阴清热,助石膏清解邪热;粳米、甘草甘平养胃,益气调中。诸药合用,具有较强的清泄气分无形邪热作用。

【原文】7. **太阴温病,血从上溢者,犀角地黄汤合银翘散主之。其中焦病者,以中焦法治之。若吐粉红血水者,死不治;血从上溢者,脉七八至以上,面反黑者,死不治;可用清络育阴法。**(上焦篇11)

血从上溢,温邪逼迫血液上走清道,循清窍而出,故以银翘散败温毒,以犀角地黄清血分之伏热,而救水即所以救金也。至粉红水非血非液,实血与液交迫而出。有燎原之势,化源速绝。血从上溢,而脉至七八至,面反黑,火极而似水,反兼胜己之化也,亦燎原之势莫制,下焦津液亏极,不能上济君火,君火反与温热之邪合德,肺金其何以堪,故皆主死。化源绝,乃温病第一死法也。仲子[3]曰:敢问死?孔子曰:未知生,焉知死。瑭以为医者不知死,焉能救生。细按温病死状百端,大纲不越五条。在上焦有二:一曰肺之化源绝者死;二曰心神内闭,内闭外脱者死。在中焦亦有二:一曰阳明太实,土克水者死;二曰脾郁发黄,黄极则诸窍为闭,秽浊塞窍者死。在下焦则无非热邪深入,消烁津液,涸尽而死也。

犀角地黄汤方(见下焦篇)

银翘散(方见前)

已用过表药者,去豆豉、芥穗、薄荷。

【提要】太阴温病血分证的证治。

【释义】太阴温病,血从上溢,是指血从面部清窍而出,是由于邪热深入血分,血热亢盛,迫血伤络,使血液上循清道所致,表现为衄血、齿龈出血等症。病属血分,热迫血行,故用犀角地黄汤清热凉血散血,同时病在上焦,肺络受伤,故用银翘散辛散肺热,引经走上。以达到保存阴液的目的,正如吴氏所说"救水即所以救金"。若出现吐粉红色血水,或血从上溢,脉七八至以上,面反黑这两种情况,属于危重症。吴氏提出"可用清络育阴法",即凉血安络,甘寒养阴的法则,可选用犀角地黄汤和黄连阿胶汤加减。

【原文】8.太阴温病,寸脉大,舌绛而干,法当渴,今反不渴者,热在营中也,清营汤去黄连主之。(上焦篇15)

渴乃温之本病,今反不渴,滋人疑惑;而舌绛且干,两寸脉大,的系温病。盖邪热入营蒸腾,营气上升,故不渴,不可疑不渴非温病也。故以清营汤清营分之热,去黄连者,不欲其深入也。

清营汤(见暑温门中)

【提要】手太阴温病营分证治。

【释义】吴氏谓"凡病温者,始于上焦,在手太阴。"现"寸脉大",乃上焦热重之脉象,而舌绛而干,则知病位虽在上焦,但病邪已离开卫、气,深入于营分。口反不渴,是由于邪热深入营分后,蒸腾营阴上升而滋润于口咽,与卫分之口微渴、气分之口大渴明显不同。

病邪深入营分,治疗当以清营泄热为主,方用清营汤。吴氏特别提出,"清营汤去黄连主之",是根据"舌绛而干",推断营阴耗伤较重,而黄连苦燥,能耗伤营阴,且性质沉降,为了"不欲其深入"而去黄连。

【原文】9.邪入心包,舌謇肢厥,牛黄丸主之,紫雪丹亦主之。(上焦篇17)

厥者,尽也。阴阳极造其偏,皆能致厥。伤寒之厥,足厥阴病也。温病之厥,手厥阴病也。舌卷囊缩,虽同系厥阴现证,要之,舌属手,囊属足也。盖舌为心窍,包络代心用事,肾囊前后,皆肝经所过,断不可以阴阳二厥混而为一。若陶节庵所云"冷过肘膝,便为阴寒",恣用大热。再热厥之中亦有三等:有邪在络居多,而阳明证少者,则从芳香,本条所云是也;有邪搏阳明,阳明太实,上冲心包,神迷肢厥,甚至通体皆厥,当从下法,本论载入中焦篇;有日久邪杀阴亏而厥者,则从育阴潜阳法,本论载入下焦篇。

【提要】邪入心包证治及厥证的相关治法。

【释义】邪入心包,机窍闭阻,则神昏谵语,舌体运转不灵活;气血运行郁滞,阴阳气不相顺接,则四肢厥冷,故急用牛黄丸、紫雪丹清心化痰开窍。

吴氏认为热厥可分为三类:上焦病见热厥以邪在心包络居多,当以芳香开窍为法,可取安宫牛黄丸或紫雪丹或至宝丹。而中焦则因阳明太实,上冲心包,当急下存阴,可取承气汤。下焦热厥,多阴虚风动,当育阴潜阳,可用三甲复脉汤或大定风珠。吴氏对热厥内容的具体和完善,在临床上颇具指导意义。

【原文】10.手太阴暑温,如上条证,但不汗出者,新加香薷饮主之。(上焦篇24)

证如上条,指形似伤寒,右脉洪大,左手反小,面赤口渴而言。但以汗不能自出,表实为异,故用香薷饮发暑邪之表也。按香薷辛温芳香,能由肺之经而达其络。鲜扁豆花,凡花皆散,取其芳香而散,且保肺液,以花易豆者,恶其呆滞也,夏日所生之物,多能解暑,惟扁豆花为最,如无花时,用鲜扁豆皮,若再无此,用生扁豆皮。厚朴苦温,能泄实满。厚朴,皮也,虽走中焦,究竟肺主皮毛,以皮从皮,不为治上犯中。若黄连、甘草,纯然里药,暑病初起,且不必用,恐引邪深入,故易以连翘、银花,取其辛凉达肺经之表,纯从外走,不必走中也。

温病最忌辛温,暑病不忌者,以暑必兼湿,湿为阴邪,非温不解,故此方香薷、厚朴用辛温,而余则佐以辛凉云,下文湿温论中,不惟不忌辛温,且用辛热也。

新加香薷饮方(辛温复辛凉法)

香薷二钱　银花三钱　鲜扁豆花三钱　厚朴二钱　连翘二钱

水五杯,煮取二杯。先服一杯,得汗止后服;不汗再服;服尽不汗,再作服。

【提要】新加香薷饮证治。

【释义】新加香薷饮证,乃是暑湿兼有外寒,表里并困之证。与上焦篇22条之"汗大出"相比,本证的特点是"汗不出",说明本证在表有寒邪外束,在内有暑湿内蕴,故治疗当疏表散寒,涤暑化湿,方用新加香薷饮。方中香薷解表散寒,厚朴燥湿和中,银花、连翘、鲜扁豆花清热涤暑,为辛温与辛凉并用之方。

【原文】11.手太阴暑温,或已经发汗,或未发汗,而汗不止,烦渴而喘,脉洪大有力者,白虎汤主之;脉洪大而芤者,白虎加人参汤主之;身重者,湿也,白虎加苍术汤主之;汗多脉散大,喘喝欲脱者,生脉散主之。(上焦篇26)

此条与上文少异者,只"已经发汗"一句。

白虎加苍术汤方

即于白虎汤内加苍术三钱。

汗多而脉散大,其为阳气发泄太甚,内虚不可留恋可知。生脉散酸甘化阴,守阴所以留阳,阳留,汗自止也。以人参为君,所以补肺中元气也。

生脉散方(酸甘化阴法)

人参三钱　麦冬二钱(不去心)　五味子一钱

水三杯,煮取八分二杯,分二次服,渣再煎服。脉不敛,再作服,以脉敛为度。

【提要】暑温病气分阶段由实致虚的发展规律及证治。

【释义】本条虽冠以"手太阴暑温",但病位不局限于肺,叶天士云"夏暑发自阳明",故白虎汤所主治皆为肺胃热盛。无论是否应用过汗法,只要表现为汗出,烦渴而喘,脉洪大的暑伤气分证即用白虎汤治疗。若兼有身重,则为阳明热盛兼有太阴脾湿,可用白虎加苍术汤。若见芤脉则为气虚,可用白虎加人参汤。若见汗出不止,脉象散大,呼吸急促如喘,则为津气欲脱,当用生脉散。

【原文】12. 脉虚夜寐不安,烦渴舌赤,时有谵语,目常开不闭,或喜闭不开,暑入手厥阴也。手厥阴暑温,清营汤主之;舌白滑者,不可与也。(上焦篇30)

夜寐不安,心神虚而阳不得入于阴也。烦渴舌赤,心用恣而心体亏也。时有谵语,神明欲乱也。目常开不闭,目为火户,火性急,常欲开以泄其火,且阳不下交于阴也;或喜闭不开者,阴为亢阳所损,阴损则恶见阳光也。故以清营汤急清宫中之热,而保离中之虚也。若舌白滑,不惟热重,湿亦重矣。湿重忌柔润药,当于湿温例中求之,故曰不可与清营汤也。

清营汤方(咸寒苦甘法)

犀角三钱　生地五钱　元参三钱　竹叶心一钱　麦冬三钱　丹参二钱　黄连一钱五分　银花三钱　连翘二钱(连心用)

水八杯,煮取三杯,日三服。

【提要】暑温病营分证治。

【释义】暑为火热之邪,深入手厥阴心包,必扰及心神,出现神志异常症状,如夜寐不安,时有谵语。舌赤为暑入心营的标志,为暑热耗气伤阴所致。口渴,当表现为热蒸营阴,上潮于口的口干不甚渴饮。目常开不闭,或喜闭不开为暑热耗伤阴液,阴伤则怕见阳光,故闭而不开。清营汤是治疗营分证的代表方,文中提出如舌白滑者不可用清营汤,是因其湿重而不能用滋阴清热药之故。

【原文】13. 小儿暑温,身热,卒然痉厥,名曰暑痫,清营汤主之,亦可少与紫雪丹。(上焦篇33)

小儿之阴,更虚于大人,况暑月乎! 一得暑温,不移时有过卫入营者,盖小儿之脏腑薄也。血络受火邪逼迫,火极而内风生,俗名急惊,混与发散消导,死不旋踵。惟以清营汤清营分之热而保津液,使液充阳和,自然汗出而解,断断不可发汗也。可少与紫雪者,清包络之热而开内窍也。

【提要】小儿暑痫的证治。

【释义】暑痫,又名急惊风,多见于小儿,由暑热入侵心营,引动肝风所致。由于小儿脏腑娇嫩,若感受暑热之邪,极易深入厥阴,热闭心包,引动肝风,出现身热、神昏、发痉等症。治疗可用清营汤清泄营热,并用紫雪丹开窍息风止痉。小儿暑痫亦可见于卫分、气分、血分,治疗时应根据病情立法选方。

【原文】14. 大人暑痫,亦同上法。热初入营,肝风内动,手足瘛疭,可于清营汤中加钩藤、丹皮、羚羊角。(上焦篇34)

清营汤、紫雪丹(方法并见前)

【提要】成人暑痫的证治。

【释义】无论小儿、大人暑痫,皆为暑热之邪深入营分,内闭心包,引动肝风所致,本条在用药方面提出可在清营汤中加入钩藤、丹皮、羚羊角等,以增强凉肝息风的作用。这一用法也可用于小儿暑痫的治疗。

【原文】15. 头痛恶寒,身重疼痛,舌白不渴,脉弦细而濡,面色淡黄,胸闷不饥,午后身热,状若阴虚,病难速已,名曰湿温。汗之则神昏耳聋,甚则目瞑不欲言,下之则洞泄,润之则病深不解,长夏深秋冬日同法,三仁汤主之。(上焦篇43)

头痛恶寒,身重疼痛,有似伤寒,脉弦濡,则非伤寒矣。舌白不渴,面色淡黄,则非伤暑之偏于火者矣。胸闷不饥,湿闭清阳道路也。午后身热,状若阴虚者,湿为阴邪,阴邪自旺于阴分,故与阴虚同一午后身热也。湿为阴邪,自长夏而来,其来有渐,且其性氤氲黏腻,非若寒邪之一汗即解,温热之一凉即退,故难速已。世医不知其为湿温,见其头痛恶寒身重疼痛也,以为伤寒而汗之,汗伤心阳,湿随辛温发表之药蒸腾上逆,内蒙心窍则神昏,上蒙清窍则耳聋目瞑不言。见其中满不饥,以为停滞而大下之,误下伤阴,而重抑脾阳之升,脾气转陷,湿邪乘势内溃,故洞泄。见其午后身热,以为阴虚而用柔药润之,湿为胶滞阴邪,再加柔润阴药,二阴相合,同气相求,遂有锢结而不可解之势。惟以三仁汤轻开上焦肺气,盖肺主一身之气,气化则湿亦化也。湿气弥漫,本无形质,以重浊滋味之药治之,愈治愈坏。伏暑湿温,吾乡俗名秋呆子,悉以陶氏《六书》法治之,不知从何处学来,医者呆,反名病呆,不亦诬乎!再按:湿温较诸温,病势虽缓而实重,上焦最少,病势不甚显张,中焦病最多,详见中焦篇,以湿为阴邪故也。当于中焦求之。

三仁汤方

杏仁五钱　飞滑石六钱　白通草二钱　白蔻仁二钱　竹叶二钱　厚朴二钱　生薏仁六钱　半夏五钱

甘澜水八碗,煮取三碗,每服一碗,日三服。

【提要】湿温初起的证治及治疗禁忌。

【释义】湿温病多发于夏秋之交,其起病较缓,传变较慢,病情缠绵难愈。湿温初起见头痛恶寒,身重疼痛,面色淡黄,胸闷不饥,午后身热较著,舌苔白腻,口不渴,脉弦细而濡等症状。

吴氏提出湿温初起治疗的"三禁":一为禁汗。湿温初起有头痛恶寒,身重疼痛之症,不可误认为是伤寒表证而用辛温发汗之法。若汗之则耗伤心阳,湿浊随辛温发汗之药蒸腾上蒙心窍,闭塞头面清窍,出现神昏,耳聋,目瞑不言等症状。二为禁下。湿温初起若见胸闷脘痞,中满不饥,不可误认为是积滞内停而投下法。下后易伤脾阳,中阳受损,致脾气下陷,脾运失职则洞泄,甚则完谷不化。三为禁润。湿温初起若将午后身热误以为阴虚潮热,而投滋润之剂,可致湿邪锢结难解,病情更加缠绵难愈。

对本征的治疗,吴氏认为既不能像治疗寒邪在表者通过发汗即解,也不能像治疗温热之邪运用寒凉药可得清泄,须用三仁汤芳香宣气化湿。因肺主一身之气,肺气得开,气机得宣,则湿邪可化。

【原文】16. 燥伤肺胃阴分,或热或咳者,沙参麦冬汤主之。(上焦篇56)

此条较上二条,则病深一层矣,故以甘寒救其津液。

沙参麦冬汤(甘寒法)

沙参三钱　玉竹二钱　生甘草一钱　冬桑叶一钱五分　麦冬三钱　生扁豆一钱五分　花粉一钱五分

水五杯,煮取二杯,日再服。久热久咳者,加地骨皮三钱。

【提要】秋燥肺胃阴伤的证治。

【释义】燥伤肺胃,表现出或热或咳,其热应表现为低热或手足心热;咳多为干咳,痰少黏稠难咯或无痰,临床尚可见口干,舌燥,舌光红少苔,脉细数等症。可用沙参麦冬汤滋养肺胃阴液,清解余邪。沙参麦冬汤不仅可用于秋燥的燥伤肺胃证,各种温病后期出现的肺胃阴伤证均可使用。

【原文】17. 燥气化火,清窍不利者,翘荷汤主之。(上焦篇57)

清窍不利,如耳鸣目赤,龈胀咽痛之类。翘荷汤者,亦清上焦气分之燥热也。

翘荷汤(辛凉法)

薄荷一钱五分　连翘一钱五分　生甘草一钱　黑栀皮一钱五分　桔梗二钱　绿豆衣二钱

水二杯,煮取一杯,顿服之。日服二剂,甚者日三。

【加减法】耳鸣者,加羚羊角、苦丁茶;目赤者,加鲜菊叶、苦丁茶、夏枯草;咽痛者,加牛蒡子、黄芩。

【提要】秋燥燥热化火,清窍不利的证治。

【释义】清窍不利,吴氏指出可见"耳鸣目赤、龈肿咽痛"等症,此为感受燥热郁而化火,上炎头面诸窍所致。可予翘荷汤辛凉清宣上焦燥热之火,方中连翘、黑栀皮、绿豆皮清解燥火,薄荷辛凉清利头目,桔梗、甘草利咽而消龈肿,均为轻清宣透之品,符合"治上焦如羽"的治疗原则。

二、中焦篇

【原文】18.面目俱赤,语声重浊,呼吸俱粗,大便闭,小便涩,舌苔老黄,甚则黑有芒刺,但恶热,不恶寒,日晡益甚者,传至中焦,阳明温病也。脉浮洪躁甚者,白虎汤主之;脉沉数有力,甚则脉体反小而实者,大承气汤主之。暑温、湿温、温疟,不在此例。(中焦篇1)

阳明之脉荣于面,《伤寒论》谓阳明病面缘缘正赤,火盛必克金,故目白睛亦赤也。语声重浊,金受火刑而音不清也。呼吸俱粗,谓鼻息来去俱粗,其粗也平等,方是实证;若来粗去不粗,去粗来不粗,或竟不粗,则非阳明实证,当细辨之,粗则喘之渐也。大便闭,阳明实也。小便涩,火腑不通,而阴气不化也。口燥渴,火烁津也。舌苔老黄,肺受胃浊,气不化津也(按《灵枢》论诸脏温病,独肺温病有舌苔之明文,余则无有。可见舌苔乃胃中浊气,熏蒸肺脏,肺气不化而然)。甚则黑者,黑,水色也,火极而似水也,又水胜火,大凡五行之极盛,必兼胜已之形。芒刺,苔久不化,热极而起坚硬之刺也;倘刺软者,非实证也。不恶寒,但恶热者,传至中焦,已无肺证,阳明者,两阳合明也,温邪之热,与阳明之热相搏,故但恶热也。或用白虎,或用承气者,证同而脉异。浮洪躁甚,邪气近表,脉浮者不可下,凡逐邪者,随其所在,就近而逐之,脉浮则出表为顺,故以白虎之金飚以退烦热。若沉小有力,病纯在里,则非下夺不可矣,故主以大承气。按吴又可《温疫论》中云:舌苔边白但见中微黄者,即加大黄,甚不可从。虽云伤寒重在误下,温病重在误汗,即误下不似伤寒之逆之甚,究竟承气非可轻尝之品,故云舌苔老黄,甚则黑有芒刺,脉体沉实,的系燥结痞满,方可用之。

或问:子言温病以手经主治,力辟用足经药之非,今亦云阳明证者何?阳明特非足经乎?曰:阳明如市,胃为十二经之海,土者万物之所归也,诸病未有过此者。前人云伤寒传足不传手,误也,一人不能分为两截。总之伤寒由毛窍而豀,豀,肉之分理之小者;由豀而谷,谷,肉之分理之大者;由谷而孙络,孙络,络之至细者;由孙络而大络,由大络而经,此经即太阳经也。始太阳,终厥阴,伤寒以足经为主,未始不关手经也。温病由口鼻而入,鼻气通于肺,口气通于胃。肺病逆传则为心包,上焦病不治,则传中焦,胃与脾也,中焦病不治,即传下焦,肝与肾也。始上焦,终下焦,温病以手经为主,未始不关足经也。但初受之时,断不可以辛温发其阳耳。盖伤寒伤人身之阳,故喜辛温甘温苦热,以救其阳,温病伤人身阴,故喜辛凉甘寒甘咸,以救其阴。彼此对勘,自可了然于心目中矣。

白虎汤(方见上焦篇)

大承气汤方

大黄六钱 芒硝三钱 厚朴三钱 枳实三钱

水八杯,先煮枳、朴,后纳大黄、芒硝,煮取三杯。先服一杯,约二时许,得利止后服,不知,再服一杯,再不知,再服。

【方论】此苦辛通降咸以入阴法。承气者,承胃气也。盖胃之为腑,体阳而用阴,若在无病时,本系自然下降,今为邪气蟠踞于中,阻其下降之气,胃虽自欲下降而不能,非药力助之不可,故承气汤通胃结,救胃阴,仍系承胃腑本来下降之气,非有一毫私智穿凿于其间也,故汤名承气。学者若真能透彻此义,则施用承气,自无弊窦。大黄荡涤热结,芒硝入阴软坚,枳实开幽门之不通,厚朴泻中宫之实满(厚朴分量不似《伤寒论》中重用者,治温与治寒不同,畏其燥也)。曰大承气者,合四药而观之,可谓无坚不破,无微不入,故曰大也。非真正实热蔽痼,气血俱结者,不可用也。若去入阴之芒硝,则云小矣;去枳、朴之攻气结,加甘草以和中,则云调胃矣。

【提要】阳明温病证治大纲。

【释义】中焦阳明病的形成,多由上焦肺经之邪传变而来,即所谓“上焦病不治,则传中焦”。其病位在胃与大肠。温邪传入中焦阳明,邪正交争剧烈,临床表现以阳明里热亢盛的症状为主。火热上炎则面目俱赤;热盛及肺,肺气壅盛则语声重浊,呼吸俱粗;邪热内结肠道,则大便闭结;邪热阻结于膀胱,膀胱气化不利,且邪热灼伤阴津,则小便短赤不畅;肺胃邪热上蒸于舌,则舌苔老黄,甚则黑有芒刺;由于阳明热盛,表证已除,故病人但恶热,不恶寒,日晡益甚。阳明温病又有经证与腑证之别,吴氏提出主要依据脉象进行辨别:阳明经证为无形邪热亢盛,充斥表里内外所致,故脉浮洪而躁急;阳明腑证为有形邪热与燥屎结于肠腑,故脉沉而有力。

吴氏在自注中提出阳明温病的治疗原则:“凡逐邪者,随其所在,就近而逐之。”阳明经证的治疗当用白虎汤辛寒清透里热;而阳明腑证的治疗则当以大承气汤通腑泄热为要。由于攻下法易耗阴伤正,故吴氏强调:“承气非可轻尝之品,故云舌苔老黄,甚则黑有芒刺,脉体沉实,的系燥结痞满,方可用之。”实际上,临床治疗热结肠腑,并非一定要等到舌苔老黄,甚则黑有芒刺,痞满燥实俱全才用下法,以免错过了攻下时机。

【原文】19. 阳明温病,无上焦证,数日不大便,当下之。若其人阴素虚,不可行承气者,增液汤主之。服增液汤已,周十二时观之,若大便不下者,合调胃承气汤微和之。(中焦篇11)

此方所以代吴又可承气养荣汤法也。妙在寓泻于补,以补药之体,作泻药之用,既可攻实,又可防虚。余治体虚之温病,与前医误伤津液、不大便、半虚半实之证,专以此法救之,无不应手而效。

增液汤方(咸寒苦甘法)

元参一两　麦冬八钱(连心)　细生地八钱

水八杯,煮取三杯,口干则与饮,令尽,不便,再作服。

【方论】温病之不大便,不出热结液干二者之外。其偏于阳邪炽甚,热结之实证,则从承气法矣;其偏于阴亏液涸之半虚半实证,则不可混施承气,故以此法代之。独取元参为君者,元参味苦咸微寒,壮水制火,通二便,启肾水上潮于天,其能治液干,固不待言,本经称其主治腹中寒热积聚,其并能解热结可知。麦冬主治心腹结气,伤中伤饱,胃络脉绝,羸瘦短气,亦系能补能润能通之品,故以为之佐。生地亦主寒热积聚,逐血痹。用细者,取其补而不腻,兼能走络也。三者合用,作增水行舟之计,故汤名增液,但非重用不为功。

本论于阳明下证,峙立三法:热结液干之大实证,则用大承气;偏于热结而液不干者,旁流是也,则用调胃承气;偏于液干多而热结少者,则用增液,所以回护其虚,务存津液之心法也。

按吴又可纯恃承气以为攻病之具,用之得当则效,用之不当,其弊有三:一则邪在心包、阳明两处,不先开心包,徒攻阳明,下后仍然昏惑谵语,亦将如之何哉? 吾知其必不救矣。二则体亏液涸之人,下后作战汗,或随战汗而脱,或不蒸汗徒战而脱。三者下后虽能战汗,以阴气大伤,转成上嗽下泄,夜热早凉之怯证,补阳不可,救阴不可,有延至数月而死者,有延至岁余而死者,其死均也。在又可当日,温疫盛行之际,非寻常温病可比,又初创温病治法,自有矫枉过正不暇详审之处,断不可概施于今日也。本论分别可与不可与、可补不可补之处,以俟明眼裁定,而又为此按语于后,奉商天下之欲救是证者。至若张氏、喻氏,有以甘温辛热立法者,湿温有可用之处,然须兼以苦泄淡渗。盖治外邪,宜通不宜守也,若风温、温热、温疫、温毒,断不可从。

【提要】阳明温病热结阴亏证治。

【释义】温病上焦证已解,而数日不大便者,属于阳明温病,应使用攻下法治疗,若患者素体阴液亏损,液干便秘,则当润肠通便,用增液汤治疗。用增液汤经过一昼夜后,大便仍然未下,说明液亏与热结并存,可配合调胃承气汤轻下,以使胃气调和而大便通畅。

吴氏指出,"温病之不大便,不出热结便干二者之外。"偏于实者,用承气法,偏于阴亏,无水舟停者,用增液汤。方中以元参为君药,苦咸而性微寒,滋阴制火,通调二便,可使肾中之水上输而濡养全身;麦冬滋润通腑为佐药;生地滋阴生津,滋而不腻。三药配伍,寓泻于补,以补药之体,作泻药之用,有增水行舟之效。

【原文】20.阳明温病,下后汗出,当复其阴,益胃汤主之。(中焦篇12)

温热本伤阴之病,下后邪解汗出,汗亦津液之化,阴液受伤,不待言矣,故云当复其阴。此阴指胃阴而言,盖十二经皆禀气于胃,胃阴复而气降得食,则十二经之阴皆可复矣。欲复其阴,非甘凉不可。汤名益胃者,胃体阳而用阴,取益胃用之义也。下后急议复阴者,恐将来液亏燥起,而成干咳身热之怯证也。

益胃汤方(甘凉法)

沙参三钱　麦冬五钱　冰糖一钱　细生地五钱　玉竹一钱五分(炒香)

水五杯,煮取二杯,分二次服,渣再煮一杯服。

【提要】阳明温病攻下后汗出伤阴的证治。

【释义】温热病最易耗伤阴液,在使用攻下法后,随着病邪的外解可见有出汗,而大量汗出必然会加重阴液的损伤,故治疗上"当复其阴"。复阴,此处主要是指补益胃阴,胃为水谷之海,人体十二经脉皆禀气于胃,胃阴恢复,则胃气和降,患者能正常饮食,全身的阴液就可以恢复。方用益胃汤益胃养阴。方中沙参、麦冬、冰糖清养胃阴,细生地、玉竹生津养液。对温病后期肺胃阴伤者,皆可酌情使用。

【原文】21.阳明温病,下之不通,其证有五:应下失下,正虚不能运药,不运药者死,新加黄龙汤主之。喘促不宁,痰涎壅滞,右寸实大,肺气不降者,宣白承气汤主之。左尺牢坚,小便赤痛,时烦渴甚,导赤承气汤主之。邪闭心包,神昏舌短,内窍不通,饮不解渴者,牛黄承气汤主之。津液不足,无水舟停者,间服增液,再不下者,增液承气汤主之。(中焦篇17)

经谓下不通者死,盖下而至于不通,其为危险可知,不忍因其危险难治而遂弃之。兹按温病中下之不通者共有五因:其因正虚不运药者,正气既虚,邪气复实,勉拟黄龙法,以人参补正,以大黄逐邪,以冬、地增液,邪退正存一线,即可以大队补阴而生,此邪正合治法也。其因肺气不降,而里证又实者，必喘促寸实，则以杏仁、石膏宣肺气之痹，以大黄逐肠胃之结，此脏腑合治法也。其因火腑不通，左尺必现牢坚之脉（左尺，小肠脉也，俗候于左寸者非，细考《黄帝内经》自知），小肠热盛，下注膀胱，小便必涓滴赤且痛也，则以导赤去淡通之阳药，加连、柏之苦通火腑，大黄、芒硝承胃气而通大肠，此二肠同治法也。其因邪闭心包，内窍不通者，前第五条已有先与牛黄丸，再与承气之法，此条系已下而不通，舌短神昏，闭已甚矣，饮不解渴，消亦甚矣，较前条仅仅谵语，则更急而又急，立刻有闭脱之虞，阳明大实不通，有消亡肾液之虞，其势不可少缓须臾，则以牛黄丸开手少阴之闭，以承气急泻阳明，救足少阴之消，此两少阴合治法也。再此条亦系三焦俱急，当与前第九条用承气、陷胸合法者参看。其因阳明太热，津液枯燥，水不足以行舟，而结粪不下者，非增液不可。服增液两剂，法当自下，其或脏燥太甚之人，竟有不下者，则以增液合调胃承气汤，缓缓与服，约二时服半杯沃之，此一腑中气血合治法也。

新加黄龙汤（苦甘咸法）

细生地五钱　生甘草二钱　人参一钱五分（另煎）　生大黄三钱　芒硝一钱　元参五钱　麦冬五钱（连心）　当归一钱五分　海参二条（洗）　姜汁六匙

水八杯，煮取三杯。先用一杯，冲参汁五分、姜汁二匙，顿服之，如腹中有响声，或转矢气者，为欲便也；候一二时不便，再如前法服一杯；候二十四刻，不便，再服第三杯；如服一杯，即得便，止后服，酌服益胃汤一剂（益胃汤方见前），余参或可加入。

【方论】此处方于无可处之地，勉尽人力，不肯稍有遗憾之法也。旧方用大承气加参、地、当归，须知正气久耗，而大便不下者，阴阳俱惫，尤重阴液消亡，不得再用枳、朴伤气而耗液，故改用调胃承气，取甘草之缓急，合人参补正，微点姜汁，宣通胃气，代枳、朴之用，合人参最宣胃气，加麦、地、元参，保津液之难保，而又去血结之积聚。姜汁为宣气分之用，当归为宣血中气分之用。再加海参者，海参咸能化坚，甘能补正，按海参之液，数倍于其身，其能补液可知，且蠕动之物，能走络中血分，病久者必入络，故以之为使也。

宣白承气汤方（苦辛淡法）

生石膏五钱　生大黄三钱　杏仁粉二钱　瓜蒌皮一钱五分

水五杯，煮取二杯，先服一杯，不知再服。

导赤承气汤

赤芍三钱　细生地五钱　生大黄三钱　黄连二钱　黄柏二钱　芒硝一钱

水五杯，煮取二杯，先服一杯，不下再服。

牛黄承气汤

即用前安宫牛黄丸二丸，化开，调生大黄末三钱，先服一半，不知再服。

增液承气汤

即于增液汤内，加大黄三钱，芒硝一钱五分。

水八杯，煮取三杯，先服一杯，不知再服。

【提要】阳明腑实兼证的治疗。

【释义】吴氏认为："下而至于不通，其为危险可知。"病至阳明，用攻下法，是治疗外感热病的关键点，在此失治，则土实而水亏，水亏则木旺，液涸风动，种种险候，可以接踵而至。"下之不通，其证有五"，说明单纯用攻下法未能取效，应考虑有其他病理因素存在。吴氏指出五种具体情况以供参考。

一是腑实兼有正虚,当采用扶正祛邪法,用新加黄龙汤补益气阴,攻下腑实。方中人参益气扶正;麦冬、生地、当归、海参滋养阴液,和营润燥;大黄、芒硝泻热通腑;姜汁宣通胃气;甘草调和诸药。此称"邪正合治法"。

二是腑实兼有肺热,出现气急喘促,坐卧不安,痰涎壅阻不畅,脉象右寸实大,则用宣白承气汤,一面宣肺气之痹,一面逐胃肠之结。方中生石膏清肺胃之热;杏仁、瓜蒌皮宣降肺气,化痰定喘;大黄攻下腑实。此称"脏腑合治法"。

三是腑实兼有小肠热盛,脉象左尺牢坚,并伴有尿色红赤,尿时涩痛,时常感到心烦口渴,则用导赤承气汤通腑之时兼泄小肠之热。方中生地、赤芍清心、凉血、滋阴;黄连、黄柏清泄小肠;大黄、芒硝攻下大肠热结,此称"二肠合治法"。

四是腑实兼有闭窍,出现神志昏迷,舌短缩,口渴而饮水不能解渴,则用牛黄承气汤清心开窍,通腑泻热。本方用安宫牛黄丸清心开窍,加生大黄末攻下腑实。因本证既有热闭手少阴心经,又有足少阴肾中的阴液逐渐耗竭的危险,故称为"两少阴合治法"。

五是由于阴液亏损,"无水舟停"出现便秘,当给予增液汤"增水行舟"滋阴通便。服两剂后大便仍不下者,乃因兼夹腑实,可用增液承气汤滋阴攻下,此为一腑中"气血合治法"。

【原文】22.阳明温病,干呕口苦而渴,尚未可下者,黄连黄芩汤主之。不渴而舌滑者属湿温。(中焦篇19)

温热,燥病也,其呕由于邪热夹秽,扰乱中宫而然,故以黄连、黄芩彻其热,以芳香蒸变化其浊也。

黄连黄芩汤方(苦寒微辛法)

黄连二钱　黄芩二钱　郁金一钱五分　香豆豉二钱

水五杯,煮取二杯,分二次服。

【提要】阳明温病干呕证治。

【释义】阳明温病,只有干呕而未吐出饮食物,是由于阳明胃热郁结夹有秽浊,扰乱中焦气机升降之故。如口苦而渴,则是热重湿轻,可用黄连黄芩汤辛开苦降,方中以黄连、黄芩苦寒清热,配伍豆豉、郁金芳化湿浊。若不渴而苔滑,当按湿温病治疗。

【原文】23.阳明温病,舌黄燥,肉色绛,不渴者,邪在血分,清营汤主之。若滑者,不可与也,当于湿温中求之。(中焦篇20)

温病传里,理当渴甚,今反不渴者,以邪气深入血分,格阴于外,上潮于口,故反不渴也。曾过气分,故苔黄而燥。邪居血分,故舌之肉色绛也。若舌苔白滑、灰滑、淡黄而滑,不渴者,乃湿气蒸腾之象,不得用清营柔以济柔也。

清营汤方(见上焦篇)

【提要】阳明温病邪入营血的证治。

【释义】阳明温病,病在气分,多表现为舌苔黄而干燥,口渴引饮,是胃热灼津所致。若热邪入里后色红绛,不渴者,为热邪深入营分,"格阴于外,上潮于口"所致。吴氏所谓"邪在血分",实为"邪在营分"之意,营为血中之气,故每以血赅营。宜用清营汤清营泄热、滋养营阴。

在温病过程中,邪热传里,口反不渴,亦可见于湿温病过程中,由湿邪蕴阻气分,津不上承所致,故其舌质并不红绛而舌苔必现滑腻。"或舌苔白滑、灰滑、淡黄而滑",当按湿温病辨证施治,不宜用清凉柔润的清营汤。

【原文】24. 阳明温病,无汗,实证未剧,不可下,小便不利者,甘苦合化,冬地三黄汤主之。(中焦篇29)

大凡小便不通,有责之膀胱不开者,有责之上游结热者,有责之肺气不化者。温热之小便不通,无膀胱不开证,皆上游(指小肠而言)热结,与肺气不化而然也。小肠火腑,故以三黄苦药通之;热结则液干,故以甘寒润之;金受火刑,化气维艰,故倍用麦冬以化之。

冬地三黄汤方(甘苦合化阴气法)

麦冬八钱 黄连一钱 苇根汁半酒杯(冲) 元参四钱 黄柏一钱 银花露半酒杯(冲) 细生地四钱 黄芩一钱 生甘草三钱

水八杯,煮取三杯,分三次服,以小便得利为度。

【提要】阳明病热盛阴伤而致小便不利的证治。

【释义】吴鞠通认为阳明温病无汗,一则非阳明无形邪热亢盛,二则"实证未剧",阳明热结之证不显著,因此"不可下"。此"小便不利"系热结火腑、阴液干涸所致,治疗非一般渗利之品所宜,故采用冬地三黄汤以甘寒与苦寒之品相合,一以生化阴气,一以清泄邪热。热结得解,阴液得复,则小便自可通利。

本条所论的养阴清热法的运用,并不限于温病小便不利者,对热盛阴伤者均可酌用本法。

【原文】25. 暑温蔓延三焦,舌滑微黄,邪在气分者,三石汤主之;邪气久留,舌绛苔少,热搏血分者,加味清宫汤主之;神识不清,热闭内窍者,先与紫雪丹,再与清宫汤。(中焦篇41)

蔓延三焦,则邪不在一经一脏矣,故以急清三焦为主。然虽云三焦,以手太阴一经为要领。盖肺主一身之气,气化则暑湿俱化,且肺脏受生于阳明,肺之脏象属金色白,阳明之气运亦属金色白,故肺经之药多兼走阳明,阳明之药多兼走肺也。再肺经通调水道,下达膀胱,肺痹开则膀胱亦开,是虽以肺为要领,而胃与膀胱皆在治中,则三焦俱备矣。是邪在气分而主以三石汤之奥义也。若邪气久羁,必归血络,心主血脉,故以加味清宫汤主之。内窍欲闭,则热邪盛矣,紫雪丹开内窍而清热最速者也。

三石汤方

飞滑石三钱 生石膏五钱 寒水石三钱 杏仁三钱 竹茹二钱(炒) 银花三钱(花露更妙) 金汁一酒杯(冲) 白通草二钱

水五杯,煮成二杯,分二次温服。

【方论】此微苦辛寒兼芳香法也。盖肺病治法,微苦则降,过苦反过病所,辛凉所以清热,芳香所以败毒而化浊也。按三石,紫雪丹中之君药,取其得庚金之气,清热退暑利窍,兼走肺胃者也;杏仁、通草为宣气分之用,且通草直达膀胱,杏仁直达大肠;竹茹以竹之脉络,而通人之脉络;金汁、银花,败暑中之热毒。

加味清宫汤方

即于前清宫汤中加知母三钱、银花二钱,竹沥五茶匙冲入。

【提要】暑湿弥漫三焦证治。

【释义】暑温蔓延三焦,是指暑湿之邪并不局限于某一脏腑,而是上中下三焦俱病,上焦肺气不化,中焦脾胃失运,下焦膀胱不利,可表现出身热、面赤、足冷、脘痞、小便短涩、大便黄色稀水而肛门灼热等症状,上中下三焦互相影响,上焦肺气不化,则下焦水道不利;水道不利,则暑湿难以外泄。病变在气分,可用三石汤治疗。方中杏仁、竹茹开上焦,石膏清上、中二焦;滑石、寒水石渗利下焦,共奏清热利湿,宣通三焦之功。

舌绛苔少,则为暑湿化热,热入营分之证,可用加味清宫汤治疗;若以神昏为主,则用清宫汤配合紫雪丹之类以清心凉营开窍。

【原文】26.吸受秽湿,三焦分布,热蒸头胀,身痛呕逆,小便不通,神识昏迷,舌白,渴不多饮,先宜芳香通神利窍,安宫牛黄丸;继用淡渗分消浊湿,茯苓皮汤。(中焦篇56)

按此证表里经络脏腑三焦,俱为湿热所困,最畏内闭外脱。故急以牛黄丸宣窍清热而护神明;但牛黄丸不能利湿分消,故继以茯苓皮汤。

安宫牛黄丸(方法见前)

茯苓皮汤(淡渗兼微辛微凉法)

茯苓皮五钱　生薏仁五钱　猪苓三钱　大腹皮三钱　白通草三钱　淡竹叶二钱

水八杯,煮取三杯,分三次服

【提要】湿热弥漫三焦的证治。

【释义】湿热之邪弥漫三焦,在上可见心包清窍失灵之热蒸头胀,神识昏迷;在中可见气机升降失司之呕恶,渴不多饮,舌白;在下可见湿热下注,膀胱气化不利之小便不通。因小便不利与神昏并见,故吴氏认为应先开窍醒神,再用茯苓皮汤淡渗利尿。本条神昏与小便不利皆为湿邪闭阻机窍所致,因此开窍与利尿亦可同时进行。本条所述舌白,渴不多饮,说明湿浊较盛,开窍药不可过用寒凉,当依据临床具体情形而定,不可拘泥于安宫牛黄丸。

【原文】27.三焦湿郁,升降失司,脘连腹胀,大便不爽,一加减正气散主之。(中焦篇58)

再按此条与上第五十六条同为三焦受邪,彼以分消开窍为急务,此以升降中焦为定法,各因见证之不同也。

一加减正气散方

藿香梗二钱　厚朴二钱　杏仁二钱　茯苓皮二钱　广皮一钱　神曲一钱五分　麦芽一钱五分　绵茵陈二钱　大腹皮一钱

水五杯,煮二杯,再服。

【方论】正气散本苦辛温兼甘法,今加减之,乃苦辛微寒法也。去原方之紫苏、白芷,无须发表也。去甘、桔,此证以中焦为扼要,不必提上焦也。只以藿香化浊,厚朴、广皮、茯苓、大腹皮泻湿满,加杏仁利肺与大肠之气,神曲、麦芽升降脾胃之气,茵陈宣湿郁而动生发之气,藿香但用梗,取其走中不走外也。茯苓但用皮,以诸皮皆凉,泻湿热独胜也。

【提要】湿阻胃肠的证治。

【释义】本条冠以"三焦湿郁",但以"脘连腹胀,大便不爽"为主症,病变中心实偏于胃肠。其病机为"升降失司",即湿邪中阻影响了脾胃的升降功能,故以脘腹胀满,大便溏而不爽为主要临床表现。治以一加减正气散疏化中焦湿浊,升降脾胃之气。本方为藿香正气散加减而成,吴氏指出:"去原方之紫苏、白芷,无须发表也。去甘、桔,此证以中焦为扼要,不必提上焦也。只以藿香化浊,厚朴、广皮、茯苓、大腹皮泻湿满,加杏仁利肺与大肠之气,神曲、麦芽升降脾胃之气,茵陈宣湿郁而动生发之气,藿香但用梗,取其走中不走外也。茯苓但用皮,以诸皮皆凉,泻湿热独胜也。"

【原文】28.脉缓身痛,舌淡黄而滑,渴不多饮,或竟不渴,汗出热解,继而复热,内不能运水谷之湿，外复感时令之湿，发表攻里，两不可施，误认伤寒，必转坏证，徒清热则湿不退，徒祛湿则热愈炽，黄芩滑石汤主之。（中焦篇63）

脉缓身痛，有似中风，但不浮，舌滑不渴饮，则非中风矣。若系中风，汗出则身痛解而热不作矣；今继而复热者，乃湿热相蒸之汗，湿属阴邪，其气留连，不能因汗而退，故继而复热。内不能运水谷之湿，脾胃困于湿也；外复受时令之湿，经络亦困于湿矣。倘以伤寒发表攻里之法施之，发表则诛伐无过之表，阳伤而成痉；攻里则脾胃之阳伤，而成洞泄寒中，故必转坏证也。湿热两伤，不可偏治，故以黄芩、滑石、茯苓皮清湿中之热，蔻仁、猪苓宣湿邪之正，再加腹皮、通草，共成宣气利小便之功，气化则湿化，小便利则火腑通而热自清矣。

黄芩滑石汤方（苦辛寒法）

黄芩三钱　滑石三钱　茯苓皮三钱　大腹皮二钱　白蔻仁一钱　通草一钱　猪苓三钱

水六杯，煮取二杯，渣再煮一杯，分温三服。

【提要】湿热蕴阻中焦的证治。

【释义】本条详细描述了湿热蕴阻中焦的临床表现，可见"脉缓身痛，舌淡黄而滑，渴不多饮，或竟不渴，汗出热解，继而复热"，强调其病机为"内不能运水谷之湿，外复感时令之湿"，与薛生白"太阴内伤，湿饮停聚，客邪再至，内外相引，故病湿热"之说相同。自注中提出与伤寒太阳中风的鉴别，若舌苔淡黄而滑，口渴而不多饮，此非风邪伤卫，而为湿中蕴热之象。与一般表里同病不同，所以治疗"发表攻里两不可施"。切不可误认为伤寒表证而用辛温解表，更不可见有湿热在里而妄投攻下，否则便会导致严重后果。湿热蕴结之证，治当湿热两清，既不可专事清热，亦不可纯予化湿。即所谓"湿热两伤，不可偏治"。否则"徒清热则湿不退，徒祛湿则热愈炽"。治疗当清热化湿，方用黄芩滑石汤。但本方清热之力较弱，主要适用于湿重于热者，对于湿已化火，邪热较盛者，则注意加减或另选他方。

三、下焦篇

【原文】29. 风温、温热、温疫、温毒、冬温，邪在阳明久羁，或已下，或未下，身热面赤，口干舌燥，甚则齿黑唇裂，脉沉实者，仍可下之；脉虚大，手足心热甚于手足背者，加减复脉汤主之。（下焦篇1）

温邪久羁中焦，阳明阳土，未有不克少阴癸水者，或已下而阴伤，或未下而阴竭，若实证居多，正气未至溃败，脉来沉实有力，尚可假手于一下，即《伤寒论》中急下以存津液之谓。若中无结粪，邪热少而虚热多，其人脉必虚，手足心主里，其热必甚于手足背之主表也。若再下其热，是竭其津而速之死也。故以复脉汤复其津液，阴复则阳留，庶可不至于死也。去参、桂、姜、枣之补阳，加白芍收三阴之阴，故云加减复脉汤。在仲景当日，治伤于寒者之结代，自有取于参、桂、姜、枣，复脉中之阳；今治伤于温者之阳亢阴竭，不得再补其阳。用古法而不拘用古方，医者之化裁也。

【提要】温病后期耗伤真阴的证治。

【释义】吴氏自注中提到，"温邪久羁中焦，阳明阳土，未有不克下焦癸水者"。阳明热盛日久，若脉沉实，并见身热面赤、口干舌燥、甚则齿黑唇裂，仍属阳明腑实之证，治疗仍当用攻下之法；若脉虚大、手足心热甚于手足背，乃温病后期，邪入下焦，耗伤真阴所致，属肾阴大伤之证，当用加减复脉汤以滋养肾阴。

加减复脉汤是从仲景复脉汤化裁而来，方中去甘温之人参、桂枝、生姜、大枣，加白芍配伍生地、麦冬等甘寒之品酸甘化阴,以增滋阴之力,又有酸收敛阳之效。

【原文】30.下焦温病,但大便溏者,即与一甲复脉汤。(下焦篇10)

温病深入下焦劫阴,必以救阴为急务。然救阴之药多滑润,但见大便溏,不必待日三四行,即以一甲复脉法,复阴之中,预防泄阴之弊。

【提要】温病后期阴亏便溏的证治。

【释义】温病深入下焦,损伤阴液,当以救阴为急务。然救阴之药多滑润,有滑肠之弊。因此,温病下焦病出现大便溏时,不必等到日三四行,即可用一甲复脉汤治疗。该方为加减复脉汤去滑润之麻仁,加咸寒之牡蛎,滋阴固摄。

【原文】31.少阴温病,真阴欲竭,壮火复炽,心中烦,不得卧者,黄连阿胶汤主之。(下焦篇11)

按前复脉法为邪少虚多之治。其有阴既亏而实邪正盛,甘草即不合拍。心中烦,阳邪夹心阳独亢于上,心体之阴,无容留之地,故烦杂无奈;不得卧,阳亢不入于阴,阴虚不受阳纳,虽欲卧得乎!此证阴阳各自为道,不相交互,去死不远,故以黄芩从黄连,外泻壮火而内坚真阴;以芍药从阿胶,内护真阴而外扞亢阳。名黄连阿胶汤者,取一刚以御外侮,一柔以护内主之义也。其交关变化、神明不测之妙,全在一鸡子黄。前人训鸡子黄,金谓鸡为巽木,得心之母气,色赤入心,虚则补母而已,理虽至当,殆未尽其妙。盖鸡子黄有地球之象,为血肉有情,生生不已,乃奠安中焦之圣品,有甘草之功能,而灵于甘草;其正中有孔,故能上通心气,下达肾气,居中已达两头,有莲子之妙用;其性和平,能使亢者不争,弱者得振;其气焦臭,故上补心;其味甘咸,故下补肾;再释家有地水风火之喻,此证大风一起,荡然无余,鸡子黄镇定中焦,通彻上下,合阿胶能预息内风之震动也。然不知人身阴阳相抱之义,必未能识仲景用鸡子黄之妙,谨将人身阴阳生死窍窍图形,开列于后,以便学者入道有阶也。

黄连阿胶汤方(苦甘咸寒法)

黄连四钱 黄芩一钱 阿胶三钱 白芍一钱 鸡子黄二枚

水八杯,先煮三物,取三杯,去滓,内胶烊尽,再内鸡子黄,搅令相得,日三服。

【提要】温病后期肾阴虚,心火旺的证治。

【释义】温病后期,肾阴亏于下,不能上济心火,心火亢于上,不能下温肾水,水火失济,形成心肾不交,阴虚火炽证。临床可见心烦不得卧,身热不甚,或热势已退,舌红苔薄黄而干或薄黑而干,脉细数等症。方用黄连阿胶汤泻心火,滋肾水,交通心肾。

【原文】32.夜热早凉,热退无汗,热自阴来者,青蒿鳖甲汤主之。(下焦篇12)

夜行阴分而热,日行阳分而凉,邪气深伏阴分可知;热退无汗,邪不出表而仍归阴分,更可知矣,故曰热自阴分而来,非上中焦之阳热也。邪气深伏阴分,混处气血之中,不能纯用养阴,又非壮火,更不得任用苦燥。故以鳖甲蠕动之物,入肝经至阴之分,既能养阴,又能入络搜邪;以青蒿芳香透络,从少阳领邪外出;细生地清阴络之热;丹皮泻血中之伏火;知母者,知病之母也,佐鳖甲、青蒿而成搜剔之功焉。再此方有先入后出之妙,青蒿不能直入阴分,有鳖甲领之入也;鳖甲不能独出阳分,有青蒿领之出也。

青蒿鳖甲汤方(辛凉合甘寒法)

青蒿二钱 鳖甲五钱 细生地四钱 知母二钱 丹皮三钱

水五杯,煮取二杯,日再服。

【提要】温病后期邪伏阴分的证治。

【释义】本条所论发热具有夜热早凉,且热退无汗的特点,说明此时阴液已亏,余邪留伏阴分,往往病情迁延,久久不解,病虽不重,但余邪逐渐消耗阴血,而见形体消瘦,舌红苔少,脉沉细数等症。治疗宜滋阴透热。方用青蒿鳖甲汤。方中青蒿芳香透络,与鳖甲相伍可入阴搜邪;鳖甲滋阴,合青蒿可使阴分之邪易于外透而解。再合以生地、丹皮、知母等,以助养阴清热之效。吴鞠通称"此方有先入后出之妙,青蒿不能直入阴分,有鳖甲领之入也;鳖甲不能独出阳分,有青蒿领之出也"。

【原文】33. 热邪深入下焦,脉沉数,舌干齿黑,手指但觉蠕动,急防痉厥,二甲复脉汤主之。(下焦篇13)

此示人痉厥之渐也。温病七八日以后,热深不解,口中津液干涸,但觉手指瘛动,即当防其痉厥,不必俟其已厥而后治也。故以复脉育阴,加入介属潜阳,使阴阳交纽,庶厥不可作也。

二甲复脉汤方(咸寒甘润法)

即于加减复脉汤内,加生牡蛎五钱、生鳖甲八钱。

【提要】温病后期阴亏欲作痉厥的证治。

【释义】温病后期,邪入下焦,肾阴耗损,津液不能上承,则见舌干齿黑;虚热内生,则脉沉数;肾水不足无以涵养肝木,致筋脉失养,则见手指蠕动,此为痉厥之先兆表现。须立即用二甲复脉汤育阴潜阳,防止痉厥的发生。

【原文】34. 下焦温病,热深厥甚,脉细促,心中憺憺大动,甚则心中痛者,三甲复脉汤主之。(下焦篇14)

前二甲复脉,防痉厥之渐;即痉厥已作,亦可以二甲复脉止厥。兹又加龟板名三甲者,以心中大动,甚则痛而然也。心中动者,火以水为体,肝风鸱张,立刻有吸尽西江之势,肾水本虚,不能济肝而后发痉,既痉而水难猝补,心之本体欲失,故憺憺然大动也。甚则痛者,"阴维为病主心痛",此证热久伤阴,八脉丽于肝肾,肝肾虚而累及阴维故心痛,非如寒气客于心胸之心痛可用温通。故以镇肾气、补任脉、通阴维之龟板止心痛,合入肝搜邪之二甲,相济成功也。

三甲复脉汤方(同二甲汤法)

即于二甲复脉汤内,加生龟板一两。

【提要】温病后期虚风内动的证治。

【释义】本条证候是从上条所述之证发展而来。上条为动风先兆仅见手指蠕动,而本条吴氏自注为"痉厥已作"。且"脉细促,心中憺憺大动,甚则心中痛",说明温病后期肾阴大伤,不仅不能滋养筋脉,亦不能滋养心神,较二甲复脉汤之肝肾真阴虚损的虚风渐动为重。其病变涉及肾、肝、心三脏,故治疗用三甲复脉汤,即在二甲复脉汤基础上加龟板以"镇肾气,通阴维",交通心肾。

【原文】35. 热邪久羁,吸烁真阴,或因误表,或因妄攻,神倦瘛疭,脉气虚弱,舌绛苔少,时时欲脱者,大定风珠主之。(下焦篇16)

此邪气已去八九,真阴仅存一二之治也。观脉虚苔少可知,故以大队浓浊填阴塞隙,介属潜阳镇定。以鸡子黄一味,从足太阴,下安足三阴,上济手三阴,使上下交合,阴得安其位,斯阳可立根基,俾阴阳有眷属一家之义,庶可不致绝脱与欤!

大定风珠方(酸甘咸法)

生白芍六钱　阿胶三钱　生龟板四钱　干地黄六钱　麻仁二钱　五味子二钱　生牡蛎四钱　麦冬六钱(连心)　炙甘草四钱　鸡子黄二枚(生)　鳖甲四钱(生)

水八杯,煮取三杯,去滓,再入鸡子黄,搅令相得,分三次服。喘加人参,自汗者加龙骨、人参、小麦,悸者加茯神、人参、小麦。

【提要】温病后期阴虚风动欲脱的证治。

【释义】本条所论证候由上条进一步发展而来,为虚风内动而欲脱之候。热邪久羁不退,本已吸烁真阴,又因误用汗下之法,更劫夺肝肾阴精。因阴精亏虚不能上养心神,可见神倦肢疲;水不涵木,虚风内动则见手足瘛疭;真阴大伤,故舌绛少苔、脉虚弱。本证为阴虚风动,时时欲脱的危重证,治用大定风珠滋阴息风,本方以加减复脉汤填补真阴,三甲潜阳,五味子、白芍、甘草酸甘化阴,鸡子黄养阴息风。是针对纯虚无邪,虚风内动,时时欲脱的救急之方。

【原文】36. **痉厥神昏,舌短,烦躁,手少阴证未罢者,先与牛黄、紫雪辈,开窍搜邪;再与复脉汤存阴,三甲潜阳,临证细参,勿致倒乱。(下焦篇18)**

痉厥神昏,舌謇烦躁,统而言之为厥阴证。然有手经足经之分。在上焦以清邪为主,清邪之后,必继以存阴;在下焦以存阴为主,存阴之先,若邪尚有余,必先以搜邪。手少阴证未罢,如寸脉大,口气重,颧赤,白睛赤,热壮之类。

【提要】温邪深入手足厥阴的证治。

【释义】厥阴有手足经之分,邪入手厥阴心包经,表现为神昏;邪入足厥阴肝经,则为痉厥。患者神昏痉厥同时并见,吴氏指出,应先治手厥阴,以安宫牛黄丸、紫雪丹之类清热开窍,继用复脉汤养阴,三甲潜阳,此治疗先后顺序,临证应仔细参详,不可颠倒混乱。

【原文】37. **暑邪深入少阴消渴者,连梅汤主之;入厥阴麻痹者,连梅汤主之;心热烦躁神迷甚者,先与紫雪丹,再与连梅汤。(下焦篇36)**

肾主五液而恶燥,暑先入心,助心火独亢于上,肾液不供,故消渴也。再心与肾均为少阴,主火,暑为火邪,以火从火,二火相搏,水难为济,不消渴得乎!以黄连泻壮火,使不烁津,以乌梅之酸以生津,合黄连酸苦为阴;以色黑沉降之阿胶救肾水,麦冬、生地合乌梅酸甘化阴,庶消渴可止也。肝主筋而受液于肾,热邪伤阴,筋经无所秉受,故麻痹也。再包络与肝均为厥阴,主风木,暑先入心,包络代受,风火相搏,不麻痹得乎!以黄连泻克水之火,以乌梅得木气之先,补肝之正,阿胶增液而息肝风,冬、地补水以柔木,庶麻痹可止也。心热烦躁神迷甚,先与紫雪丹者,开暑邪之出路,俾梅、连有入路也。

连梅汤方(酸甘化阴酸苦泄热法)

云连二钱　乌梅三钱(去核)　麦冬三钱(连心)　生地三钱　阿胶二钱

水五杯,煮取二杯,分二次服。脉虚大而芤者,加人参。

【提要】暑邪深入少阴、厥阴的证治。

【释义】暑为火邪,心为火脏,暑入少阴,两火相搏,则肾液为之消灼,故消渴不已;肝主筋,赖肾水涵养,如肾液虚,筋失所养,则肢体麻痹。暑邪深入厥阴、少阴,皆可用连梅汤滋阴清热。方中乌梅生津止渴,合黄连酸苦泄热;合生地、麦冬则酸甘化阴;阿胶专救肾水。肾阴复则肝阴亦复,消渴、麻痹自除。如见心热烦躁神迷者,为暑入心包,可先与紫雪丹清心开窍,再与连梅汤滋阴清热。

四、温病治则与治禁

【原文】38. **治外感如将(兵贵神速,机圆法活,去邪务尽,善后务细,盖早平一日,则人少受一日之害);治内伤如相(坐镇从容,神机默运,无功可言,无德可见,而人登**

寿域)。治上焦如羽(非轻不举);治中焦如衡(非平不安);治下焦如权(非重不沉)。(杂说)

【提要】外感、内伤的治法及温病三焦治则。

【释义】本条为吴氏原著中的治病法论。治疗外感病如同将军领军作战一样,用兵贵在神速,用药贵在及时,作战要机动灵活,治病要随证变法,主动彻底地祛除一切外来病邪,善后治疗也务必细致周到,因为病邪早一日祛除,患者便可少受一日病邪的伤害。而治疗内伤杂病就如同宰相治理国家一样,要从容镇定,善于运筹帷幄,不可急于求成,虽然短期内看不到明显的功德,但能使人们安居乐业,健康长寿。

吴氏根据三焦生理病理特性,提出三焦温病治疗原则。"治上焦如羽(非轻不举)",其中"羽"意为轻,即邪在上焦肺卫,病位较浅,病情较轻,治疗上焦病证所用药物宜选轻清宣透方药为主,不能用过于苦寒沉降之品,以免药过病所。同时,用药剂量也宜轻,煎药时间也宜较短,均体现了"轻"的特点。而"治中焦如衡(非平不安)"的"衡"指秤杆,意为平,即治疗中焦病证,必须平定邪势之盛,使机体阴阳归于平衡。此外,对于湿热之邪在中焦者,应根据湿与热之孰轻孰重而予清热化湿之法,不能单治一边,也体现了"平"的特点。"治下焦如权(非重不沉)"的"权",指秤砣,意为重,即治疗下焦病证,所用药物以重镇滋填厚味之品为主,使之直入下焦滋补肾阴,或用介类重镇之品以平息肝风,这些都体现了"重"的特点。

【原文】39. 太阴温病,不可发汗,发汗而汗不出者,必发斑疹;汗出过多者,必神昏谵语。发斑者,化斑汤主之;发疹者,银翘散去豆豉,加细生地、丹皮、大青叶,倍元参主之。禁升麻、柴胡、当归、防风、羌活、白芷、葛根、三春柳。神昏谵语者,清宫汤主之,牛黄丸、紫雪丹、局方至宝丹亦主之。(上焦篇16)

温病忌汗者,病由口鼻而入,邪不在足太阳之表,故不得伤太阳经也。时医不知而误发之,若其人热甚血燥,不能蒸汗,温邪郁于肌表血分,故必发斑疹也。若其人表疏,一发而汗出不止,汗为心液,误汗亡阳,心阳伤而神明乱,中无所主,故神昏。心液伤而心血虚,心以阴为体,心阴不能济阳,则心阳独亢,心主言,故谵语不休也。且手经逆传,世罕知之。手太阴病不解,本有必传手厥阴心包之理,况有伤其气血乎!

【提要】温病忌汗之理及误汗后的变证。

【释义】吴氏强调之"不可发汗",是指温病初起禁用辛温发汗,因为辛温之品能助热势,损伤阴液,作汗无源,汗不得出,邪热则进一步内逼血分,发于皮肤则为斑疹;如卫表疏松,再误用辛温发汗后,汗出不止,必然损伤心阴、心阳,邪热可乘虚而入,造成逆传心包,神明失主。所以"温病禁汗"关键在于禁用麻黄汤、桂枝汤之类辛温发汗之剂。

对误汗后所造成的变证,吴氏提出:发斑者,可用化斑汤凉血解毒化斑;发疹者,银翘散去豆豉,加细生地、丹皮、大青叶,倍元参方以清营凉血,解毒透疹,但禁用升麻、柴胡、当归、防风、羌活、白芷、葛根、三春柳等辛散之品;对神昏谵语者,可用清宫汤,同时配合安宫牛黄丸、紫雪丹、局方至宝丹等清心开窍。

【原文】40. 斑疹,用升提则衄,或厥,或呛咳,或昏痉,用壅补则瞀乱。(中焦篇23)

此治斑疹之禁也。斑疹之邪在血络,只喜轻宣凉解。若用柴胡、升麻辛温之品,直升少阳,使热血上循清道则衄;过升则下竭,下竭者必上厥;肺为华盖,受热毒之熏蒸则呛咳;心位正阳,受升提之摧迫则昏痉。至若壅补,使邪无出路,络道比经道最细,诸疮痛痒,皆属于心,既不得外出,其势必返而归之于心,不瞀乱得乎?

【提要】温病斑疹的治疗禁忌。

【释义】吴氏指出斑疹的治疗主要禁用升提和壅补二法。所谓升提,是指用辛温之剂发散透疹之法。这一治法主要是针对风疹、麻疹表气郁闭较甚者而设,但通常对这类疾病的治疗应以辛凉宣透为主,而非滥用辛温升提,更不能用于斑疹等营血有热之证。至于壅补,对一般斑疹治疗并无使用的必要,因斑疹本是热入营血之象,治疗当以清解为主,若误用壅补致心中闷乱,头目昏眩等症。但若温病发斑疹时,正气大虚而出现斑疹内陷之逆证,体温骤降,斑疹突然隐没,治疗当用补气以托斑疹之法,则不属禁忌之法。

【原文】41. 温病小便不利者,淡渗不可与也,忌五苓、八正辈。(中焦篇30)

此用淡渗之禁也。热病有余于火,不足于水,惟以滋水泻火为急务,岂可再以淡渗动阳而燥津乎? 奈何吴又可于小便条下,特立猪苓汤,乃去仲景原方之阿胶,反加木通、车前,渗而又渗乎? 其治小便血分之桃仁汤中,仍用滑石,不识何解!

【提要】温病淡渗之禁。

【释义】吴氏自注本条为"用淡渗之禁也。热病有余于火,不足于水,惟以滋水泻火为急务,岂可再以淡渗动阳而燥津乎?"因为热盛耗伤阴液是温病过程中出现小便不利的最常见原因,此时应以养阴清热为大法,通过滋阴以益小便之源,清热而去其因。对这类病证,不可见小便不利而滥用淡渗利尿之五苓散、八正散等分利之剂,将会进一步耗伤阴液,加重病情。

【原文】42. 温病燥热,欲解燥者,先滋其干,不可纯用苦寒也,服之反燥甚。(中焦篇31)

此用苦寒之禁也。温病有余于火,不用淡渗犹易明,并苦寒亦设禁条,则未易明也。举世皆以苦能降火,寒能泻热,坦然用之而无疑,不知苦先入心,其化以燥,服之不应,愈化愈燥。宋人以目为火户,设立三黄汤,久服竟至于瞽,非化燥之明征乎? 吾见温病而恣用苦寒,津液干涸不救者甚多,盖化气比本气更烈。故前条冬地三黄汤,甘寒之十之八九,苦寒仅十之一二耳。至茵陈蒿汤之纯苦,止有一用,或者再用,亦无屡用之理。吴又可屡诋用黄连之非,而又恣用大黄,惜乎其未通甘寒一法也。

【提要】温病苦寒之禁。

【释义】吴氏自注本条为"此用苦寒之禁也"。所谓苦寒之禁是指温病过程中出现燥热时,不可单用苦寒以冀解除燥热,因苦燥有伤阴之弊,而应投用甘寒之品"先滋其干"。但应当看到,甘寒之品虽能润燥泄热,但其清热之力毕竟较弱,如邪热较甚时可适当配合苦寒之品以泻邪热,即所谓"甘苦合化"。

【原文】43. 白虎本为达热出表,若其人脉浮弦而细者,不可与也;脉沉者,不可与也;不渴者,不可与也,汗不出者,不可与也;常须识此,勿令误也。(上焦篇9)

此白虎之禁也。按白虎慓悍,邪重非其力不举,用之得当,原有立竿见影之妙,若用之不当,祸不旋踵。懦者多不敢用,未免坐误事机;孟浪者,不问其脉证之若何,一概用之,甚至石膏用斤余之多,应手而效者固多,应手而毙者亦复不少。皆未真知确见其所以然之故,故手下无准的也。

【提要】本条论述了白虎汤运用的"四禁"。

【释义】白虎汤为治疗气分无形邪热炽盛的代表方。吴氏以"达热出表"精辟归纳了白虎汤的作用特点,揭示了白虎汤的透热外达之功。在应用白虎汤时,应详察脉证,以免"用之不当,祸不旋踵"。

吴氏指出脉浮弦而细、脉沉皆不可用白虎汤。脉浮,表明邪在表;脉弦,表明邪在半表半里;脉细,为气血不足等正气亏虚之象,脉沉而有力,见于阳明腑实证;沉而无力,多为肝肾真阴耗竭,皆不可与。吴氏亦指出,不渴、汗不出不可用白虎汤。不渴为里热不甚,津伤不显,或内有湿邪;汗不出,为表气郁闭,热势未盛,津液已大伤,无作汗之源,皆不可与。当然,临床亦不可拘泥于白虎"四禁",只要四诊合参后,确系气分无形邪热炽盛者,即可使用白虎汤。

【原文】44.斑疹阳明证悉具,外出不快,内壅特甚者,调胃承气汤微和之,得通则已,不可令大泄,大泄则内陷。(中焦篇24)

此斑疹下法,微有不同也。斑疹虽宜宣泄,但不可太过,令其内陷。斑疹虽忌升提,亦畏内陷,方用调胃承气者,避枳、朴之温燥,取芒硝之入阴,甘草败毒缓中也。

调胃承气汤方(方见前)

【提要】温病斑疹下法的宜忌。

【释义】温病出现斑疹透发不畅同时伴有阳明腑实证,表现为大便不通,腑气壅滞者,可用调胃承气汤缓下热结,使腑气得通,邪热得以外泄,则斑疹亦可透发。吴氏还提出温病斑疹用攻下之法应注意以下两点:一是掌握使用攻下的指证,既有阳明证,又有"外出不快,内壅特甚";二是攻下当适可而止,不能过剂,以免发生内陷之变。

【原文】45.壮火尚盛者,不得用定风珠、复脉。邪少虚多者,不得用黄连阿胶汤。阴虚欲痉者,不得用青蒿鳖甲汤。(下焦篇17)

此诸方之禁也。前数方虽皆为存阴退热而设,其中有以补阴之品,为退热之用者;有一面补阴,一面搜邪者;有一面填阴,一面护阳者。各宜心领神会,不可混也。

【提要】下焦温病的治禁。

【释义】吴氏自注中指出本条为"此诸方之禁也"。"诸方"指治疗下焦温病的主要方剂,如加减复脉汤、大小定风珠、黄连阿胶汤、青蒿鳖甲汤等,都具有滋养肾阴的作用,但各有适应病证,临床应注意区别运用。如大定风珠、加减复脉汤属填补真阴之剂,对壮火尚盛者禁用;黄连阿胶汤属滋水清心之剂,故对邪少虚多者禁用;青蒿鳖甲汤属滋阴透邪之剂,故对肾阴大虚而虚风内动者禁用。

(刘春红　鲁玉辉)

网上更多……

👤 学习提要　👥 名词术语　👥 知识导图　⚥ 名家医案　⬇ 微视频

🖥 知识拓展　📝 自测题　🌐 教学PPT

第二十二章

叶天士《三时伏气外感篇》ⓔ

陈平伯《外感温病篇》ⓔ

方 剂 索 引

181

主要参考文献

[1] 马健. 温病学. 2 版. 北京:人民卫生出版社,2012.

[2] 马健. 温病学. 2 版. 上海:上海科学技术出版社,2012.

[3] 孟澍江. 温病学. 上海:上海科学技术出版社,1985.

[4] 杨进. 温病学. 北京:中国中医药出版社,2004.

[5] 林培政. 温病学. 北京:中国中医药出版社,2003.

[6] 沈凤阁. 温病的理论与临床. 南京:江苏科学技术出版社,1988.

[7] 杨进. 温病学. 2 版. 北京:人民卫生出版社,2008.

[8] 彭胜权,林培政. 温病学. 2 版. 北京:人民卫生出版社,2009.

[9] 杨进. 温病学理论与实践. 北京:人民卫生出版社,2009.

[10] 王灿晖,杨进,马健. 温病学之研究. 北京:高等教育出版社,2001.